浓/厚/文/化/传/世/精/品

活学活用中医药养生经典

HUOXUE HUOYONG ZHONGYIYAO YANGSHENG JINGDIAN

活学活用本草纲目
禽兽部

陈艳 英欢超●编著

长江出版传媒 Changjiang Publishing & Media
湖北科学技术出版社 HUBEI SCIENCE & TECHNOLOGY PRESS

图书在版编目（CIP）数据

活学活用本草纲目禽兽部 / 陈艳, 英欢超编著. —
武汉：湖北科学技术出版社, 2018.8
（活学活用中医药养生经典 / 陈甲荣等主编）
ISBN 978-7-5352-9989-5

Ⅰ. ①活… Ⅱ. ①陈… ②英… Ⅲ. ①《本草纲目》-
养生(中医) Ⅳ. ①R281.3②R212

中国版本图书馆 CIP 数据核字（2018）第 001662 号

活学活用本草纲目禽兽部

策　　划：刘　玲　谢　宇
责任编辑：张娇燕　严　冰　　　　封面设计：喻　杨

出版发行：湖北科学技术出版社　　电话：027-87679468
地　　址：武汉市雄楚大街 268 号　　邮编：430070
（湖北出版文化城 B 座 13-14 层）
网　　址：http: //www.hbstp.com.cn

印　　刷：北京凯德印刷有限责任公司　　邮编：101116

700×1000　1/16　　16 印张　　300 千字
2018 年 8 月第 1 版　　2018 年 8 月第 1 次印刷
定价：68.00 元

编委会名单

前言

《本草纲目》是我国明代伟大的医学家李时珍（1518—1593）穷毕生精力，广收博采，实地考察，对以往历代本草学进行全面的整理和总结，历时27载编撰而成的。全书共52卷，约200万字，收录药物1 892种（新增374种），附图1 100多幅，附方11 000多种，集我国16世纪以前的药物学成就之大成，在训诂、语言文字、历史、地理、植物、动物、矿物、冶金等方面也有突出的成就。

《本草纲目》从出书第一版至今，已有400多年的历史，先后出版过数10种版本，并被美国、苏联、日本、德国、法国等翻译成英、俄、日、德、法语等出版。李时珍的伟大学术成就还受到世界人民的好评，他还被评为世界上对人类最有贡献的科学家之一，《本草纲目》被誉为“东方药学巨典”，是我国医药宝库中的一份珍贵遗产，直至今天还有很多实用价值。

近年来，由于“绿色食品”“天然药物”的兴起，中医中药又重新备受人们的青睐。随着社会的不断进步和科学技术的飞跃发展，人类的自我保健意识不断增强，回归自然的愿望也越来越强烈，人们更加认识和注重中医中药预防疾病和养生保健的功效。鉴于此，为了让更多的读者朋友能够轻松应用本经典，能够给广大的医药爱好者及广大家庭提供一部系统的中草药应用读本，更好地继承和发扬

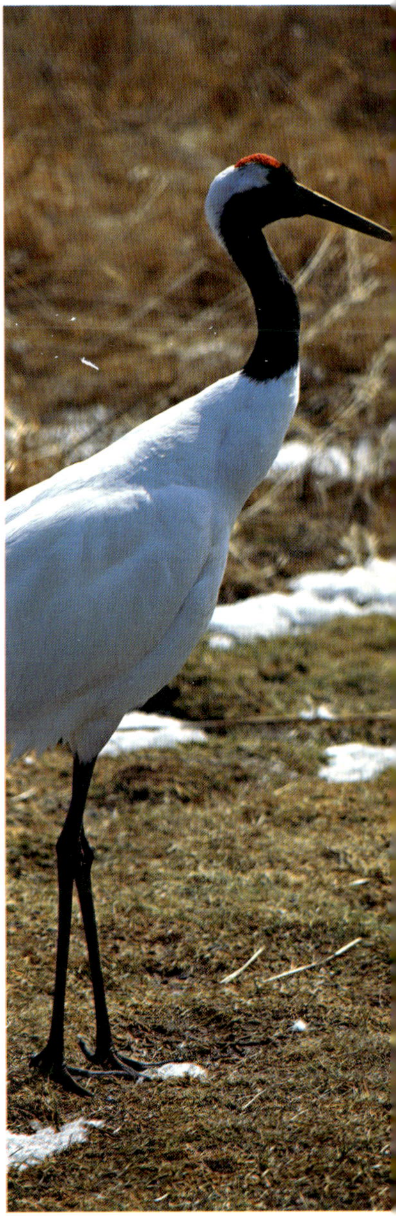

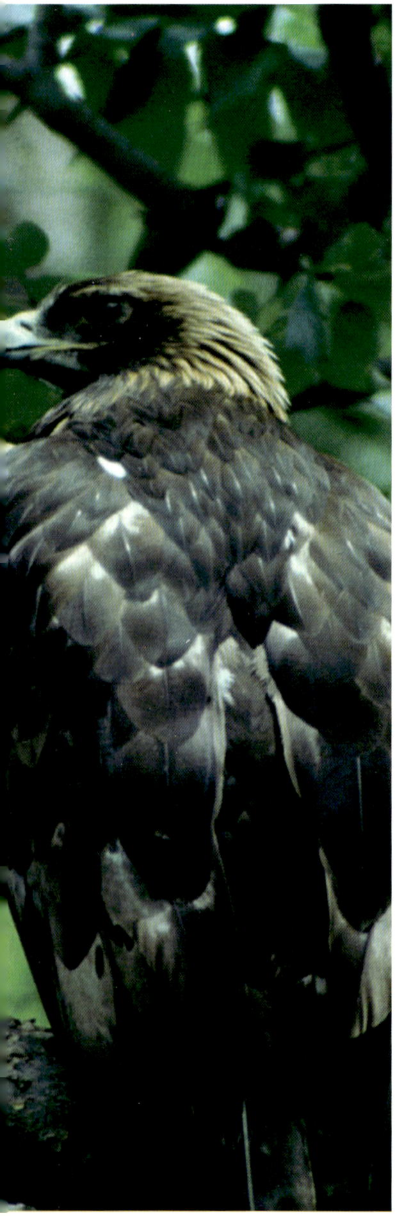

我国中草药学的宝贵遗产，使它能够在更大范围内传播和传承，并且能够更好地为广大人民的生活与健康服务，经过精心的策划和调研，我们特聘请相关专业人员编辑了《活学活用本草纲目禽兽部》，本书收录了精选自《本草纲目》原著中的禽兽部品种数10种，精编和整合了原著中的精华部分与以《中华人民共和国药典》（2015年版一部）为主的现代中医药知识精华，力求内容更准确，层次更清晰，阅读更方便，操作更简单。我们衷心希望本书能够更好地为现代人们的生活和健康服务。

本书是学习和研究《本草纲目》的理想参考书，对继续发掘和发扬《本草纲目》的价值都会起到不可小视的作用，对于中医临床应用及各种研究都会起到积极的作用。

另外，由于《本草纲目》出版已久，历时较长，书中需要考证的地方也较多，加上编者知识水平所限，书中的错漏之处，还请读者批评指正！同时，我们也希望本书的出版能够起到抛砖引玉的作用，希望有更多的有识之士加入我们的行列，为我国中医药文化的传承和传播出谋划策。

读者交流邮箱：xywenhua@aliyun.com。

编委会

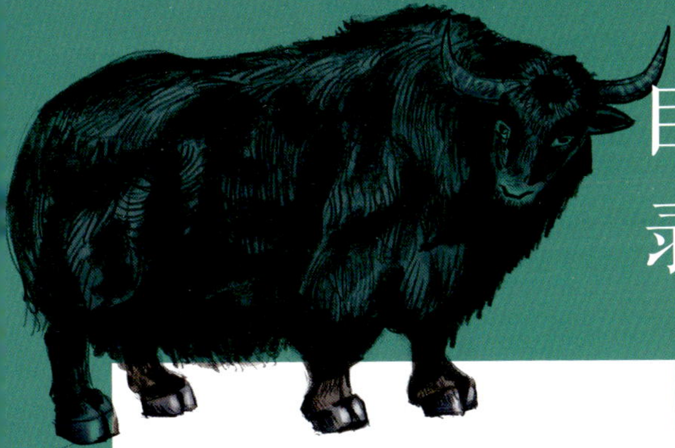

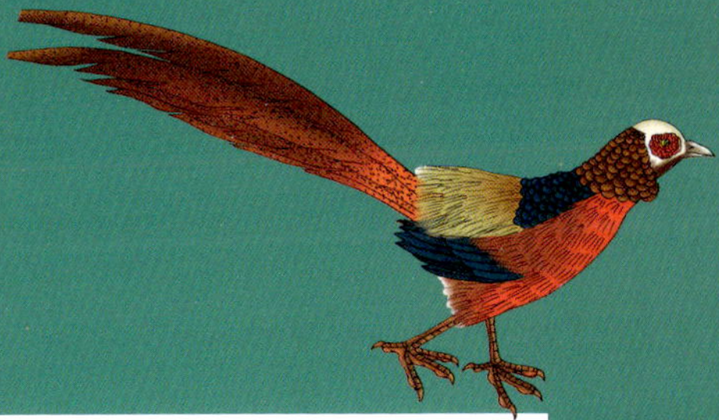

目录

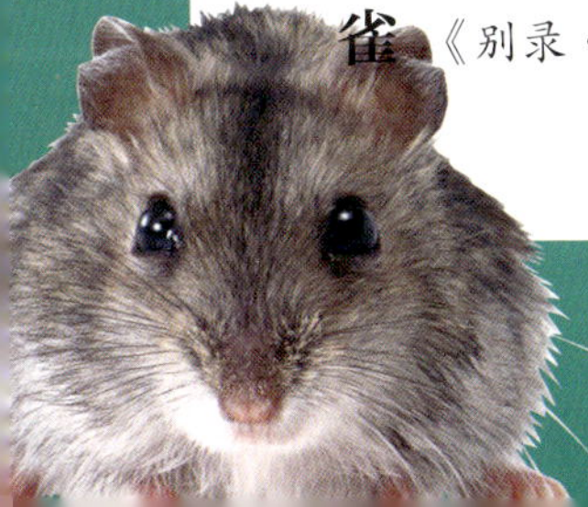

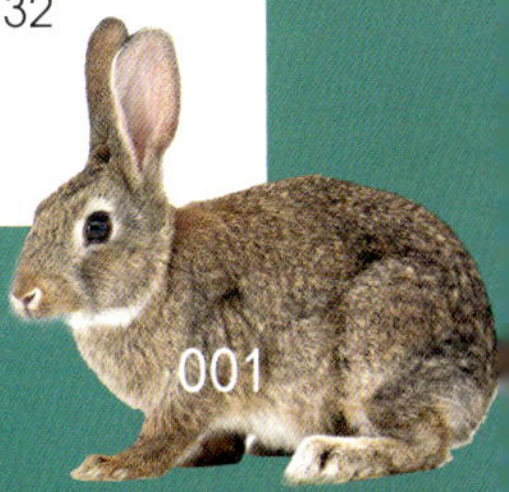

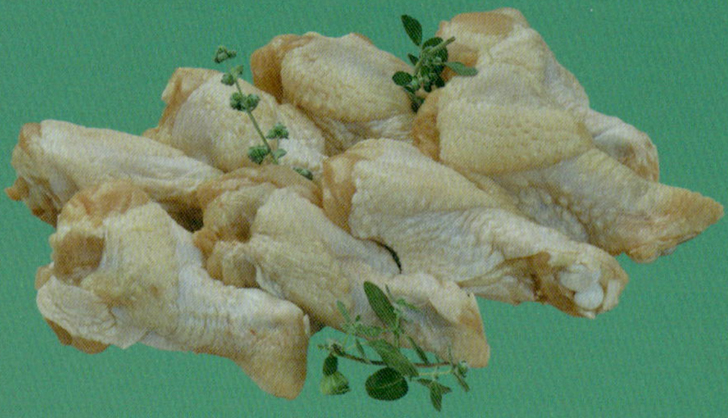
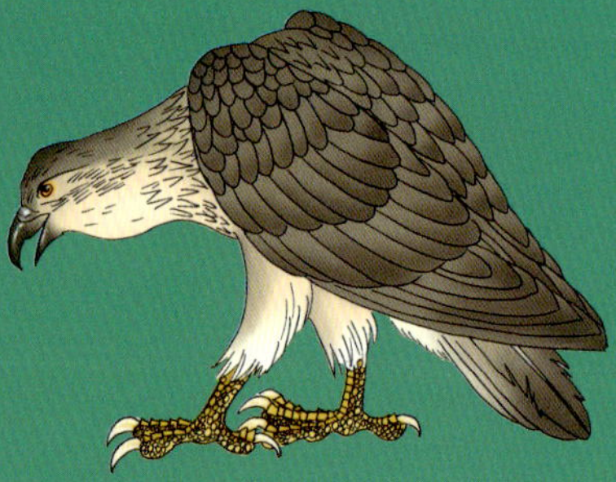

鹤

宋·《嘉祐》

释名 仙禽（《纲目》），胎禽。

白鹤血

气味 咸，平，无毒。

主治 益气力，补虚乏，去风益肺。（《嘉祐》）

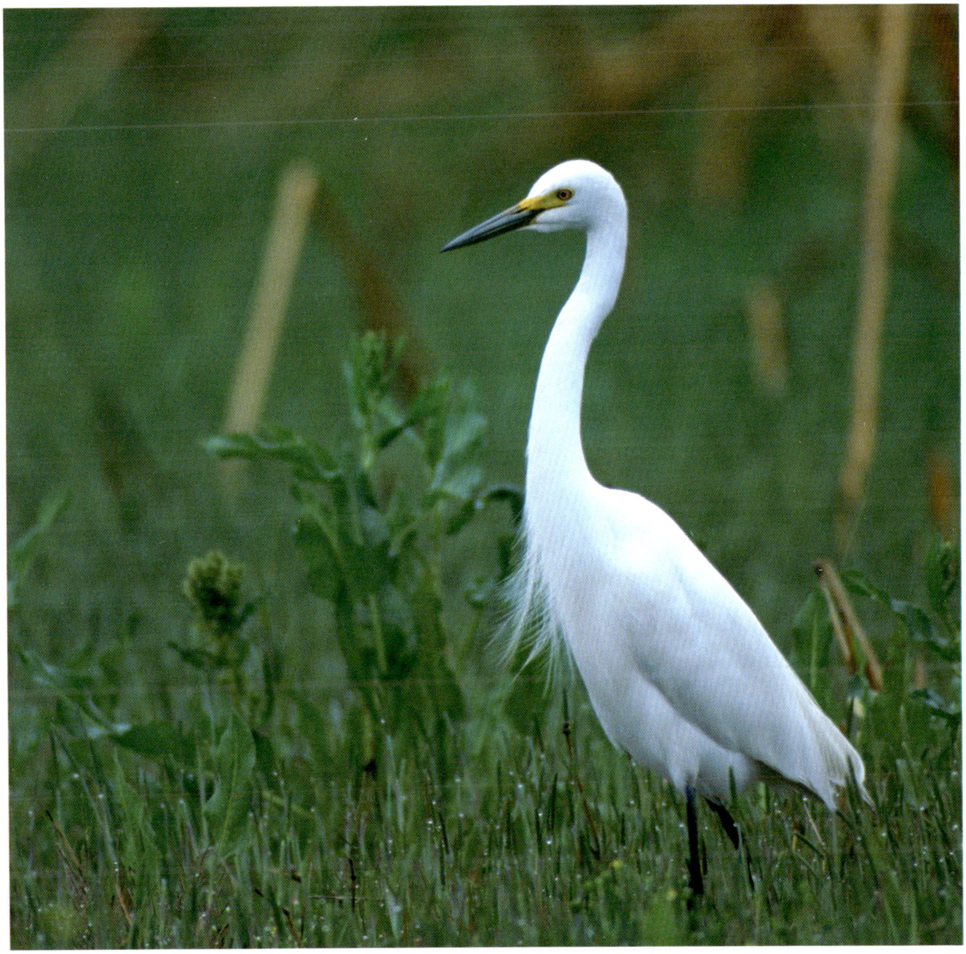

鹤

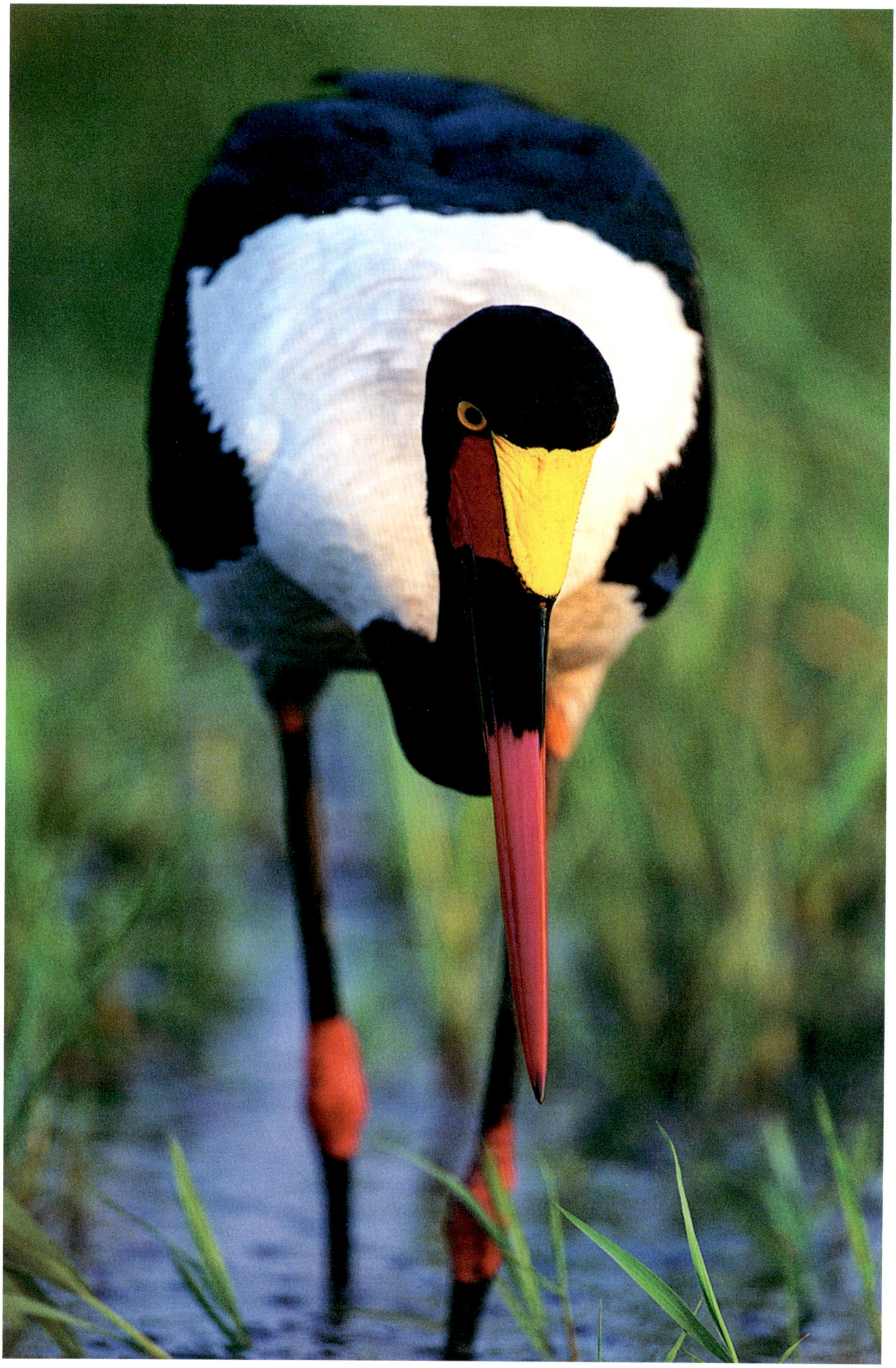

鹤

脑

主治 和天雄、葱实服之，令人目明，夜能书字。（《抱朴子》）

卵

气味 甘、咸，平，无毒。

主治 预解痘毒，多者令少，少者令不出。每用一枚煮，与小儿食之。（时珍出《活幼全书》）

骨

主治 酥炙，入滋补药。（时珍）

肫中砂石子

主治 磨水服，解蛊毒邪。（《嘉祐》）

别名 无。

来源 无。

形态特征 无。

性味归经 咸，平。归肺、脾、肾经。

功效主治 益气，解热。主消渴。

用法用量 内服：煮食，50～100克。

使用禁忌 鹤肉有毒，顶血饮之立死。

鹳

《别录·下品》

释名 皂君（《诗疏》），负釜（《诗疏》），黑尻。

骨

气味 甘，大寒，无毒。

主治 鬼蛊诸疰毒，五尸心腹痛。（《别录》）甄权曰：也可单炙黄研，空心暖酒服方寸匕。时珍曰：千金治尸疰，有鹳骨丸。

脚骨及嘴

主治 喉痹飞尸，蛇虺咬，及小儿闪癖，大腹痞满，并煮汁服之，也烧灰饮服。（藏器）

卵

主治 预解痘毒，水煮一枚，与小儿啖之，也不出痘，或出亦稀。（时珍出《活幼全书》）

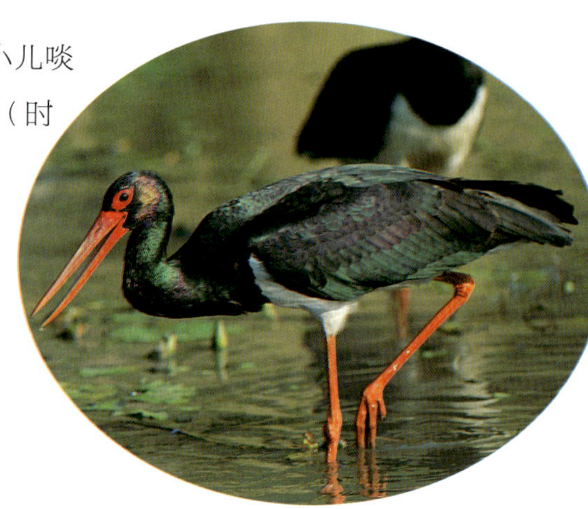

鹳

屎

主治 小儿天钓惊风，发歇不定。炒研半钱，入牛黄、麝香各半钱，炒蝎五枚，为末。每服半钱，新汲水服。（时珍）

鹈鹕

宋·《嘉祐》

释名 | 犁鹕，鸰鸅，逃河，淘鹅。

脂油

| 气味 | 咸，温，滑，无毒。

| 主治 | 涂痈肿，治风痹，透经络，通耳聋。（时珍）

| 附方 |

耳聋 ◆ 用淘油半匙，磁石一小豆，麝香少许，和匀，以绵裹成挺子，塞耳中，口含生铁少许。用三五次即有效。（《青囊》）

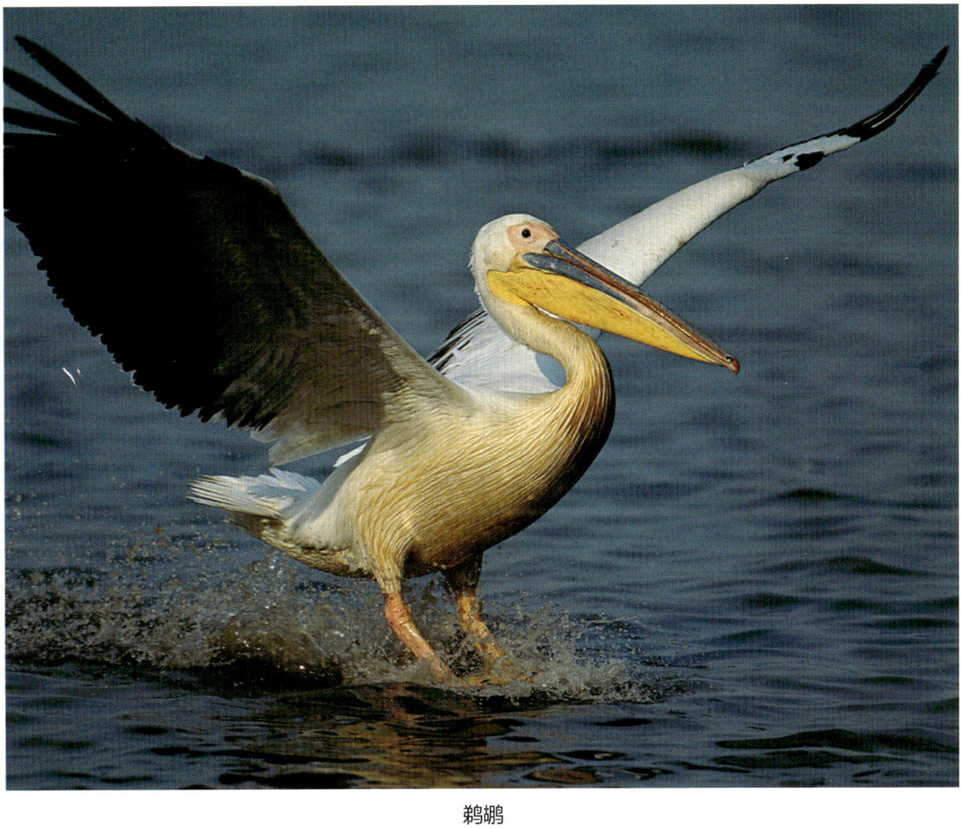

鹈鹕

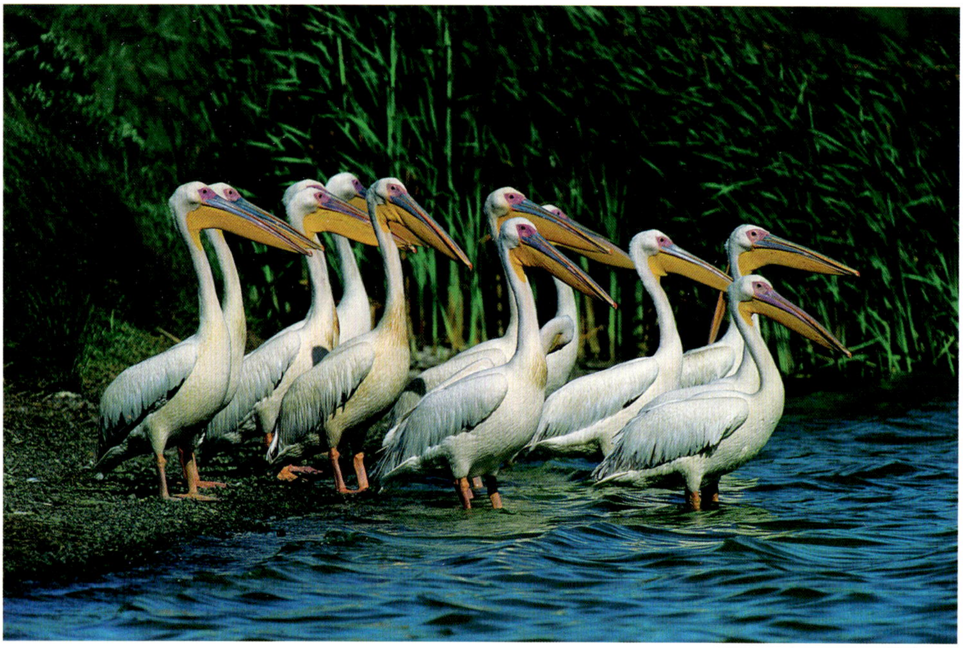

鹈鹕

嘴

气味 咸，平，无毒。

主治 赤白久痢成疳，烧存性研末，水服一方寸匕。（《嘉祐》）

舌

主治 疔疮。（时珍）

毛皮

主治 反胃吐食，烧存性，每酒服二钱。（时珍出《普济》）

鹅

《别录·上品》

释名 | 家雁（《纲目》），舒雁。

白鹅膏（腊月炼收）

| 气味 | 甘，微寒，无毒。

| 主治 | 灌耳，治卒聋。（《别录》）润皮肤，可合面脂。（《日华》）涂面急，令人悦白，唇渖，手足皴裂，消痈肿，解礜石毒。（时珍）

肉

| 气味 | 甘，平，无毒。

| 主治 | 利五脏。（《别录》）解五脏热，服丹石人宜之。（孟诜）煮汁，止消渴。（藏器）

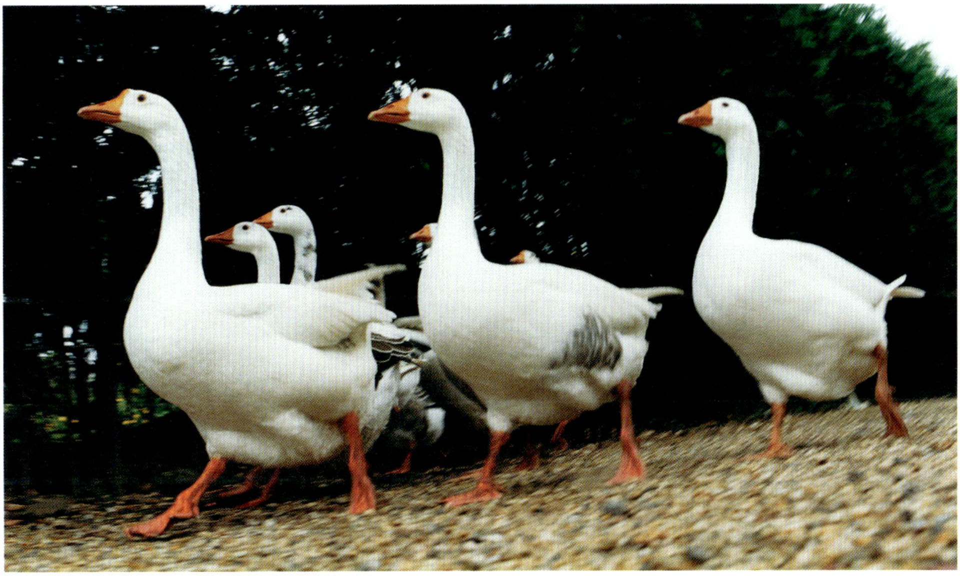

鹅

脟

主治 涂手足皴裂。纳耳中，治聋及聤耳。（《日华》）

血

气味 咸，平，微毒。

主治 中射工毒者，饮之，并涂其身。（陶弘景）解药毒。

胆

气味 苦，寒，无毒。

主治 解热毒及痔疮初起，频涂抹之，自消。（时珍）

附方

痔疮有核◆白鹅胆二三枚，取汁，入熊胆二分，片脑半分，研匀，瓷器密封，勿令泄气。用则手指涂之，立效。（《刘氏保寿堂方》）

卵

气味 甘，温，无毒。

主治 补中益气。多食发痼疾。（孟诜）

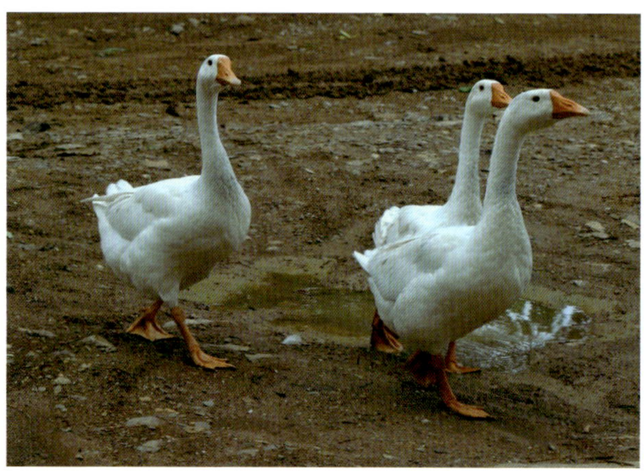

鹅

涎

主治 咽喉谷贼。（时珍）

毛

主治 射工水毒。（《别录》）小儿惊痫。又烧灰酒服，治噎疾。（苏恭）

| 附方 |

误吞铜钱及钩绳 ◆ 鹅毛（烧灰）一钱，磁石皂子（煅）大，象牙（烧存性）一钱，为末。每服半钱，新汲水下。（《医方妙选》）

噎食病 ◆ 白鹅尾毛烧灰，米汤每服一钱。

掌上黄皮

| 主治 | 烧研，搽脚趾缝湿烂。焙研，油调，涂冻疮良。（时珍出《谈野翁诸方》）

屎

| 主治 | 绞汁服，治小儿鹅口疮。（时珍出《秘录》）苍鹅屎：敷虫、蛇咬毒。（《日华》）

| 附方 |

鹅口疮（自内生出可治，自外生入不可治） ◆ 用食草白鹅下清粪滤汁，入砂糖少许搽之；或用雄鹅粪眠倒者烧灰，入麝香少许搽之，并效。（《永类钤方》）

| 别名 | 无。

| 来源 | 无。

| 形态特征 | 无。

| 性味归经 | 甘，平。归脾、肺、肝经。

| 功效主治 | 益气补虚，和胃止渴。主虚羸，消渴。

| 用法用量 | 内服：适量，煮熟，食肉或汤汁。

| 使用禁忌 | 湿热内蕴者禁食。

| 实用药膳 |

淡菜煨白鹅

原料 淡菜100克，白鹅1只，精盐、味精、葱、生姜、料酒适量。

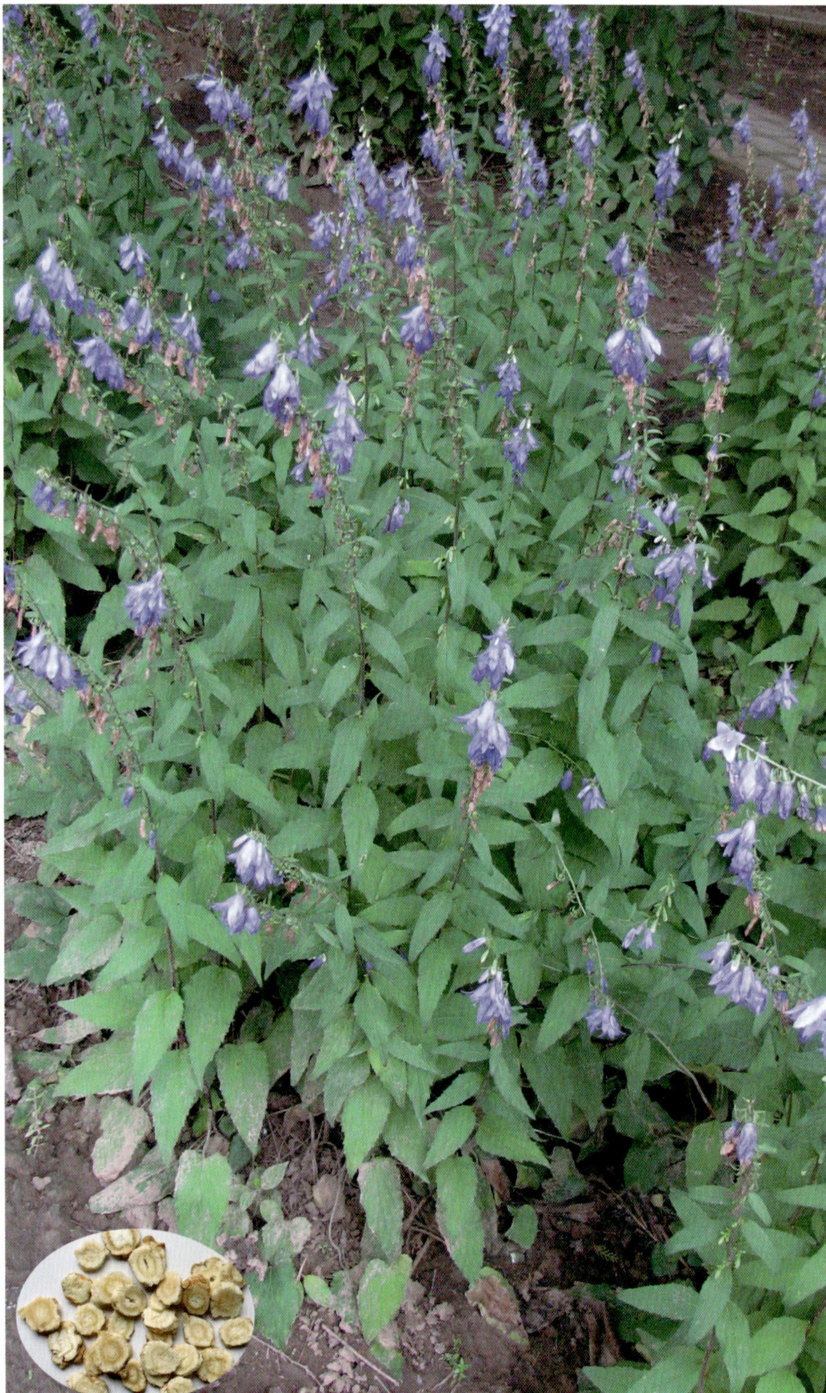

北沙参

制法 将白鹅宰杀，去毛除肠杂，洗净，入沸水锅氽透，捞出，用凉水冲洗干净，沥净水分，将淡菜用黄酒冲洗，塞入鹅腹内，将鹅置于砂锅中。摆上葱、姜，浇入料酒，注入清汤适量。先武火后文火炖2～3小时。待鹅肉烂熟后，捞出葱段、姜片。加入味精、精盐调味即可。吃肉饮汤，日服一次。佐餐食用。15天为1疗程。

功效 补肾滋阴。

适用 糖尿病伴高血压患者。

鹅肉补阴汤

原料 鹅肉250克，瘦猪肉250克，淮山药30克，北沙参15克，玉竹15克，精盐、味精、料酒、胡椒粉、姜片、鸡清汤、鸡油适量。

制法 将鹅肉、猪肉分别洗净，放入沸水锅中氽透，捞出，沥干水，切成丝；把淮山药、北沙参、玉竹分别去杂，清水洗净，装入纱布袋中扎口。将煮锅刷洗干净，置于火上，注入鸡汤，放入鹅肉丝、猪肉丝、药袋、精盐、料酒、胡椒粉、生姜片，锅加盖，共煮至肉熟烂，淋上鸡油，以味精调味即成。

功效 益气补虚，养阴润肺，生津止渴。

枸杞子鹅血汤

原料 鹅血1 000克，枸杞子50克，姜、盐、味精少许。

制法 活杀白鹅1只，取鹅血；枸杞子洗净，加水煮沸约10分钟，倒入鹅血，稍煮片刻，加入姜、盐、味精调味即成。

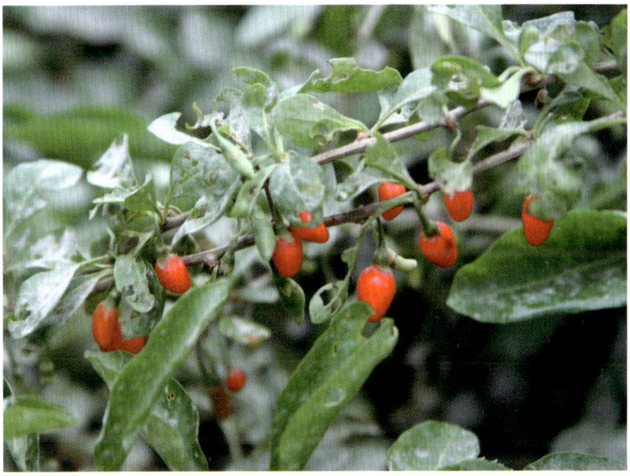

枸杞子

功效 补血健脾，滋阴降火。

适用 高血脂、高血压、贫血、慢性胃炎、老年性前列腺肥大等。

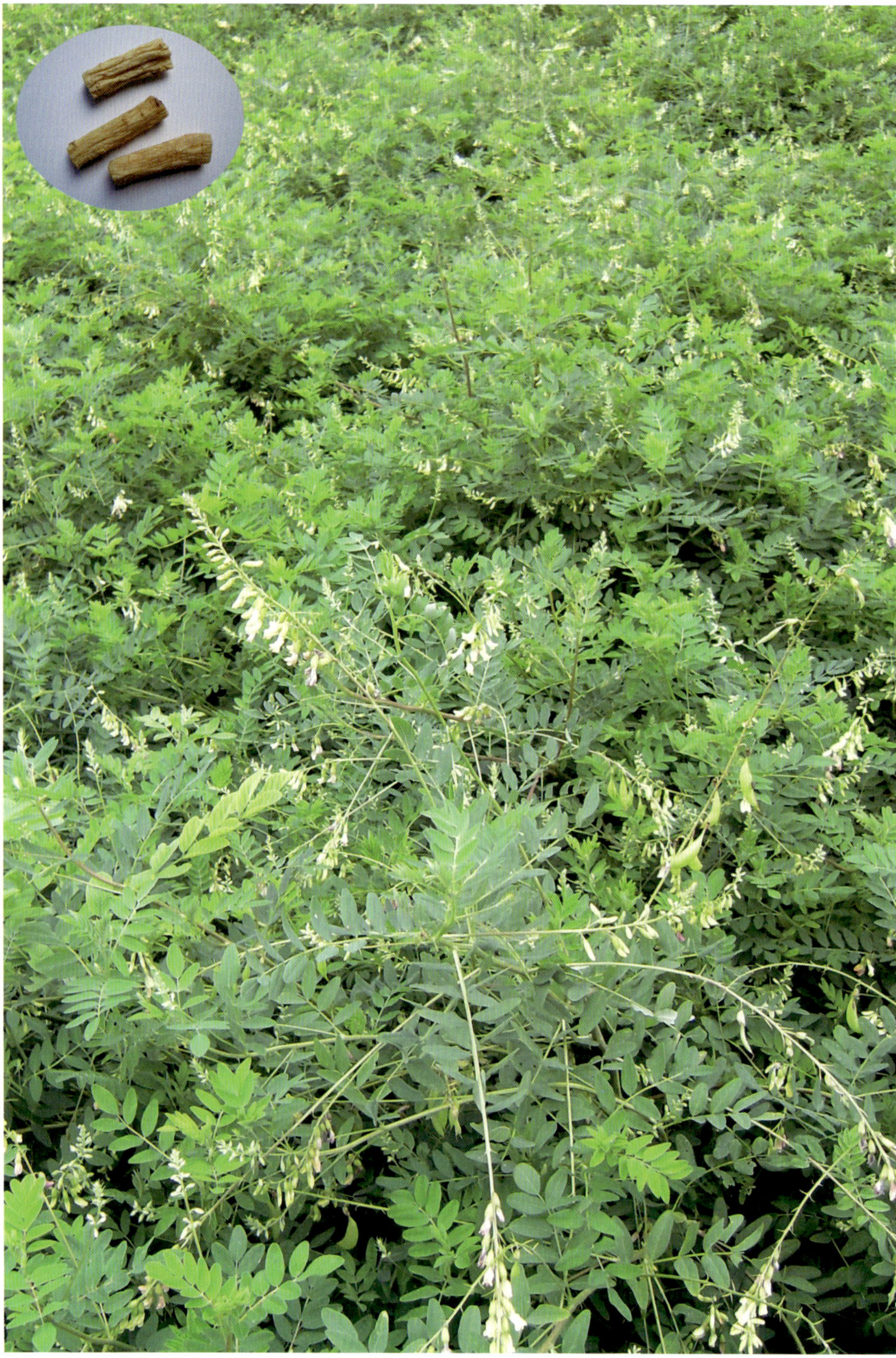

黄芪

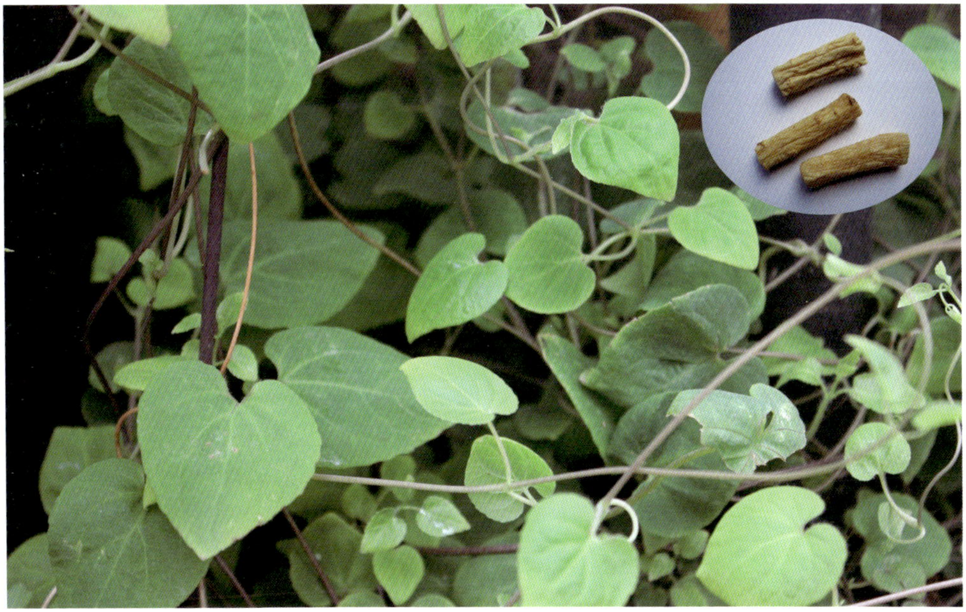

党参

参芪鹅肉汤

原料 鹅1只，黄芪30克，党参30克，淮山药30克，红枣（去核）5个，盐适量。

制法 将鹅去毛洗净，除去内脏；黄芪、党参、淮山药、红枣洗净，装入鹅腹腔内，以线缝合，放入清水锅内，煲3小时，汤成取出药渣，加盐调味即可。

功效 补中益气。

适用 脾胃虚弱、中气不足、倦怠乏力等。

白鹅脂膏粥

原料 白鹅脂60克，粳米80克。

制法 将白鹅脂切小块，与粳米同入砂锅，加水煮至粥成浓汤，加佐料调至味鲜即可。

用法 每日1剂，于空腹时顿食。

功效 益气润燥，补肾聪耳。

适用 脾肾不足、精亏失养致腰膝酸软、头晕目昏、耳鸣耳聋、神疲倦怠、食欲不振、大便秘结等。

鹅肉牛奶粥

原料 鹅脯肉250克，牛奶200毫升，粳米100克，葱5克，姜末5克，精盐、味精少许。

制法 将鹅脯肉切成碎米粒大小，同洗净的粳米、葱、姜末、精盐一起放入锅内，加清水适量，置武火上煮沸后，改文火煮至七成熟时，倒入牛奶继续煮至肉烂粥稠后，调入味精即成。

用法 每日1剂，分2次于空腹时温食。

功效 滋阴养液，益胃润燥。

适用 胃阴不足、化燥伤津之形体瘦弱、面色暗黄、消渴口干、大渴引饮、咽喉干裂、噎嗝反胃、大便燥结等。

鹅肉茄子粥

原料 鹅肉60克，茄子150克，大米100克，精盐、味精、麻油、姜丝各适量。

制法 鹅肉切丝；茄子切小块，锅下米、鹅肉、姜煮粥，中途加进茄子熬煮至粥熟，调入盐、味精、麻油即成。

用法 每日早餐服食。

功效 益气和胃，滋阴补肾。

适用 急、慢性肺炎。

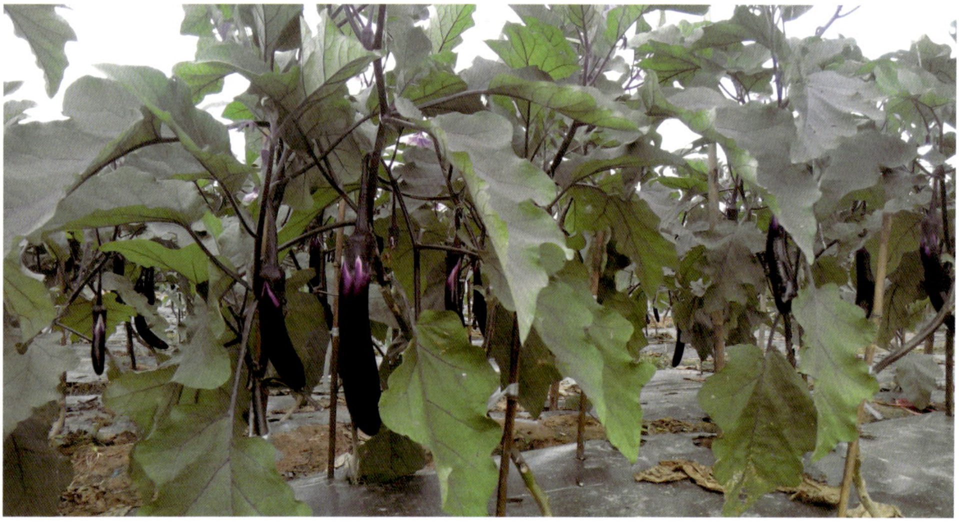

茄子

雁

《本经·上品》

释名 | 鸿。梵书谓之僧娑。

雁肪

| 气味 | 甘，平，无毒。

| 主治 | 风挛拘急偏枯，血气不通利。久服，益气不饥，轻身耐老。（《本经》）《心镜》云：上证，用肪四两炼净。每日空心暖酒服一匙。长毛发须眉。（《别录》）诜曰：合生发膏用之。杀诸石药毒。（《吴普》）治耳聋，和豆黄作丸，补劳瘦，肥白人。（《日华》）涂痈肿耳疳，又治结热胸痞呕吐。时珍曰：外台治此证有雁肪汤。

| 附方 |

生发 ◆雁肪日日涂之。（《千金方》）

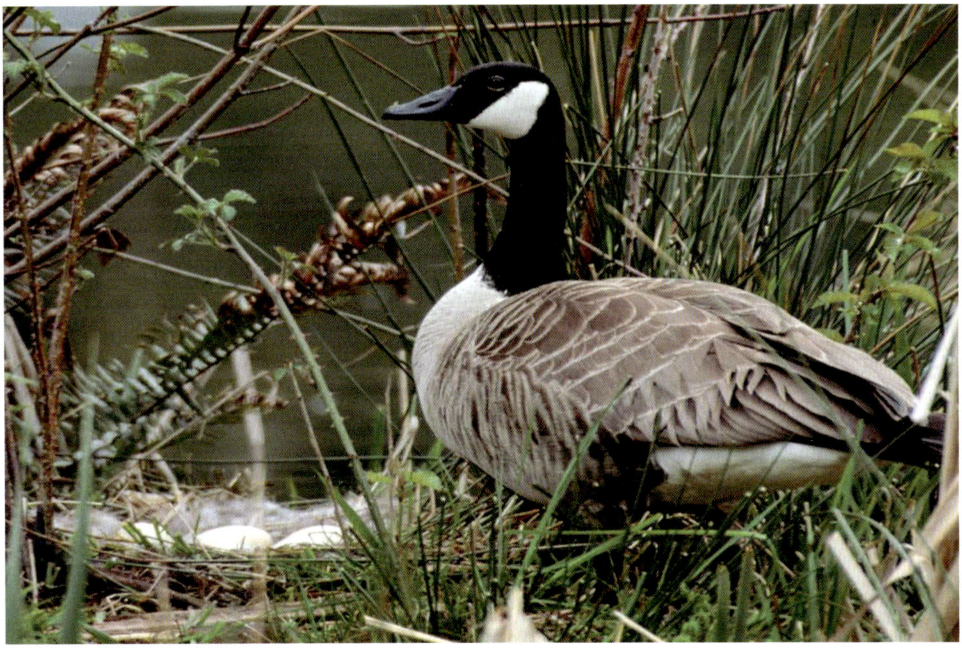

雁

肉

| **气味** | 甘，平，无毒。

| **主治** | 风麻痹。久食动气，壮筋骨。（《日华》）利脏腑，解丹石毒。（时珍）

骨

| **主治** | 烧灰和米泔沐头，发长。（孟诜）

毛

| **主治** | 喉下白毛，疗小儿痫有效。（苏恭）自落翎毛，小儿佩之，辟惊痫。（《日华》）

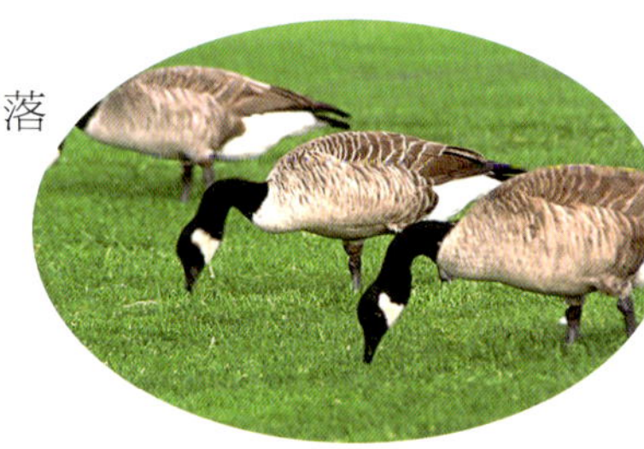

雁

屎白

| **主治** | 灸疮肿痛，和人精涂之。（《梅师》）

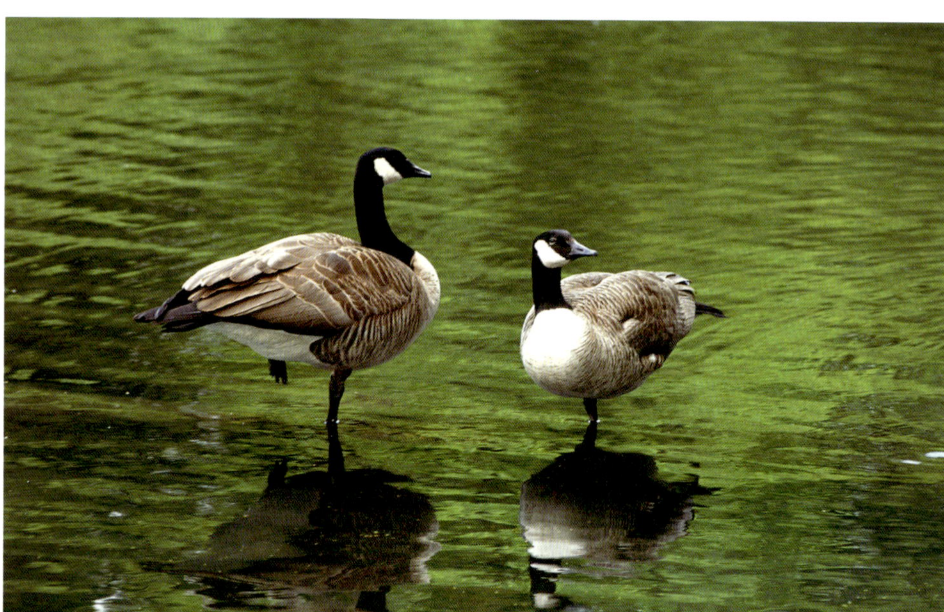

雁

鹄

《食物》

释名｜天鹅。

肉

｜**气味**｜甘，平，无毒。

｜**主治**｜腌炙食之，益人气力，利脏腑。（时珍）

油（冬月取肪炼收）

｜**主治**｜涂痈肿，治小儿疳耳。（时珍）

｜**附方**｜

疳耳出脓◆用天鹅油调草乌末，入龙脑少许，和敷立效。无则以雁油代之。（《通玄论》）

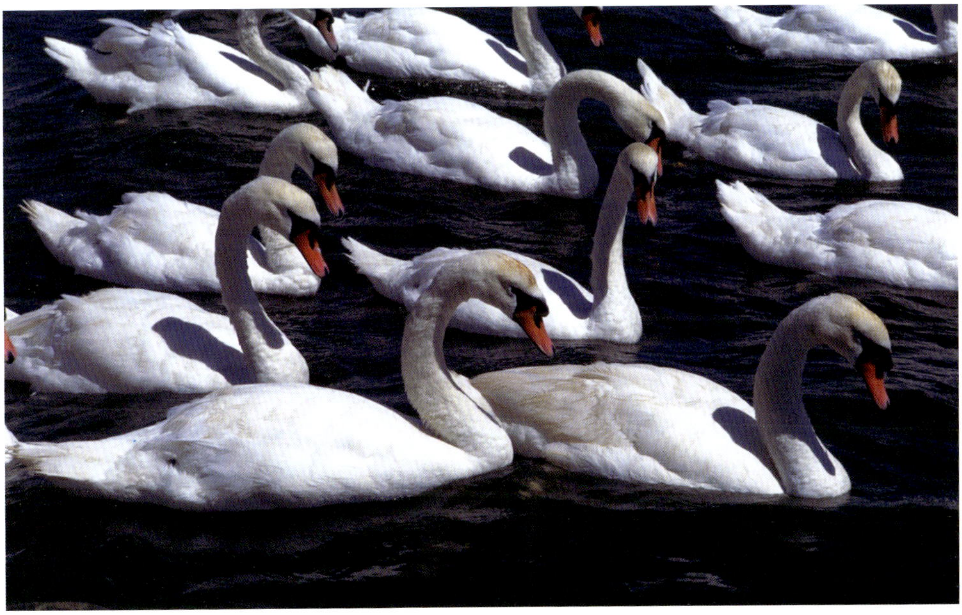

鹄

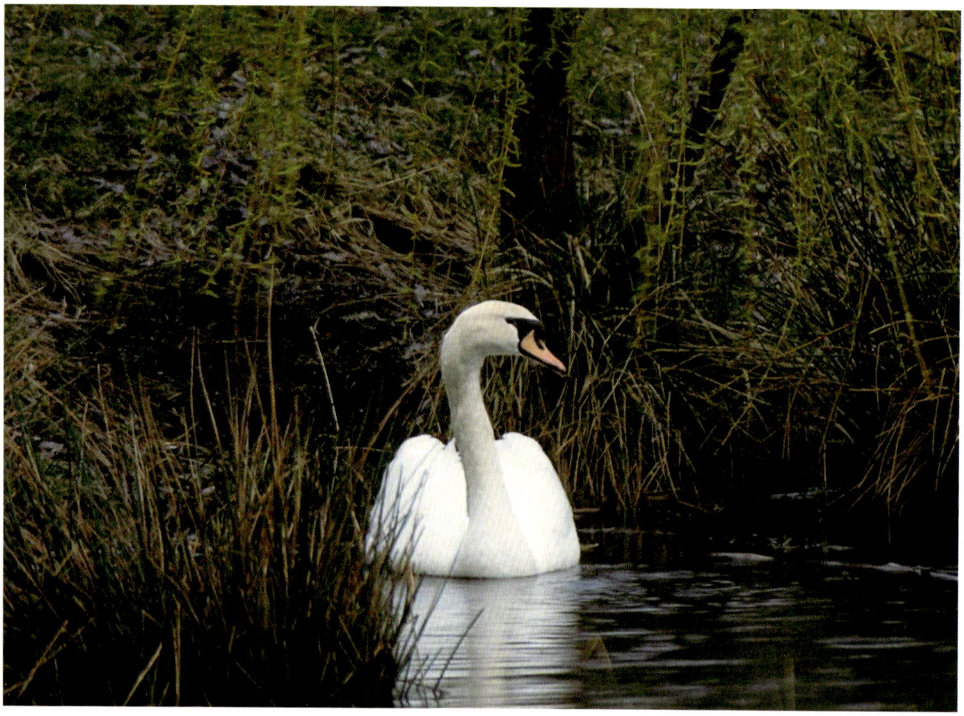

鹄

绒毛

主治 刀杖金疮，贴之立愈。（汪颖）

别名 无。

来源 无。

形态特征 无。

性味归经 甘，平。归胃经。

功效主治 解毒敛疮。主痈肿疮疡，小儿疳耳。

用法用量 外用：适量，涂敷。

鹜

《别录·上品》

释名 | 鸭（《说文》），舒凫（《尔雅》），家凫（《纲目》）。

鹜肪（白鸭者良，炼过用）

气味 甘，大寒，无毒。

主治 风虚寒热，水肿。（《别录》）

附方

瘰疬汁出（不止）◆ 用鸭脂调半夏末敷之。（《永类方》）

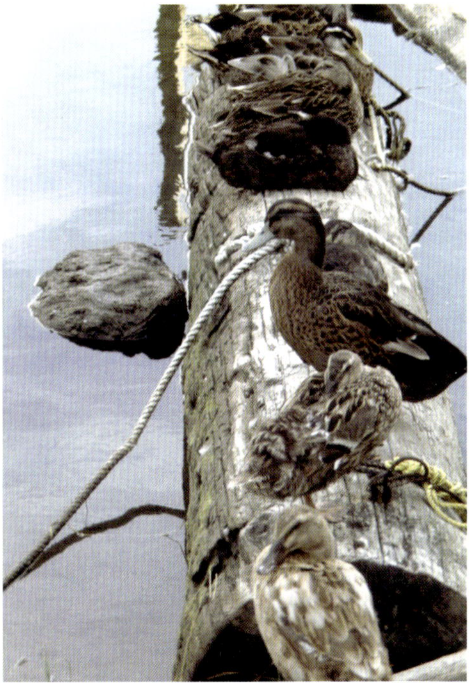

鹜

肉

气味 甘，冷，微毒。

主治 补虚除客热，和脏腑，利水道，疗小儿惊痫。（《别录》）解丹毒，止热痢。（《日华》）头生疮肿。和葱、豉煮汁饮之，去卒然烦热（孟诜）。

附方

久虚发热（咳嗽吐痰，咳血，火乘金位者）◆ 用黑嘴白鸭一只，取血入温酒量饮，使直入肺经以润补之。将鸭干挦去毛，胁下开窍去肠拭净，入大枣肉二升，参苓平胃散末一升，缚定。用沙瓮一个，置鸭在内，以炭火慢煨，将陈酒一瓶，作三次入之。酒干为度，取起，食鸭及枣，频作取愈。（《十药神书》）

大腹水病，小便短少◆ 用青头雄鸭煮汁饮，厚盖取汗。（《百一方》）

大腹水病，小便短少（治十种水病垂死）◆ 用青头鸭一只，如常治切，和米并五味煮作粥食。（《心镜》）

大腹水病，小便短少 ◆ 用白鸭一只治净，以豉半升，同姜、椒入鸭腹中缝定，蒸熟食之。

头（雄鸭者良）

| 主治 | 煮服，治水肿，通利小便。

| 附方 |

阳水暴肿（面赤，烦躁喘急，小便涩） ◆ 用甜葶苈（炒）二两，熬膏，汉防己末二两，以绿头鸭血同头全捣三千杵，丸梧子大。每木通汤下七十丸，日三服。一加猪苓一两。（《外台秘要》）

脑

| 主治 | 冻疮，取涂之良。（时珍）

血（白鸭者良）

| 气味 | 咸，冷，无毒。

| 主治 | 解诸毒。（《别录》）热饮，解野葛毒。已死者，入咽即活。（孟诜）热血，解中生金、生银、丹石、砒霜诸毒，射工毒。又治中恶及溺水死者，灌之即活。蚯蚓咬疮，涂之即愈。（时珍）

| 附方 |

卒中恶死（或先病痛，或卧而忽绝） ◆ 并取雄鸭，向死人口断其头，沥血入口。外以竹筒吹其下部，极则易人，气通即活也。（《肘后》）

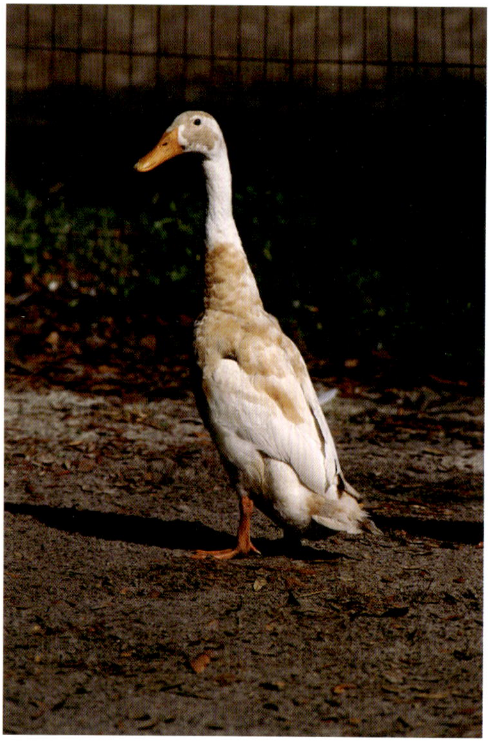

鸭

解百蛊毒◆白鸭血热饮之。（《广记》）

小儿白痢（似鱼冻者）◆ 白鸭杀取血，滚酒泡服，即止也。（《摘玄方》）

舌

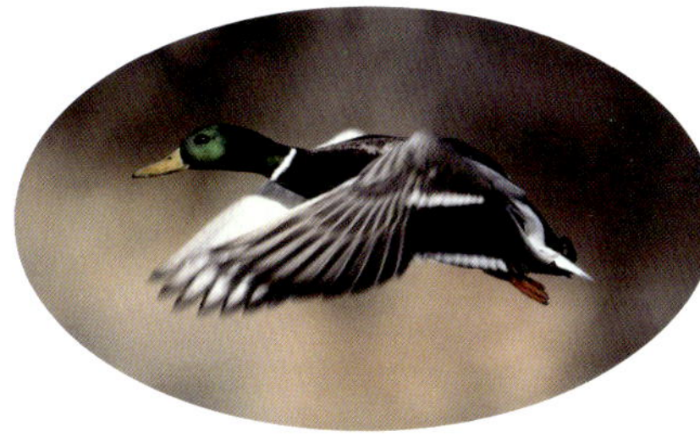
鹜

| 主治 | 痔疮杀虫，取相制也。（时珍）

涎

| 主治 | 小儿痉风，头及四肢皆往后，以鸭涎滴之。又治蚯蚓吹小儿阴肿，取雄鸭抹之即消。（时珍出《海上》）

胆

| 气味 | 苦、辛，寒，无毒。

| 主治 | 涂痔核，良。又点赤目初起，亦效。（时珍）

肫衣

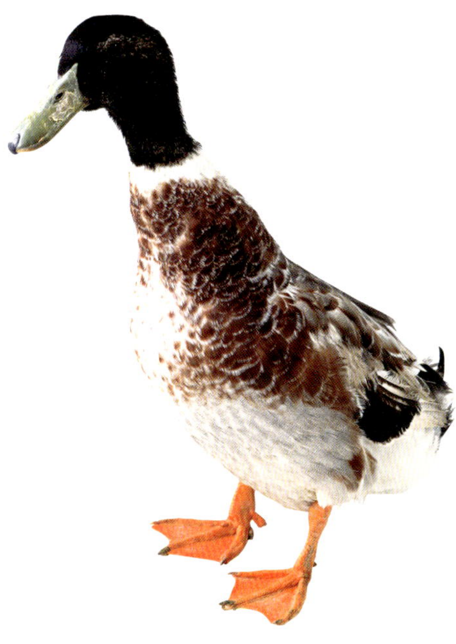
鸭

| 主治 | 诸骨鲠，炙研，水服一钱即愈，取其消导也。（时珍）

卵

| 气味 | 甘、咸，微寒，无毒。

| 主治 | 心腹胸膈热。（《日华》）

白鸭通

| 气味 | 冷，无毒。

| 主治 | 杀石药毒，解结缚，散畜热。（《别录》）主热毒、毒痢。又和鸡子白，涂热疮肿毒，即消。涂蚯蚓咬，亦效。（孟诜）绞汁服，解金、银、铜、铁毒。（时珍）

| 附方 |

石药过剂◆白鸭屎为末，水服二钱，效（《百一方》）。

乳石发动（烦热）◆用白鸭通一合，汤一盏渍之，澄清冷饮（《圣惠方》）。

热疮肿毒（不可忍）◆用家鸭粪同鸡子清调敷，即消（《圣惠》）。

| 别名 | 无。

| 来源 | 无。

| 形态特征 | 无。

| 性味归经 | 寒，甘、咸。归脾、胃、肺、肾经。

| 功效主治 | 补虚劳、滋五脏之阴、清虚劳之热、补血行水、养胃生津、止咳、消螺蛳积、清热健脾、虚弱浮肿。可用于身体虚弱、病后体虚、营养不良性水肿等。

| 实用药膳 |

芡实煲老鸭

原料 鲜老鸭肉250克，芡实30克，陈皮3克。

制法 将鲜老鸭肉割去油脂、斩块，下油锅略爆黄，与芡实、陈皮同入锅，加适量清水，武火煮沸后改文火煲2～3小时，调味食。

功效 补益脾肾，固涩止带。

适用 慢性脾肾两虚型子宫颈炎，症见体倦乏力，腰膝酸软，带下量多，色淡如丝，无味无臭。

沙参玉竹煲老鸭

原料 老雄鸭1只，沙参50克，玉竹50克，盐、味精、葱、姜、清水适量。

制法 将老雄鸭去毛杂，置于砂锅内，加入沙参、玉竹、葱、姜、清水，大火烧沸

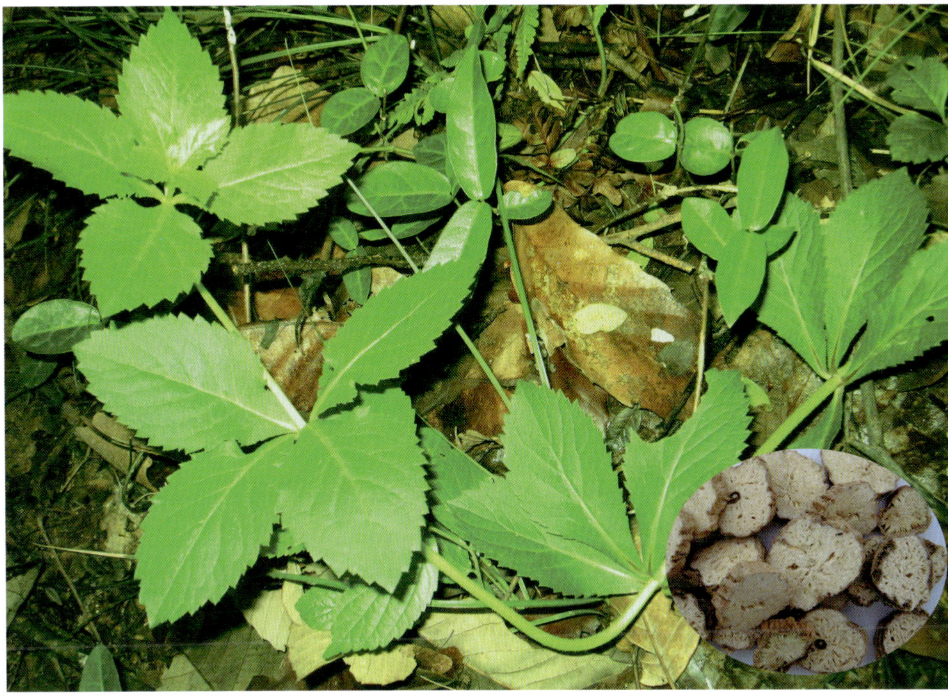

沙参

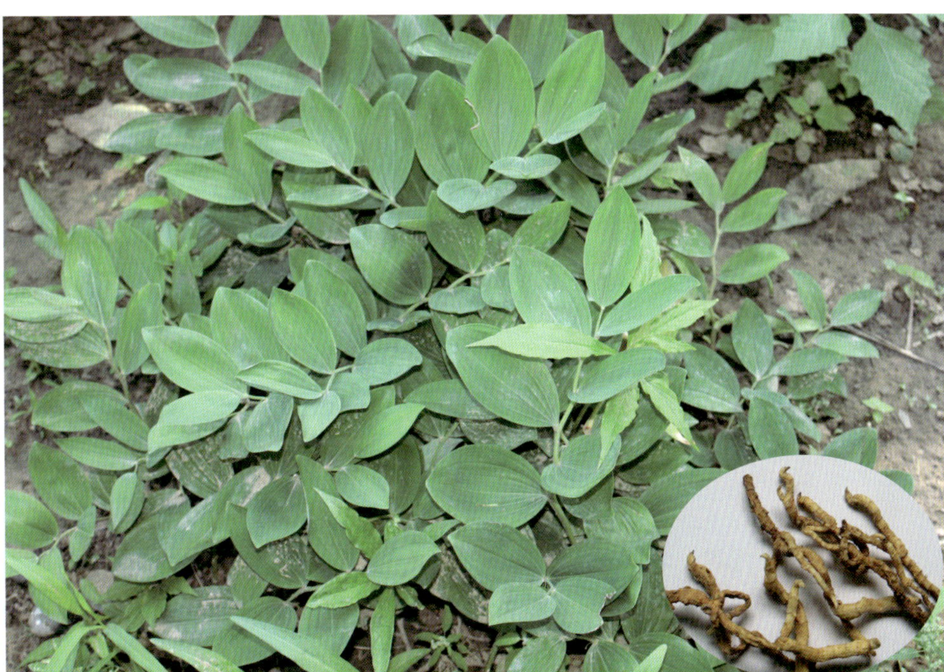

玉竹

后改小火，煮至鸭肉肥烂，调盐、味精即成。

功效 清热润肺，益肾养阴。

适用 肺肾阴虚型糖尿病。

鸭肉冬瓜皮汤

原料 鸭肉1 000克，红小豆50克，花生仁100克，冬瓜皮30克 ，清水适量，食盐适量。

制法 将鸭肉洗净切小块，红小豆、花生仁、冬瓜皮洗净，与鸭肉一块放入大砂锅内，加清水适量，用旺火煮开，改用小火炖至肉熟豆烂，加适量食盐调味食之。

用法 每日1剂，分3次服食，连续食用，病好为度。

功效 清热解毒，利水消肿。

适用 因营养不良所致水肿患者。

地黄蒸鸭

原料 鸭子1只，生地黄100克，山药200克，陈皮20克，精盐、料酒、清汤、姜末、葱末、胡椒粉适量。

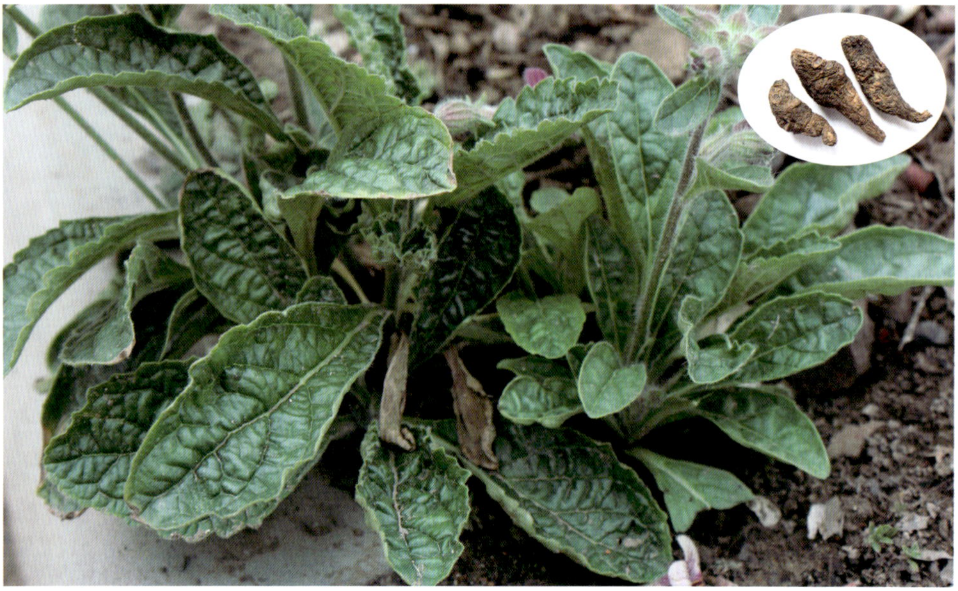

地黄

制法 将鸭宰杀，去毛及内脏，切成块，用盐、胡椒粉、料酒、葱末、姜末腌渍。将生地黄用水洗一下，切片，与陈皮一同装入纱布袋内，放碗底；将山药去皮切片，与鸭肉一同放在药袋上，加入清汤，入笼蒸2小时，待肉烂熟后，去药袋即成。

功效 滋阴养胃，养阴生津，清热凉血，健脾止渴，固肾益精。

甘草绿豆炖白鸭

原料 生甘草20克，绿豆100克，白鸭1只，盐适量。

制法 把生甘草润透，洗净，切片；绿豆洗净，去杂质；白鸭肉洗净，切块。把鸭肉、甘草、绿豆放入炖锅内，加入清水。置武火上烧沸，再用文火炖煮50分钟，加入盐，搅匀即成。

用法 每日1次，每次吃鸭肉50克，随意吃豆喝汤。

功效 滋阴清肝。

适用 肝火旺盛型肝病患者。

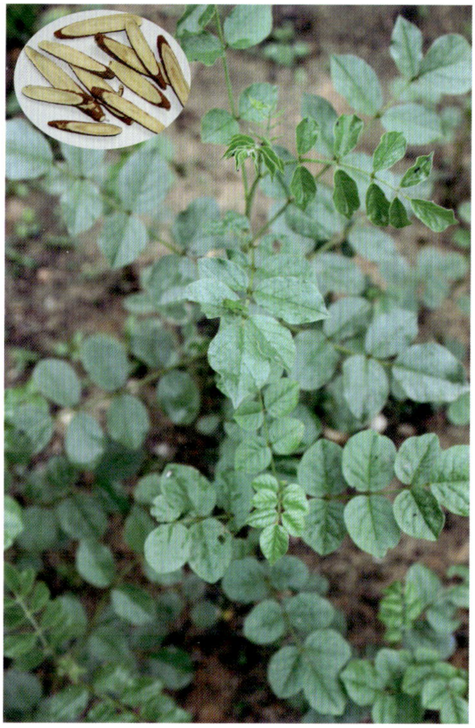

甘草

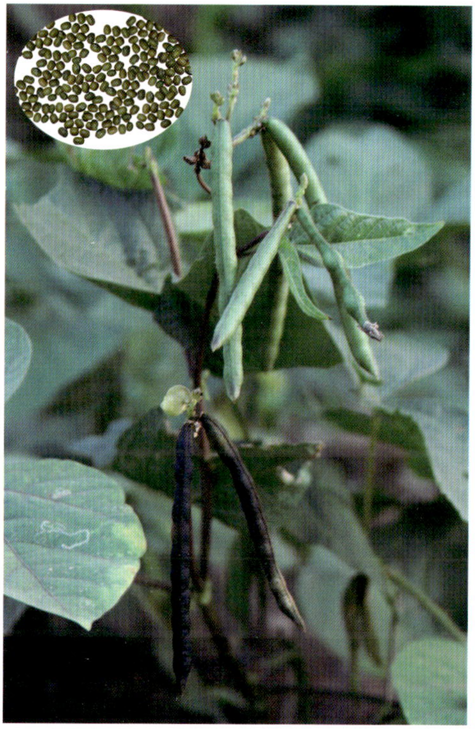

绿豆

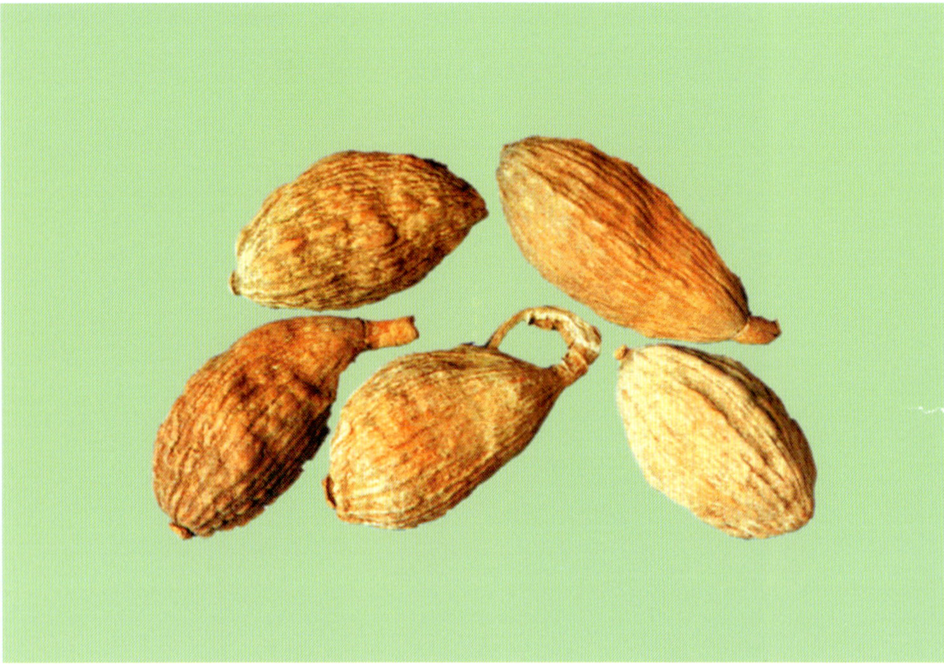

草果

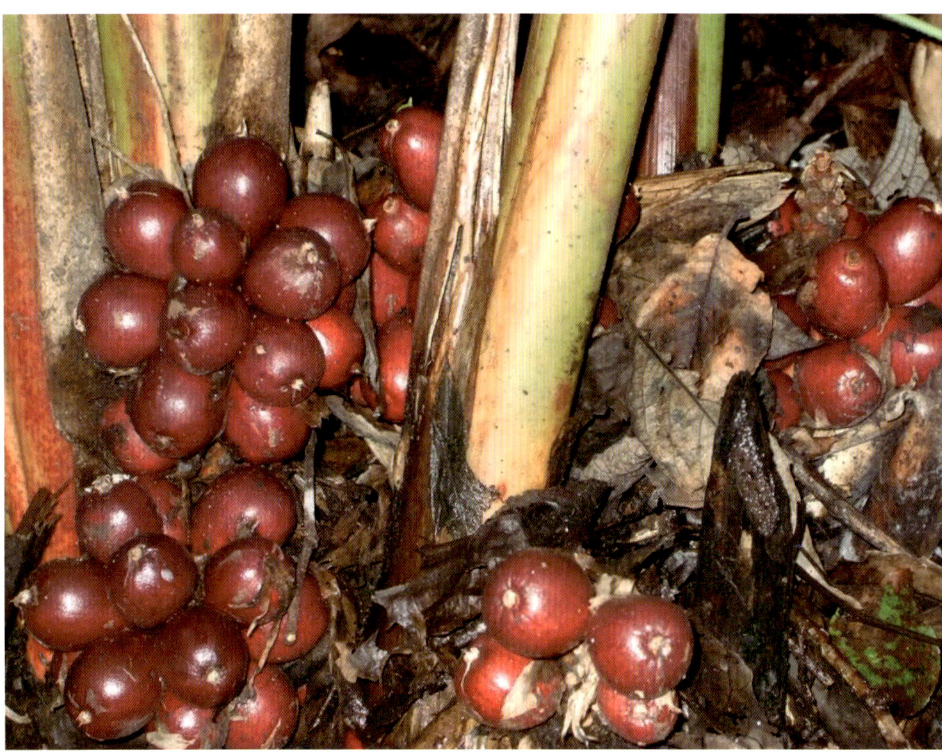

草果

清炖鸭汤

原料 青头鸭1 500克，草果5克，赤豆250克，葱白25克，精盐适量。

制法 将青头鸭宰杀后去内脏，洗净。将草果、赤豆洗净放入鸭腹内，缝住切口，放入锅中，加水适量，用大火烧沸后改为中火烧至七成熟，放入葱白和精盐，炖熟即成。

功效 和肝理气，健脾开胃，利尿消肿，扶正祛邪。

冬瓜薏苡仁炖老鸭

原料 净老鸭1只（约650克），冬瓜250克，薏苡仁20克，姜片5克，精盐、味精适量。

制法 将老鸭剁块，用水冲净血污；将冬瓜切成大块，刮净内瓤，用水洗净外皮；薏苡仁也用水洗净。把洗好的鸭块、姜片放入锅内，加入水，置火上烧开，撇去表面浮沫，盖上盖，用小火炖至七八成熟，揭去盖，再放入冬瓜块、薏苡仁，盖上盖子，继续用小火炖40分钟左右，至鸭块、冬瓜熟烂时，放精盐、味精调味即成。

功效 滋阴养胃，利水消肿。

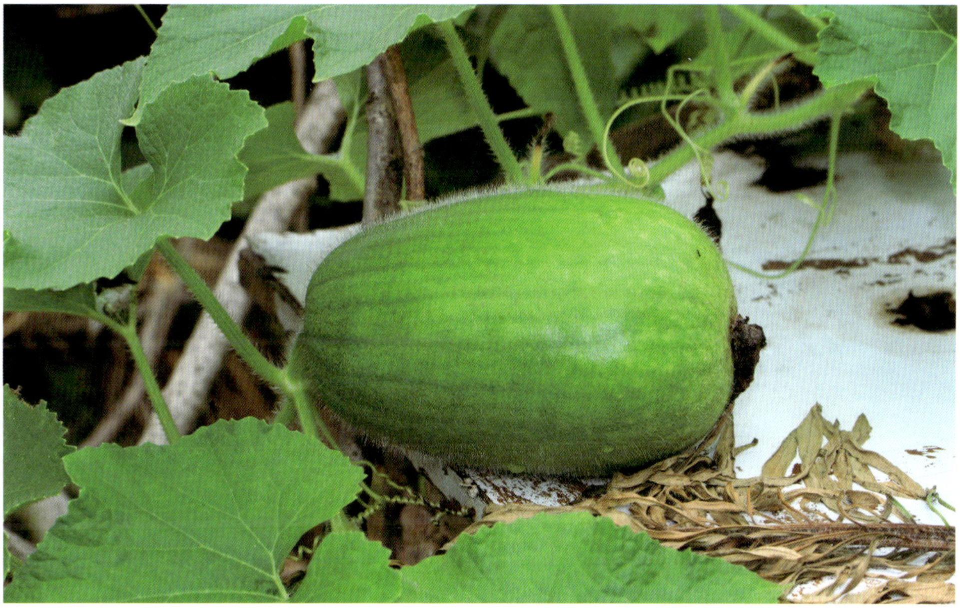

冬瓜

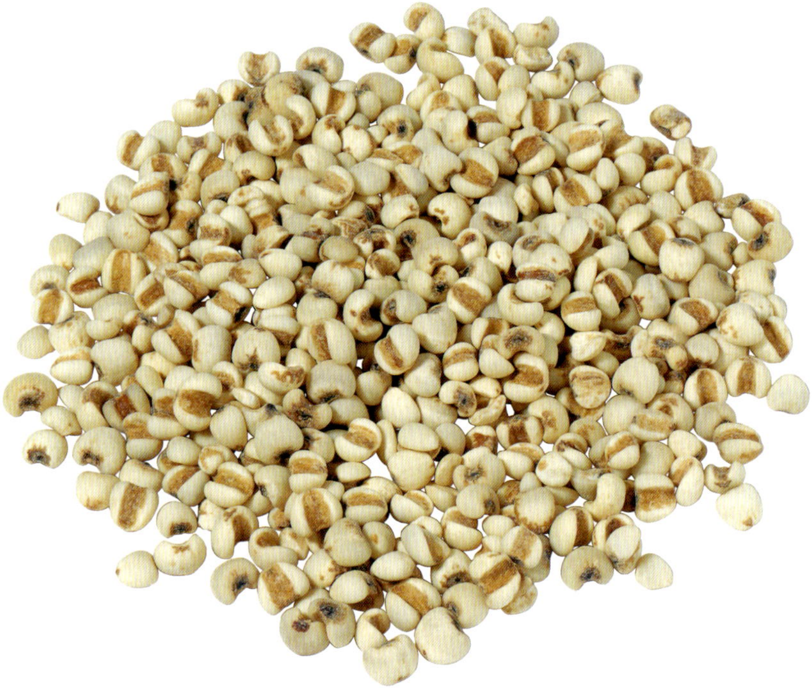

薏苡仁

蘑菇炖鸭

原料 鸭1只（约1 000克），蘑菇500克，紫苏10克，佐料适量。

制法 鸭去毛净膛，与蘑菇同放入锅中，加水、佐料炖，将熟时下紫苏，再炖至熟即可。

用法 食肉喝汤。

功效 补虚散邪，理气通窍。

适用 肺脾气虚之慢性鼻炎。

凫

《食疗》

释名｜野鸭（《诗疏》），野鹜（《诗疏》）。

肉

｜**气味**｜甘，凉，无毒。

｜**主治**｜补中益气，平胃消食，除十二种虫。身上有诸小热疮，年久不愈者，但多食之，即瘥。（孟诜）治热毒风及恶疮疖，杀腹脏一切虫，治水肿。（《日华》）

血

｜**主治**｜解挑生蛊毒，热饮探吐。（时珍出《摘玄》）

｜**别名**｜无。

｜**来源**｜无。

｜**形态特征**｜无。

｜**性味归经**｜甘，凉。归脾、胃经。

｜**功效主治**｜补中益气，和胃消食，利水，解毒。主病后体弱、食欲不振、虚羸乏力、脾虚水肿、脱肛、久疟、热毒疮疖。

｜**用法用量**｜内服：适量，煮食。

｜**使用禁忌**｜不可与木耳、胡桃、豉同食。

｜**实用药膳**｜

野鸭粥

原料　大白菜100克，野鸭肉200克，猪五花肉50克，糯米150克，料酒10毫升，葱头、姜块、食盐、麻油、味精适量。

制法 将大白菜切丝，野鸭肉、猪五花肉分别切丁放入碗内，加葱头、姜块、料酒、食盐等，上笼蒸烂熟后，剔去鸭骨，取出葱和姜，将糯米放入锅中，加肉汤上火烧沸，投大白菜和蒸好的鸭肉及猪五花肉，小火略煮，麻油、味精调味。

功效 补中益气。

适用 水肿，疮疖等。

野鸭蒸蒜杞

原料 野鸭1只，大蒜头100克，枸杞50克，香油50毫升，黄酒、精盐、酱油、红辣椒、大茴香粉、味精、姜、葱适量。

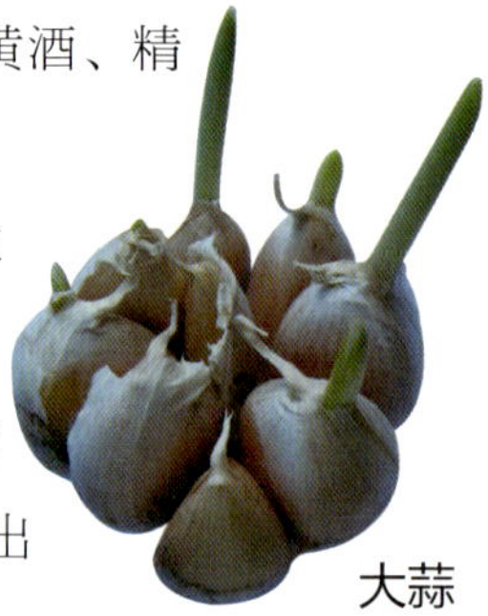
大蒜

制法 鸭开膛，取出内脏洗净，用少量精盐和酱油，黄酒擦抹鸭全身。头分瓣，洗净和枸杞同置于鸭胸脯内，合好用牙签作联合，置于碗盆内，上笼，蒸熟烂。锅上将辣椒丝、姜、葱和盐、酱油、大茴香粉搅炒成油汁。将出笼鸭肉（蒜、杞去掉）撕成条状拌匀即可。

功效 补益中气，宣窍降压。

适用 肾性高血压。

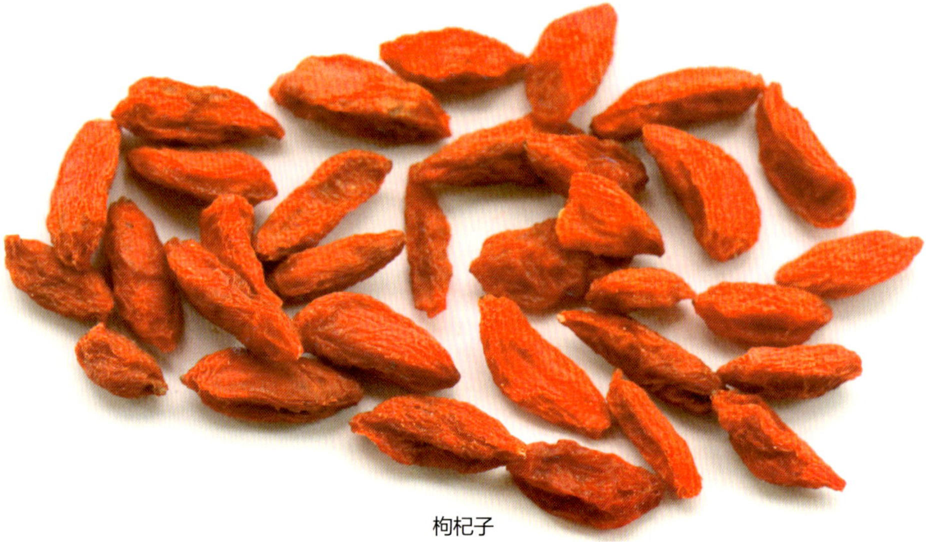
枸杞子

西洋参冬瓜野鸭汤

原料 野鸭500克，西洋参25克，冬瓜（连皮）500克，石斛60克，眉豆90克，荷梗（鲜）40克，生姜3片，红枣5颗，开水适量。

制法 西洋参略洗，切片；冬瓜、石斛、眉豆、荷梗、生姜、红枣（去核）洗净；野鸭洗净，去内脏，切块，把全部用料放入开水锅内，武火煮沸后文火煲2小时，调味供用。

功效 消暑益气。

适用 夏月感冒伤及津气、口渴心烦、体倦乏力、自汗者。

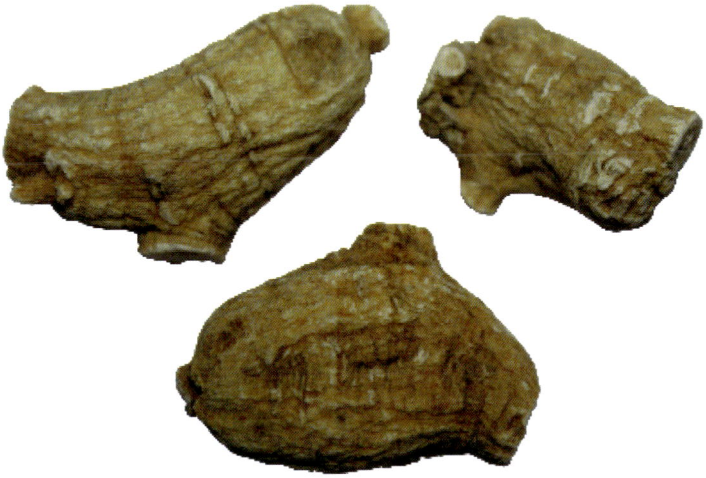

西洋参

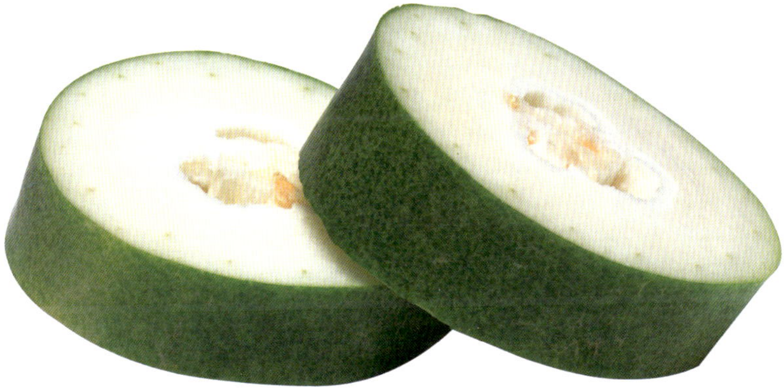

冬瓜

参药野鸭汤

原料 野鸭1只，党参15克、生姜15克，淮山药30克，盐适量。

制法 野鸭去毛及内脏、洗净；与党参、淮山药、生姜及水共炖汤，加盐少许调味。

用法 去药，吃鸭肉，饮汤。

功效 补益脾胃。

适用 脾胃虚弱、身体瘦弱、食欲不振等。

野鸭大蒜汤

原料 野鸭1只，大蒜50克。

制法 将野鸭去毛开膛取出内脏洗净；大蒜剥皮填于鸭腹内，煮熟。

用法 食肉饮汤，2日食1只，连服数次。

功效 补中益气，宣窍通闭。

适用 慢性肾炎。

鸳鸯

宋·《嘉祐》

释名 | 黄鸭（《纲目》），匹鸟。

肉

| 气味 | 咸，平，有小毒。

| 主治 | 诸瘘疥癣，以酒浸，炙令热，敷贴疮上，冷即易。（《嘉祐》）清酒炙食，治瘘疮。作羹臛食之，令人肥丽。夫妇不和者，私与食之，即相爱怜。（孟诜）炙食，治梦寐思慕者。（孙思邈）

| 附方 |

五瘘漏疮 ◆鸳鸯一只，治如常法，炙熟细切，以五味，醋食之。作羹也妙。（《食医心镜》）

血痔不止 ◆鸳鸯一只，治净切片，以五味、椒、盐腌炙，空心食之。（《奉亲养老方》）

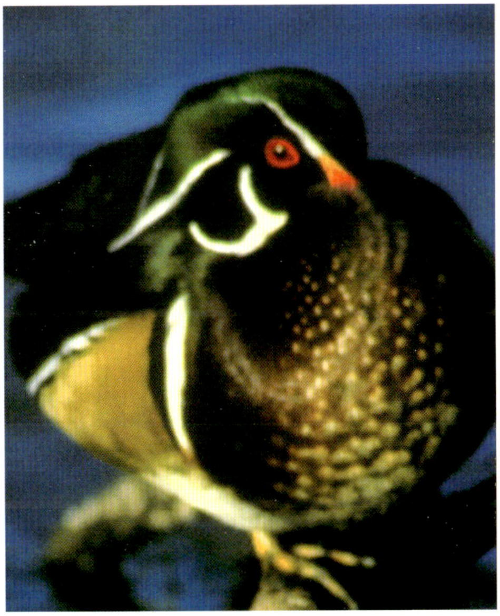
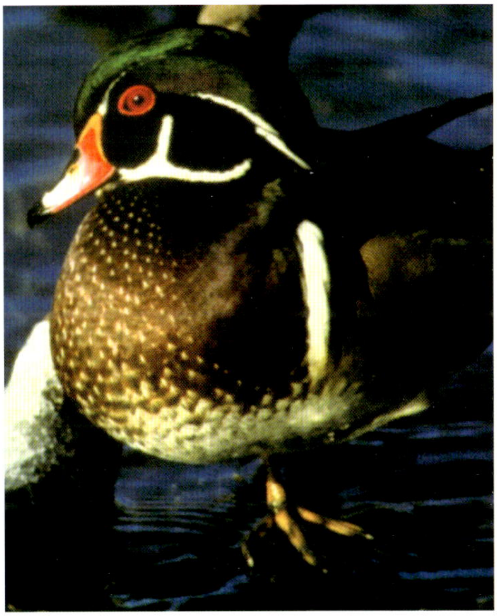

鸳鸯

鸬鹚

《别录·下品》

释名｜鹚（《尔雅》），水老鸦（《衍义》）。

肉

｜气味｜酸、咸，冷，微毒。

｜主治｜大腹鼓胀，利水道。（时珍）

头

｜气味｜微寒。

｜主治｜鲠及噎，烧研，酒服。（《别录》）

骨

｜主治｜烧灰水服，下鱼骨鲠。（弘景）

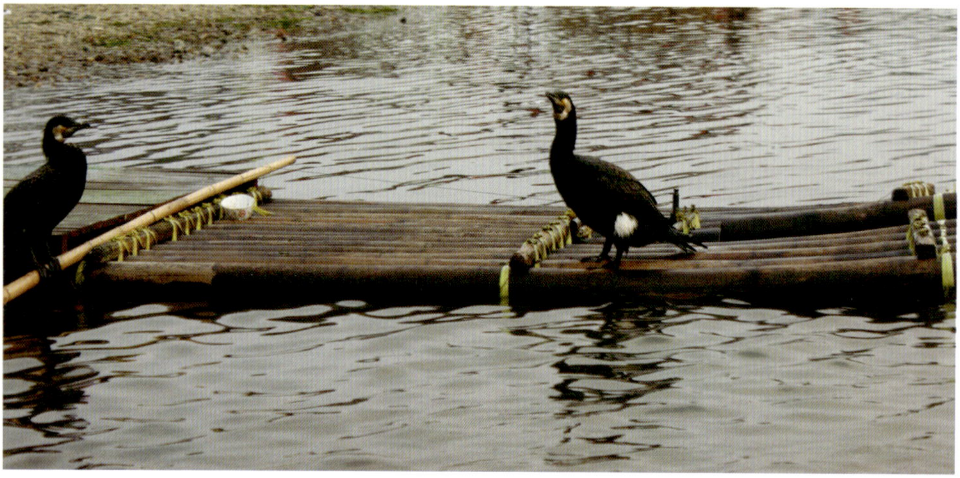

鸬鹚

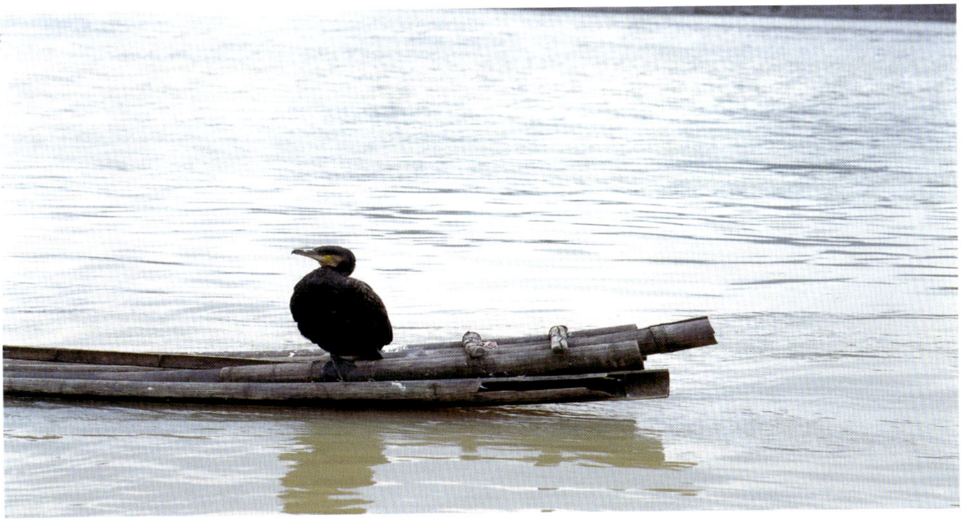

鸬鹚

| 附方 |

雀卵面斑 ◆鸬鹚骨烧研，入白芷末，猪脂和，夜涂旦洗。（《摘玄方》）

喙

| **主治** | 噎病，发即衔之，便安。（范汪）

嗉

| **主治** | 鱼鲠，吞之最效。（时珍）

翅羽

| **主治** | 烧灰，水服半钱，治鱼鲠噎即愈。（时珍出《太平御览》）

蜀水花（鸬鹚屎）

| **气味** | **寒，微毒。**

| 主治 | 去面上黑皯黡痣。（《别录》）疗面瘢疵，及汤火疮痕。和脂油，敷疔疮。（《大明》）南人治小儿疳蛔，干研为末，炙猪肉蘸食，云有奇效。（苏颂）杀虫。（时珍）

| 附方 |

鼻面酒皶 ◆鸬鹚屎一合研末，以腊月猪油和之。每夜涂旦洗（《千金》）。

鱼骨鲠咽 ◆鸬鹚屎研，水服方寸匕，并以水和涂喉外（《范汪方》）。

断酒 ◆鸬鹚屎烧研，水服方寸匕，日一服（《外台》）。

| 别名 | 无。

| 来源 | 无。

| 形态特征 | 无。

| 性味归经 | 酸、咸，寒。归脾经。

| 功效主治 | 利水消肿。主治水肿腹大。

| 用法用量 | 内服；烧存性，研末，5～10克，开水或米饮调服。

| 使用禁忌 | 孕妇慎服。

| 实用药膳 |

酱五香鸬鹚肉

原料 鸬鹚1只，酱油、盐、葱段、姜片、桂皮、甘草、丁香、八角茴香、小茴香、肉汤适量。

制法 将鸬鹚宰杀，去毛、内脏、脚爪，洗净后放入沸水锅焯一下，洗去血污，放在通风处晾干表面水分，抹上一层酱油，放在盆内腌1小时。将五香药料各适量装入纱布袋中，扎好口。坐锅，放肉汤适量，加药料袋、盐、酱油烧沸，撇去浮沫，即为酱汤。将鸬鹚放入酱汤内煮熟，捞出控净汤，趁热抹上香油即可。

功效 利水。

适用 腹水、鲠噎等。

出骨扒鸬鹚

原料 鸬鹚1只，笋片50克，虾子20克，料酒、酱油、白糖、味精、葱姜片、桂皮、湿淀粉、麻油、猪油、素油适量。

制法 将鸬鹚干挦去毛，用刀剖开脊背，挖去内脏洗净，放沸水锅内焯5分钟，取出洗净。砂锅中放竹箅垫底，放入鸬鹚、猪油、酱油、白糖、桂皮、料酒、葱姜片、清水，盖上锅盖烧沸，移文火焖至酥烂。将鸬鹚取出剔去骨。锅内加素油，烧至七成热时放入葱段炸至呈金黄色捞出，放碗中铺齐，放上笋片，再放入拆骨鸬鹚(皮朝下)，头劈开，骨斩成块放在上面，舀入原汤，上笼蒸约半小时取出。将汤汁滗入原砂锅中，将鸬鹚翻扣入盘中。将砂锅放在中火上，捞出葱姜、竹垫，烧沸加味精，用湿淀粉勾稀芡，起锅浇在鸬鹚上，再淋上麻油即成。

功效 利水。

适用 肾炎、心脏病、肝脏病等浮肿腹水。

红焖鸬鹚

原料 鸬鹚1只，胡萝卜100克，菠菜梗50克，酱油、味精、白糖、淀粉、葱段、姜片、花椒、八角茴香、麻油、素油适量。

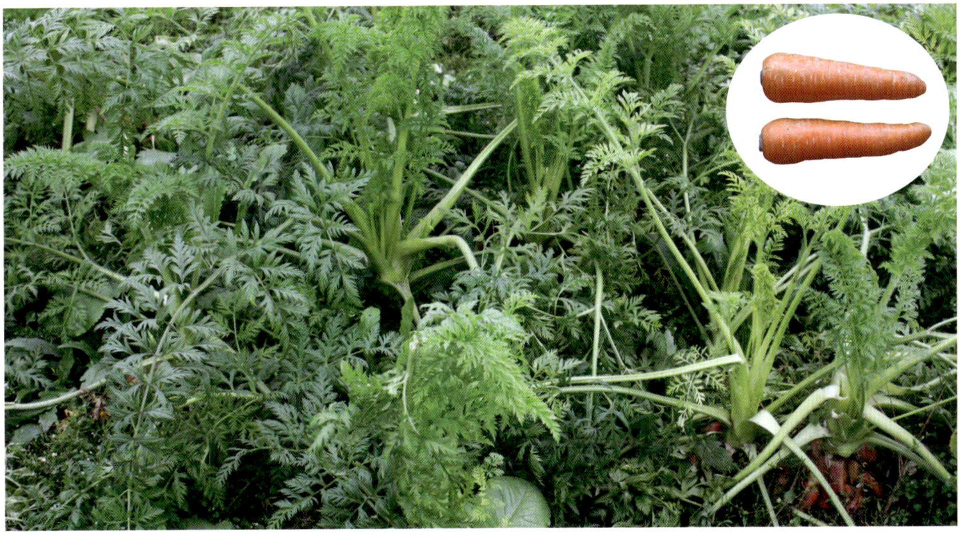

胡萝卜

制法 将鸬鹚去净毛，从脊背开一口，挖出内脏洗净，剁去脚爪。将胡萝卜洗净切块。将菠菜梗切段。锅内加油烧热，放入葱、姜煸香，放入鸬鹚、酱油、糖、花椒、茴香、汤适量旺火烧沸，盖上盖，文火焖烧至酥烂，加入胡萝卜块、菠菜梗、味精、用湿淀粉勾稀芡，淋麻油，出锅装盘即可。

功效 利水，明目，健脾。

适用 腹水、急性肾炎、夜盲等。

烧鸬鹚丸子

原料 净鸬鹚肉500克，笋片50克，青菜心50克，鸡蛋2只，料酒、精盐、味精、酱油、葱花、姜末、猪油适量。

制法 将鸬鹚肉洗净斩茸，放碗内，加入精盐、味精、酱油、葱、姜，入鸡蛋拌匀。将鸬鹚肉茸用手挤成丸子下入沸水锅，待丸子浮起烧一会捞出。另一锅内放猪油，烧热下葱姜煸香，舀入煮丸子的汤适量，放入丸子烧一段时间，加入料酒、精盐、味精、笋片、青菜心，烧至入味即成。

功效 利水，滋阴。

适用 腹水、咳嗽痰多等。

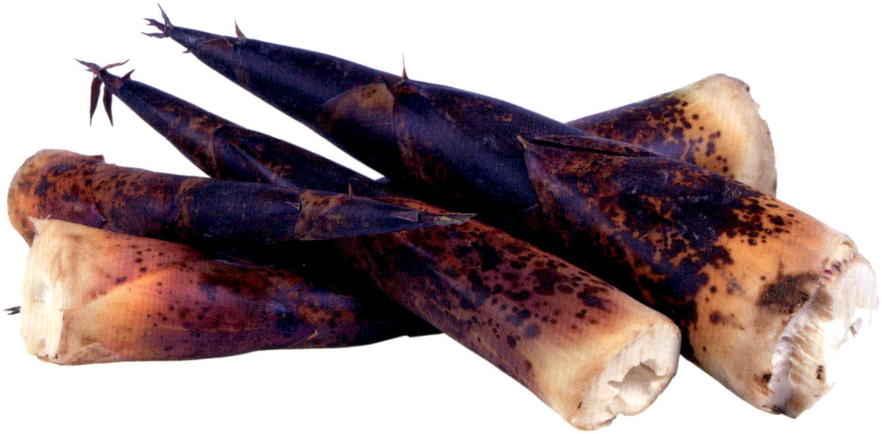

笋

鱼狗

《拾遗》

释名 | 天狗(《尔雅》)，水狗(《尔雅》)，鱼虎(《禽经》)，鱼师(《禽经》)，翠碧鸟。

肉

| **气味** | 咸，平，无毒。

| **主治** | 鱼骨鲠，及鱼骨入肉不出，痛甚者，烧研饮服。或煮汁饮，也佳。(藏器)

| **别名** | 无。

| **来源** | 无。

| **形态特征** | 无。

| **性味归经** | 咸，平。归肺经。

| **功效主治** | 止痛，定喘，通淋。主鱼骨喉鲠，哮喘，淋痛，痔疮。

| **用法用量** | 内服：煮食，煎汤或煅研为丸、散，3 ~ 4.5克。外用：适量，焙研，调涂。

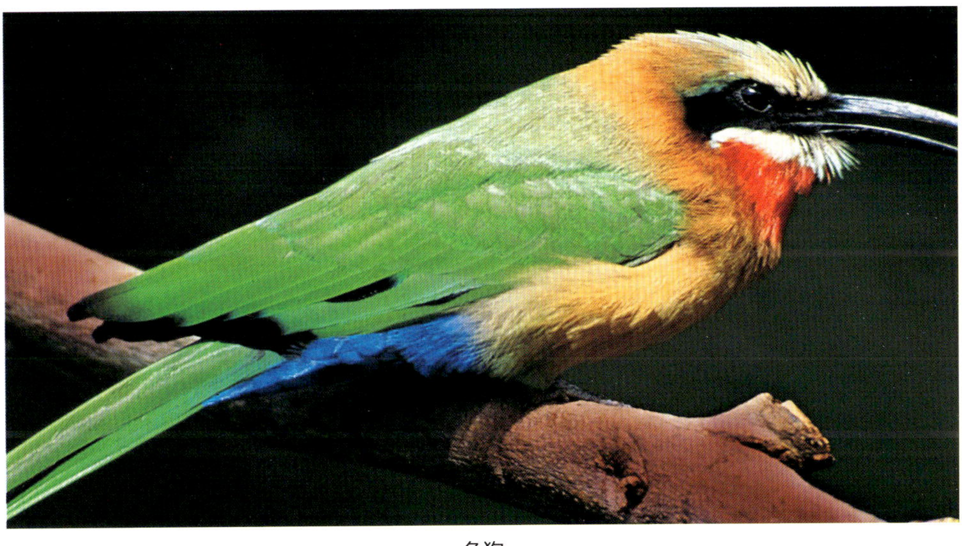

鱼狗

鸡

《本经·上品》

释名 | 烛夜。

丹雄鸡肉

| 气味 | 甘，微温，无毒。

| 主治 | 女人崩中漏下赤白沃。通神，杀恶毒。辟不详，补虚温中止血。（《本经》）能愈久伤乏疮不瘥者。（《别录》）

| 附方 |

辟禳瘟疫 ◆冬至日取赤雄鸡作腊，至立春日煮食至尽，勿分他人。（《肘后方》）

百虫入耳 ◆鸡肉炙香，塞耳中引出。（《总录》）

白雄鸡肉

| 气味 | 酸，微温，无毒。

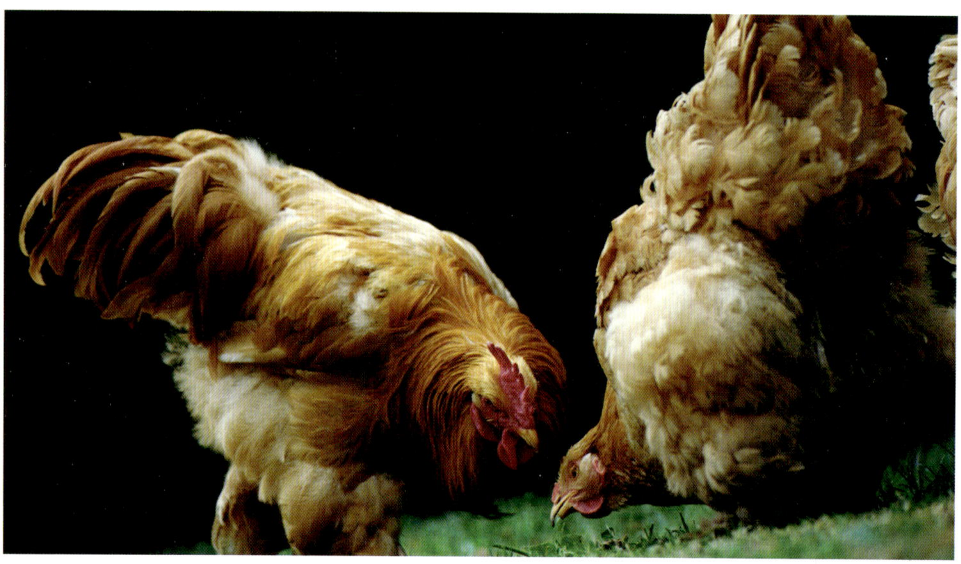

鸡

| 主治 | 下气，疗狂邪，安五脏，伤中消渴。（《别录》）调中除邪，利小便，去丹毒风。（《日华》）

| 附方 |

癫邪狂妄（自贤自圣，行走不休）◆ 白雄鸡一只煮，以五味和作羹粥食。（《心镜》）

赤白痢下◆ 白雄鸡一只，如常作臛及馄饨，空心食。（《心镜》）

卒得咳嗽◆ 白鸡一只，苦酒一斗，煮取三升，分三服，并淡食鸡。（《肘后》）

水气浮肿◆ 小豆一升，白雄鸡一只，治如食法，以水三斗煮熟食之，饮汁令尽。（《肘后方》）

乌雄鸡肉

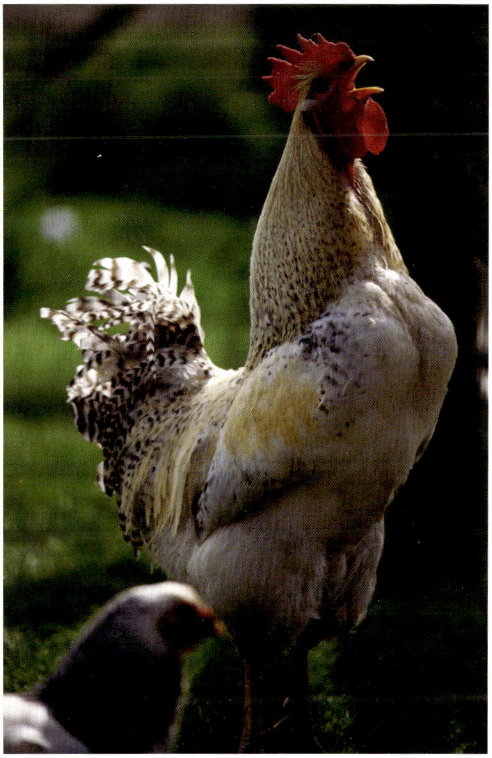

乌雄鸡

| 气味 | 甘，微温，无毒。

| 主治 | 补中止痛。（《别录》）止肚痛，心腹恶气，除风湿麻痹，诸虚羸，安胎，治折伤并痈疽。生捣，涂竹木刺入肉。（《日华》）

| 附方 |

补益虚弱◆ 虚弱人用乌雄鸡一只治净，五味煮极烂，食生即反损人。或五味淹炙食，亦良。

反胃吐食◆ 用乌雄鸡一只，治如食法，入胡荽子半斤在腹内，烹食二只愈。

老人中风（烦热语涩）◆ 每用乌雄鸡（切）一只，葱白一握，煮臛，下麻子汁、五味，空心食之。（《养老书》）

脚气烦懑◆ 用乌雄鸡一只，治如食法，入米作羹食。（《养老书》）

寒疝绞痛◆ 用乌雄鸡一头（治如食法），生地黄七斤，同锉，着甑中蒸之，以器盛取汁。清旦温服，至晚令尽，当下诸寒癖证，以白粥食之。久疝不过三服。（《肘后》）

肾虚耳聋 ◆ 乌雄鸡一只治净，以无灰酒三升煮熟，趁热食三五只，效。

打伤颠扑（及牛马触动，胸腹破血，四肢摧折） ◆ 以乌鸡一只，连毛杵一千二百下，苦酒三升和匀。以新布拓病处，将膏涂布上。觉寒振欲吐，徐徐取下，须臾再上。一鸡少，顷再作，以愈为度。（《肘后方》）

黑雌鸡肉

| 气味 | 甘、酸，温、平，无毒。

| 主治 | 作羹食，治风寒湿痹，五缓六急，安胎。（《别录》）治反胃及腹痛，踒折骨痛，乳痈。（孟诜）

| 附方 |

中风舌强（不语，目睛不转，烦热） ◆ 乌雌鸡一只治净，以酒五升，煮取二升去滓，分作三次，连服之。食葱姜粥，暖卧，取小汗。（《饮膳正要》）

死胎不下 ◆ 乌鸡一只去毛，以水三升，煮二升去鸡。用帛蘸汁摩脐下，自出。（《妇人良方》）

黄雌鸡肉

| 气味 | 甘、酸、咸，平，无毒。

| 主治 | 伤中消渴，小便数而不禁，肠澼泻痢，补益五脏，续绝伤，疗五劳，益气力。（《别录》）补丈夫阳气，治冷气疾着床者，渐渐食之，良。以光粉、诸石末和饭饲鸡，煮食甚补益。（孟诜）治产后虚羸，煮汁煎药服，佳。（时珍）

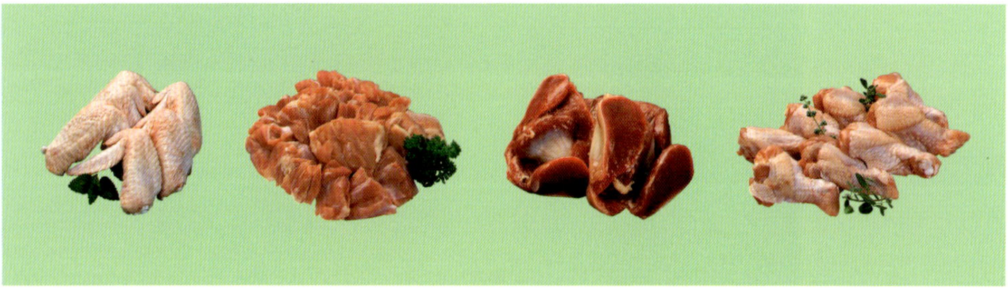

鸡肉

附方

消渴饮水（小便数）◆以黄雌鸡煮汁冷饮，并作羹食肉。（《心镜》）

脾虚滑痢◆用黄雌鸡一只炙，以盐、醋涂，煮熟食之。（《心镜》）

脾胃弱乏（人萎黄瘦）◆黄雌鸡肉五两，白面七两，切肉做馄饨，下五味煮熟，空心食之。日一作，益颜色，补脏腑。（《寿亲》）

产后虚羸◆黄雌鸡一只，去毛及肠肚，背上开破，入生百合三枚，白粳米半升，缝合，入五味汁中煮熟，开腹取百合并饭，和汁作羹食之，并食肉。（《圣惠》）

病后虚汗（伤寒后虚弱，日夜汗出不止，口干心躁）◆用黄雌鸡一只（去肠胃，治净），麻黄根一两，水七大盏，煮汁三大盏，去滓及鸡，入肉苁蓉（酒浸一宿，刮净）一两，牡蛎（煅）粉二两，煎取一盏半，一日服尽。（《圣惠》）

乌骨鸡

气味 甘，平，无毒。

主治 补虚劳羸弱，治消渴，中恶鬼击心腹痛，益产妇，治女人崩中带下，一切虚损诸病，大人小儿下痢禁口，并煮食饮汁，也可捣和丸药。（时珍）

附方

赤白带下◆白果、莲肉、江米各五钱，胡椒一钱，为末。乌骨鸡一只，如常治净，装末入腹煮熟，空心食之。

脾虚滑泄◆乌骨母鸡一只治净，用豆蔻一两，草果二枚，烧存性，掺入鸡腹内，扎定煮熟，空心食之。

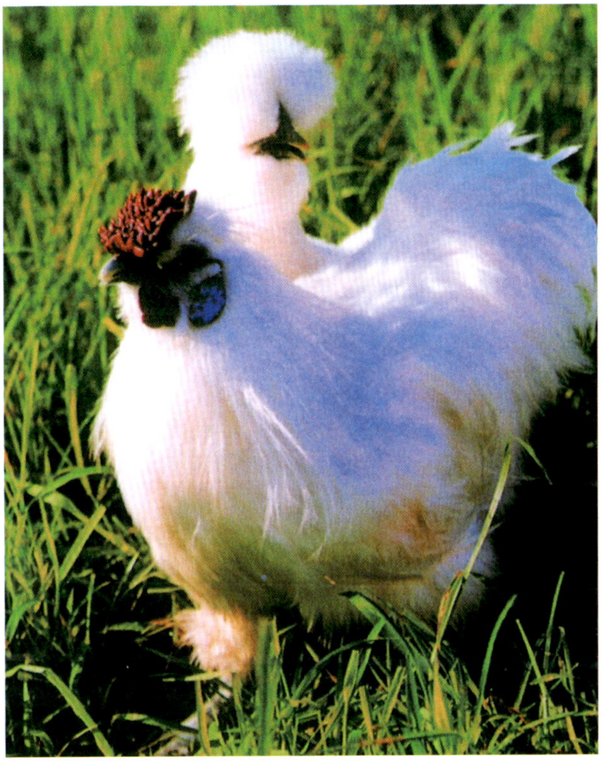

乌骨鸡

鸡冠血（三年雄鸡良）

| 气味 | 咸，平，无毒。

| 主治 | 乌鸡者，主乳难。（《别录》）治目泪不止，日点三次，良。（孟诜）也点暴赤目。（时珍）

| 附方 |

益助阳气◆丹雄鸡冠血，和天雄、太阳粉各四分，桂心二分，丸服之。

卒然忤死（不能言）◆用鸡冠血，和真珠，丸小豆大。纳三四丸入口中，效。（《肘后方》）

卒缢垂死（心下犹温者，勿断绳）◆刺鸡冠血滴口中，以安心神。或云：男用雌，女用雄。（《肘后》）

小儿卒惊（似有痛处，不知疾状）◆用雄鸡冠血少许，滴口中，妙。（《谭氏小儿》）

小儿解颅◆丹雄鸡冠血滴之，以赤芍药末粉之，甚良。（《普济》）

阴毒卒痛◆用雄鸡冠血，入热酒中饮之，暖卧取汗。（《伤寒蕴要》）

女人阴血（女人交接违理，血出）◆用雄鸡冠血涂之。（《集验》）

烂弦风眼◆鸡冠血点之，日三五度。（《圣惠》）

对口毒疮◆热鸡血频涂之，取散。（《皆效方》）

发背痈疽◆用雄鸡冠血滴疽上，血尽再换，不过五六鸡，痛止毒散，数日自愈。（《保寿堂方》）

鸡血（乌鸡、白鸡者良）

| 气味 | 咸，平，无毒。

| 主治 | 踒折骨痛及痿痹，中恶腹痛，乳难。（《别录》）治剥驴马被伤，及马咬人，以热血浸之。白癜风、疬疡风，以雄鸡翅下血涂之。（藏器）

| 附方 |

解百蛊毒◆白鸡血，热饮之。（《广记》）

惊风不醒◆白乌骨雄鸡血，抹唇上即醒。（《集成》）

缢死未绝◆鸡血涂喉下。（《千金》）

黄疸困笃◆用半斤大雄鸡，背上破开，不去毛，带热血合患人胸前，冷则换之。日换数鸡，拔去积毒即愈。此鸡有毒，人不可食，犬亦不食也。（唐瑶《经验方》）

筋骨折伤◆急取雄鸡一只刺血，量患人酒量，或一碗，或半碗，和饮，痛立止，神验。（《青囊》）

杂物眯目不出◆以鸡肝血滴少许，即出。（《圣惠》）

金疮肠出◆以干人屎末抹入，桑皮线缝合，热鸡血涂之。（《生生编》）

肝（雄鸡者良）

气味　甘、苦，温，无毒。

主治　起阴（《别录》）。补肾。治心腹痛，安漏胎下血，以一具切，和酒五合服之。（孟诜）疗风虚目暗。治女人阴蚀疮，切片纳入，引虫出尽，良。（时珍）

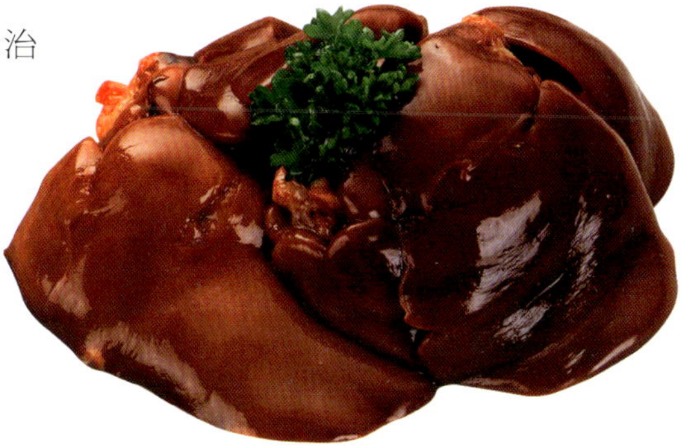

鸡肝

附方

阳痿不起◆用雄鸡肝三具，菟丝子一升，为末，雀卵和丸小豆大。每服一百丸，酒下，日二。（《千金》）

肝虚目暗（老人肝虚目暗）◆　乌雄鸡肝（切）一具，以豉和米作羹成粥食之。（《养老书》）

睡中遗尿◆雄鸡肝、桂心等分，捣丸小豆大。每服一丸，米饮下，日三服。遗精，加白龙骨。

膍胵里黄皮（一名鸡内金）

气味　甘，平，无毒。

主治　泻痢。小便频遗，除热止烦。（《别录》）止泄精并尿血，崩中带下，肠

风泻血。(《日华》)治小儿食疟，疗大人淋漓反胃，消酒积，主喉闭乳蛾，一切口疮，牙疳诸疮。(时珍)

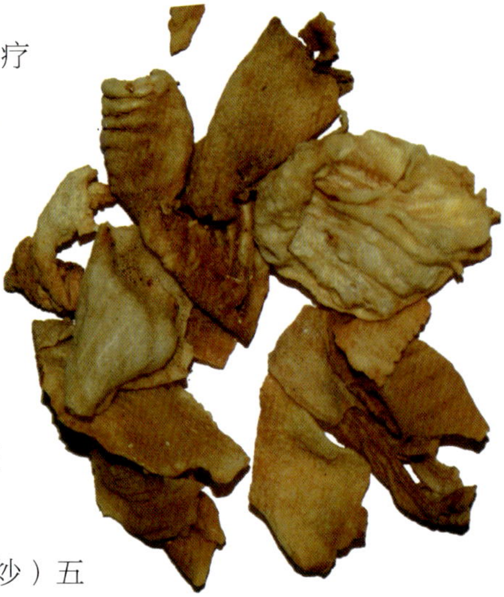

鸡内金

附方

小便遗失◆用鸡膍胵一具，并肠烧存性，酒服。男用雌，女用雄。(《集验》)

小便淋沥(痛不可忍)◆鸡肫内黄皮五钱，阴干烧存性，作一服，白汤下，立愈。(《医林集要》)

膈消饮水◆鸡内金(洗，晒干)、栝楼根(炒)五两，为末，糊丸梧桐子大。每服三十丸，温水下，日三。(《总录》)

一切口疮◆鸡内金烧灰敷之，立效。(《活幼新书》)

鹅口白疮◆鸡肫黄皮为末，乳服半钱。(《子母秘录》)

阴头疳蚀◆鸡内金(不落水)拭净，新瓦焙脆，出火毒，为细末。先以米泔水洗疮，乃搽之。也治口疳。(《经验方》)

脚胫生疮◆雄鸡肫内皮，洗净贴之。一日一易，十日愈。(《小山奇方》)

发背初起◆用鸡肫黄皮(不落水者)阴干，临时温水润开贴之，随干随润，不过三五个，即消。(杨氏《经验方》)

鸡骨鲠咽◆活鸡一只打死，取出鸡内金洗净，灯草裹，于火上烧存性。竹筒吹入咽内，即消，不可见肉。(《摄生方》)

鸡子(即鸡卵也)

气味 甘，平，无毒。

主治 除热火灼烂疮、痫痓。可作虎魄神物。(《别录》)小儿发热，以白蜜一合，和三颗搅服，立瘥。(孟诜)《太平御览》载：正旦吞乌鸡子一枚，可以练形。《岣嵝神书》云：八月晦日夜半，面北吞乌鸡子一枚，有事可隐形。

附方

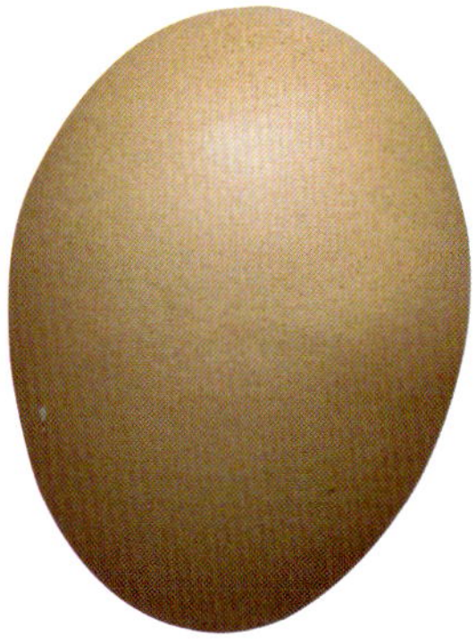

鸡子

天行不解（已汗者）◆用新生鸡子五枚，倾盏中，入水（一鸡子）搅浑，以水一升煮沸投入，纳少酱，啜之，令汗出愈。（《许仁则方》）

天行呕逆（食入即吐）◆鸡子一枚，水煮三五沸，冷水浸少顷，吞之。（《外台》）

伤寒发狂（烦躁热极）◆吞生鸡子一枚，效。（《食鉴》）

身面肿满◆鸡子黄白相和，涂肿处，干再上。（《肘后方》）

年深哮喘◆鸡子略敲损，浸尿缸中三四日，煮食，能去风痰。（《集成》）

心气作痛◆鸡子一枚打破，醋二合调服。（《肘后》）

雀卵面疱◆鸡卵醋浸坏，取出敷之。（《圣惠》）

妊娠时疾（令胎不动）◆以鸡子七枚，纳井中令冷，取出打破吞之。（《子母秘录》）

病欲去胎◆鸡子一枚，入盐三指撮，服。（《张文仲方》）

胎动下血◆鸡子二枚打破，以白粉和稀，食之。

产后血多不止◆乌鸡子三枚，醋半升，酒二升，和搅，煮取一升，分四服。（《拾遗》）

产后心痛◆鸡子煮酒，食即安。（《备急方》）

妇人白带◆用酒及艾叶煮鸡卵，日日食之。（《袖珍方》）

头风白屑◆新下乌鸡子三枚，沸汤五升搅，作三度沐之，甚良。（《集验》）

乳石发渴◆水浸鸡子，取清生服，甚良。（《总录》）

卵白

气味 甘，微寒，无毒。

主治 目热赤痛，除心下伏热，止烦满咳逆，小儿下泄，妇人产难，胞衣不出，并生吞之。醋浸一宿，疗黄疸，破大烦热。（《别录》）

附方

时行发黄◆醋酒浸鸡子一宿，吞其白数枚。（《肘后方》）

下痢赤白◆生鸡子一个，取白摊连纸上曝干，折作四重，包肥乌梅十个，安熨斗中，以白炭烧存性，取出碗覆，冷定研末，入水银粉少许，大人分二服，小儿三服，空心井华水调下。如觉微利，不须再服。（《类证》）

面生疱疮◆鸡子，以三岁苦酒浸之三宿，待软，取白涂之。（《肘后》）

汤火烧灼◆鸡子清和酒调洗，勤洗即易生肌。忌发物，或生敷之亦可。（《经验秘方》）

面黑令白◆鸡子三枚，酒浸，密封四七日，每夜以白敷面，如雪白也。（《普济》）

涂面驻颜◆鸡子一枚，开孔去黄留白，入金华胭脂及硇砂少许，纸封，与鸡抱之，俟别卵抱出，以涂面，洗之不落，半年尚红也。（《普济》）

卵黄

|气味| 甘，温，无毒。

|主治| 醋煮，治产后虚痢，小儿发热。煎食，除烦热。炼过，治呕逆。和常山末为丸，竹叶汤服，治久疟。（《药性》）卒干呕者，生吞数枚，良。小便不通者，亦生吞之，数次效。补阴血，解热毒，治下痢，甚验。（时珍）

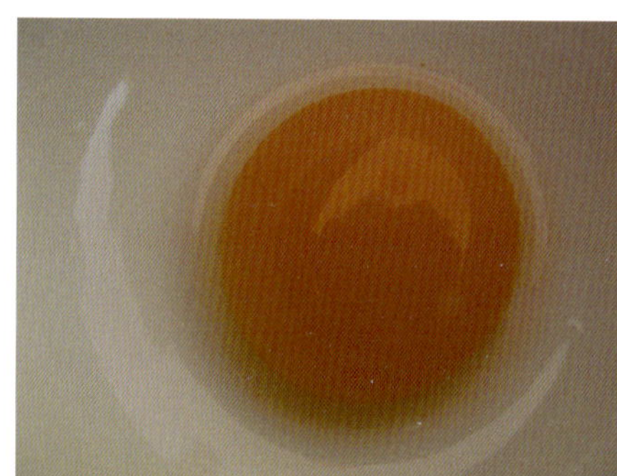

卵黄

|附方|

赤白下痢◆鸡卵一枚，取黄去白，入胡粉满壳，烧存性。以酒服一钱匕。（《葛氏方》）

妊娠下痢（绞痛）◆用乌鸡子一枚，开孔去白留黄，入黄丹一钱在内，厚纸裹定，泥固煨干为末。每服三钱。米饮下。一服愈者是男，两服愈者是女。（《三因方》）

子死腹中◆鸡子黄一枚，姜汁一合，和服，当下。

小肠疝气◆鸡子黄搅，温水服之。三服效。

小儿痫疾◆鸡子黄和乳汁搅服。不过三两枚，自定。（《普济》）

小儿头疮◆煮熟鸡子黄，炒令油出，以麻油、腻粉搽之。（《事林广记》）

汤火伤疮 ◆熟鸡子十个，取黄炒取油，入腻粉十文搅匀，扫上，三五日永除瘢痕。（《集验方》）

消灭瘢痕 ◆鸡子五七枚煮熟，取黄炒黑，拭涂，日三，久久自灭。（《圣惠方》）

妊娠胎漏（血下不止，血尽则子死） ◆ 用鸡子黄十四枚，以好酒二升，煮如饧服之。未瘥再作，以瘥为度。（《普济方》）

耳疳出汁 ◆鸡子黄炒油涂之，甚妙。（《谈野翁方》）

别名 无。

来源 无。

形态特征 无。

性味归经 甘，平。归心、肾、脾经。

功效主治 滋阴润燥，养血熄风。主心烦不得眠，热病痉厥，虚劳吐血，呕逆，下痢，烫伤，热疮，肝炎，小儿消化不良。

用法用量 内服：煮食，1～3枚；或生服。外用：适量，涂敷。

使用禁忌 冠心病，高血压，动脉血管粥样硬化者慎用。

实用药膳

乌鸡茯苓汤

原料 乌鸡1只，茯苓9克，红枣10枚。

制法 将鸡洗干净，把茯苓、红枣放入鸡腹内，用线缝合，放砂锅内煮熟烂，去药渣，食鸡肉饮汤。

功效 补气益血，调经。

适用 月经不调，月经超前，量多色淡，质稀，小腹隐痛，神疲乏力。

小米鸡肉羹

原料 鸡肉50克，小米150克，鸡蛋1个，调料适量。

制法 先将鸡肉洗净切成细丁，加入黄酒、精盐、鸡蛋、淀粉、清水适量，搅拌均匀成鸡蛋糊。小米、鲜汤小火熬煮，煮沸调入鸡蓉糊，煮沸后淋上猪油，撒上葱花胡椒粉即成。

用法 每日早晚分食。

功效 补虚填髓，健脾益气。

适用 支气管哮喘，月经不调等。

枸杞蒸鸡

原料 母鸡1只，枸杞子15克，精盐、料酒、葱、姜、胡椒粉、清汤适量。

制法 将母鸡宰杀，洗干净，放入锅内，用开水氽透，捞出冲洗干净，沥干水分，待用。将枸杞子洗净，装入鸡腹中，再将鸡腹朝上，放入蒸盆内，加入全部辅料，并用湿棉纸封住盆口，上笼蒸约2小时。出笼后，拣出葱、姜，即可食用。

功效 滋补肝肾。

黄芪莲子炖鸡

原料 鸡600克，黄芪30克，莲子肉60克，生姜4片。

制法 先将鸡宰净，除去内脏、皮及头，下油锅，用姜爆香，烹少许酒。将黄芪、莲子肉洗净，与鸡肉一齐放进锅内，加适量清水，武火煮沸后，文火炖1～2小时，调味即可食用。

功效 补气健脾。

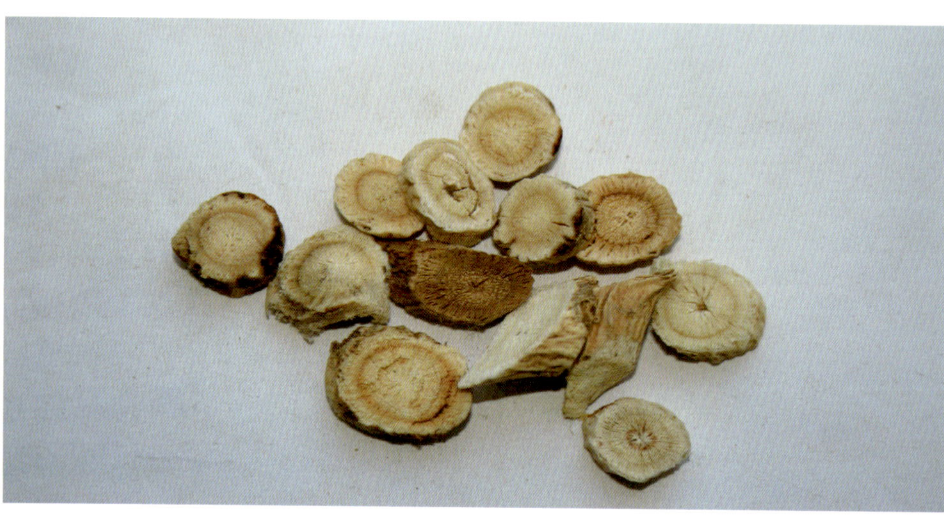

黄芪

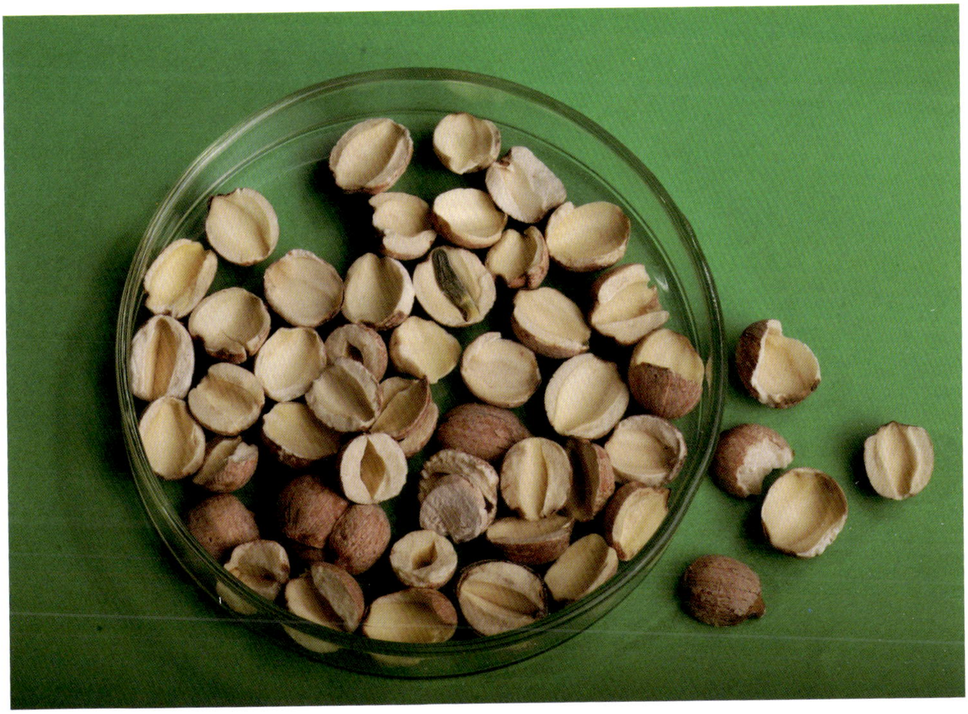

莲子肉

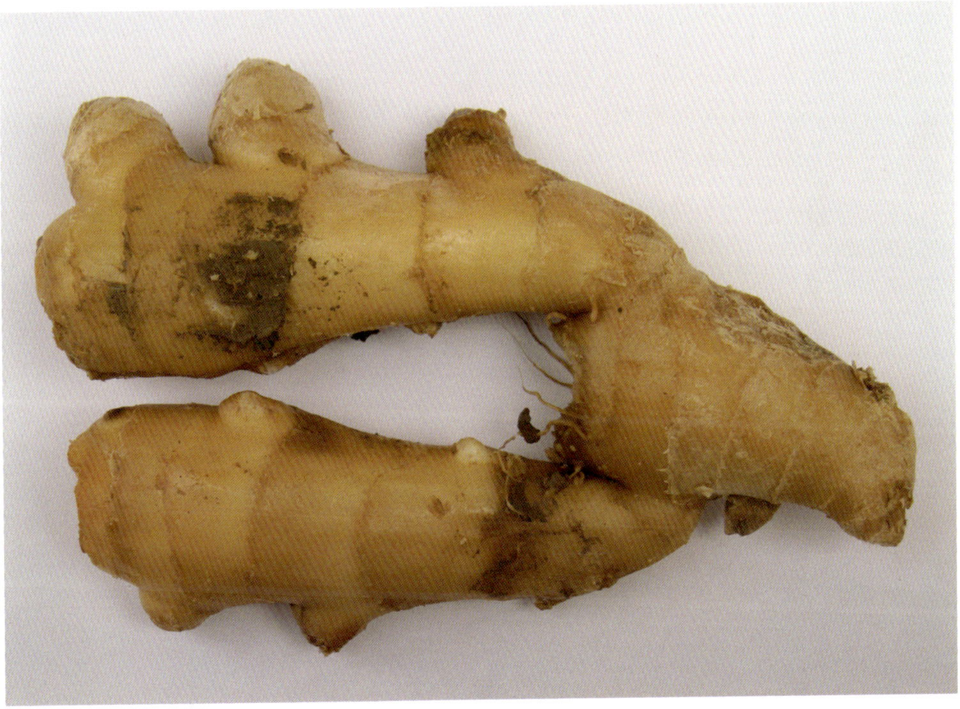

生姜

大蒜卤鸡腿

原料 鸡腿10个，大蒜10粒。

制法 先将大蒜剥去外壳；鸡腿、大蒜、水全放入锅中，用大火煮沸，然后转为小火再煮20分钟左右，盛入盘中即可。

功效 发汗解热，预防感冒。

适用 手脚冰冷，女性生理病。

乌鸡糯米粥

原料 母乌鸡1只，糯米100克，花椒、盐、葱花适量。

制法 乌鸡去毛及内脏，切细成块，煮至熟烂，再加入糯米、花椒、盐煮成粥，撒上葱花。

用法 空腹食用，每日或隔日服1剂。

功效 补血养血，止血调经。

适用 脾虚型崩漏。

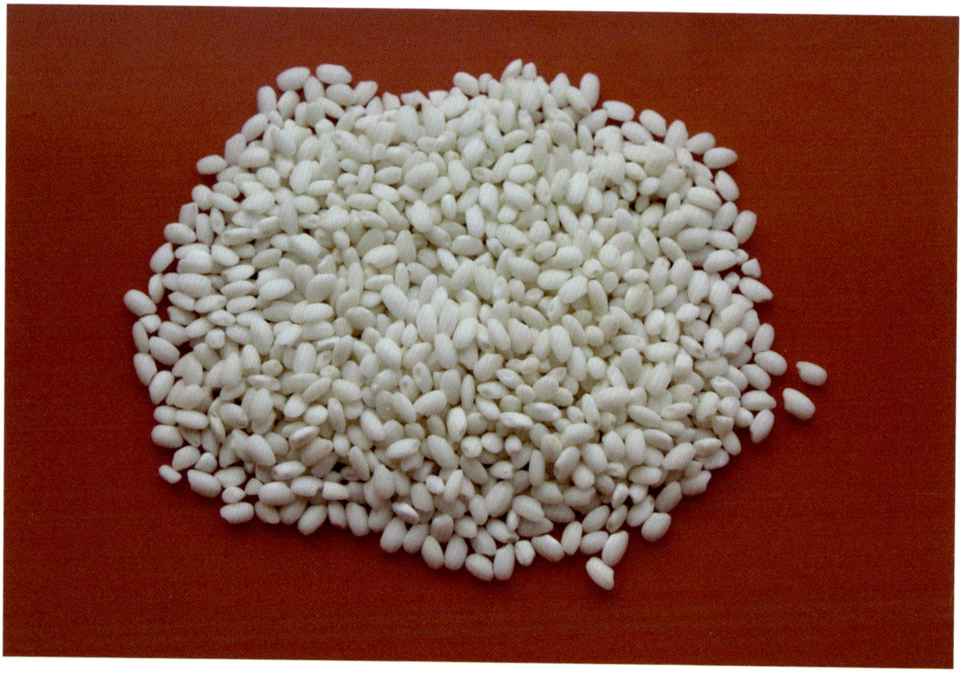

糯米

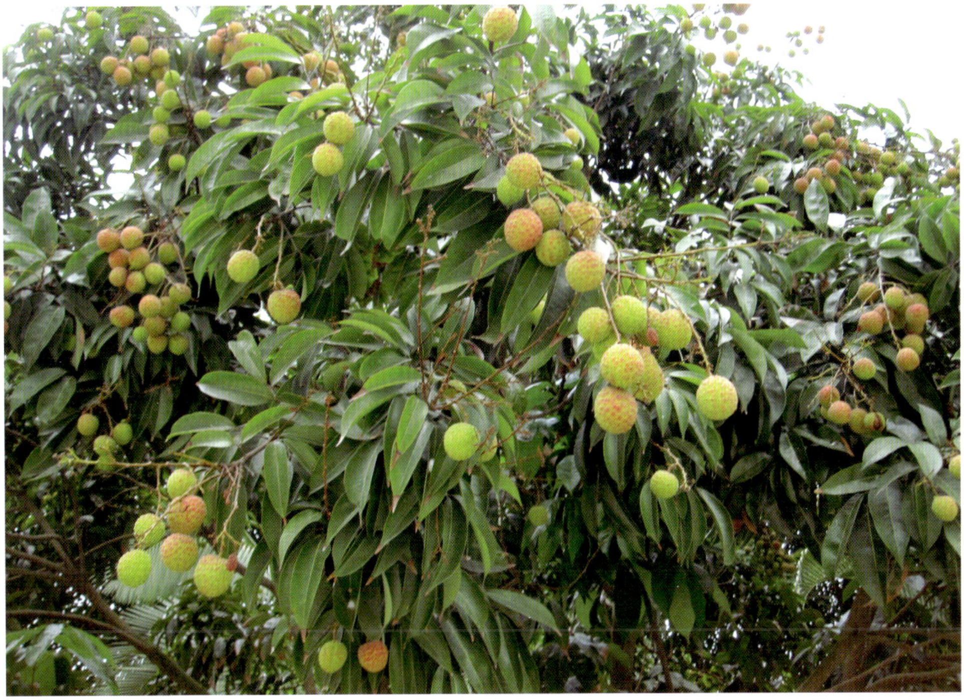

荔枝

荔枝鸡肠汤

原料 雄鸡肠1具，干荔枝肉15枚，姜、葱白各3克。

制法 鸡肠洗净，切成段，放入锅中，用清水煎至半熟，再加入荔枝、姜、葱，继续煮至鸡肠熟透即可。

用法 趁热吃肠喝汤，日服3次。

功效 益肾利浊，降血糖。

适用 肾虚型糖尿病。

乌鸡粥

原料 乌鸡1只，葱白20克，粳米60克。

制法 将乌鸡与葱白、粳米共煮至烂熟。

功效 养阴退热。

适用 老年人脚癣，伴烦闷、胸腹胀满者。

雉

《别录·中品》

释名 | 野鸡。

肉

| 气味 | 酸，微寒，无毒。

| 主治 | 补中，益气力，止泻痢，除蚁瘘。（《别录》）

| 附方 |

脾虚下痢（日夜不止）◆ 野鸡一只，如食法，入橘皮、葱、椒、五味，和做馄饨煮，空心食之。（《食医心镜》）

产后下痢◆用野鸡一只，做馄饨食之。（《食医心镜》）

消渴饮水（小便数）◆ 用野鸡一只，五味煮取（三升已来）汁饮之。肉也可食，甚效。（《食医心镜》）

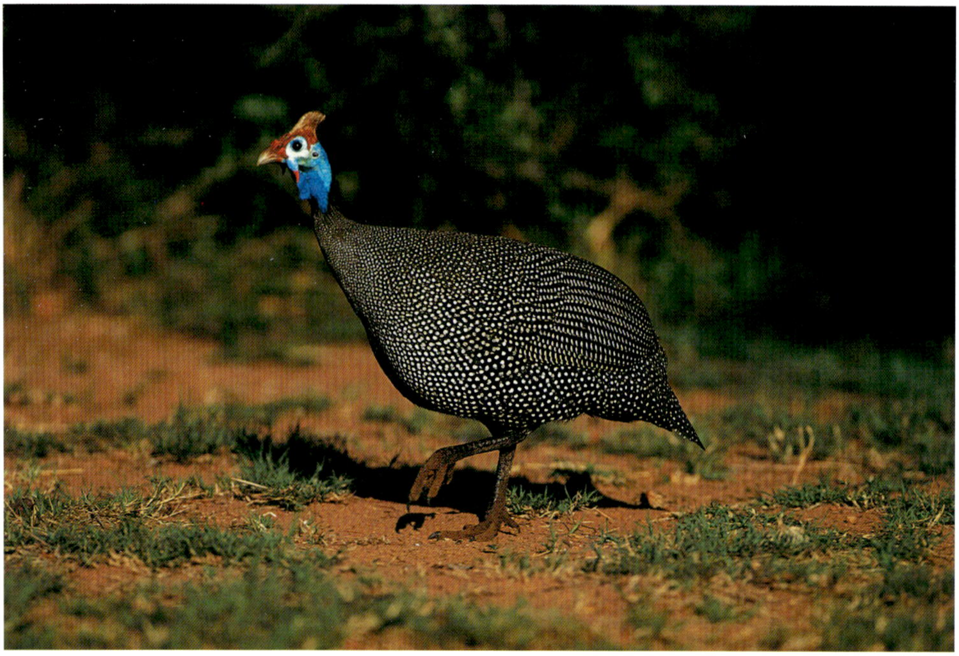

雉

心腹胀满◆野鸡（不拘雄雌）1只，茴香（炒）、马芹子（炒）、川椒（炒）、陈皮、生姜等分，用醋以一夜蒸饼和雉肉用馅料，外以面皮包作馄饨，煮熟食。仍早服嘉禾散，辰服此，午服导气枳壳丸。（朱氏《集验方》）

尾

主治 烧灰和麻油，敷天火丹毒（时珍）。

别名 无。

来源 无。

形态特征 无。

性味归经 甘、酸，温。归脾、胃、肝经。

功效主治 补中益气，生津止渴。主脾虚泻痢，胸腹胀满，消渴，小便频数，痰喘，疮瘘。

用法用量 内服：适量，煮食；烧存性研末，每次3～6克。

使用禁忌 有痼疾者慎服。

实用药膳

野鸡粥

原料 野鸡1只，生姜5片，葱白1握，粳米（或小米）50克。

制法 将野鸡宰杀洗净，去其头、足、内脏、翅，用黄酒、精盐略腌30分钟，腹内装入生姜、葱白，与粳米一同煮粥，粥熟后加入调料即可。（若作羹，则可将粳米研粉，待鸡熟时调入亦可。）

用法 分次佐餐食用。

功效 补脾益气，温中和胃。

适用 脾胃虚弱、寒滞中焦之神疲倦怠、四肢不温、脘腹隐痛、口淡乏味、不思饮食、便溏泄泻、小便频数等。

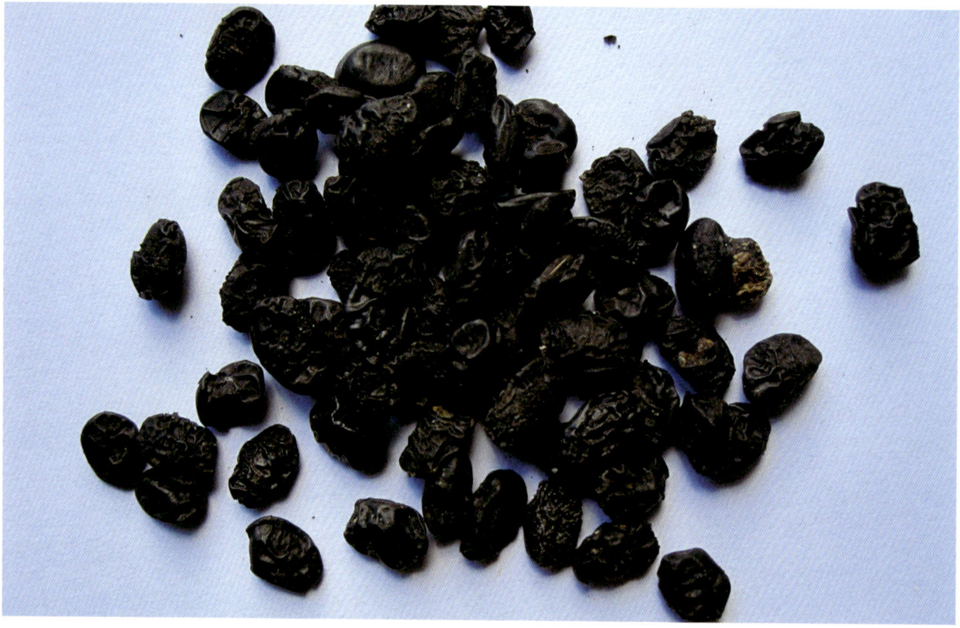

豆豉

野鸡羹

原料 野鸡1只，豆豉、食盐、黄酒、湿淀粉、芝麻油适量。

制法 野鸡去毛及内脏，冲洗干净，放入开水锅中略烫后捞出，取肉细切，放入锅中，加清水、豆豉、食盐、黄酒，旺火烧沸后，再改用小火炖至熟烂，用湿淀粉勾芡，食前淋上芝麻油即成。

功效 补中气，止消渴。

适用 中虚消渴、饮水无度、小便频数。

虫草野鸡

原料 野鸡1只，虫草15克，葱、生姜、精盐、味精适量。

制法 将虫草治净；野鸡治净，入沸水锅中氽透，捞出，用凉水冲洗干净，将虫草塞入野鸡腹中，置野鸡于蒸碗内，摆上葱节、姜片，浇上料酒，注入清汤，盖严，上笼蒸150分钟，取出，拣去葱、姜不用，加入精盐、味精、胡椒面调好味即可服食。

功效 补中益气，健肾益精。

适用 阳痿、遗精，及肺肾两虚所致的气短无力，小便频数等。

鹳雉

《食疗》

释名｜鹳鸡（《禽经》），山鸡（《禽经》），山雉。

肉

｜气味｜ 甘，平，有小毒。

｜主治｜ 五脏气喘不得息者，作羹臛食。（孟诜）炙食，补中益气。（时珍）

｜别名｜ 无。

｜来源｜ 无。

｜形态特征｜ 无。

｜性味归经｜ 甘，温。归肝、肾经。

｜功效主治｜ 滋养温补，强筋骨，入肝补血。治崩漏带下、肝肾两虚。

｜用法用量｜ 内服：煎汤，2～4两；或酒炒。

｜实用药膳｜

板栗山鸡

原料 山鸡1只（约重500克），板栗200克，绍酒30克，葱段3克，姜片2克，酱油15克，精盐5克，白糖30克，味精2克，湿淀粉15克，清汤50克，花生油750克（约耗100克），花椒油10克。

制法 鸡去毛洗净，去掉脚爪、嘴尖，剁成长3厘米，宽2厘米的块，放入碗内，加酱油10克，绍酒10克。精盐2克拌匀使之入味。顶端用刀划成十字花纹，然后放入开水中煮至十字花纹胀裂，捞出逐个剥去硬壳、硬皮。倒入花生油，中火烧至五成热，下板栗炸透捞出，再将油烧至七成热，放入山鸡块炸透捞出。炒勺内留油50克，加入白糖炒至血红色时，放入炸好的山鸡翻炒，加酱

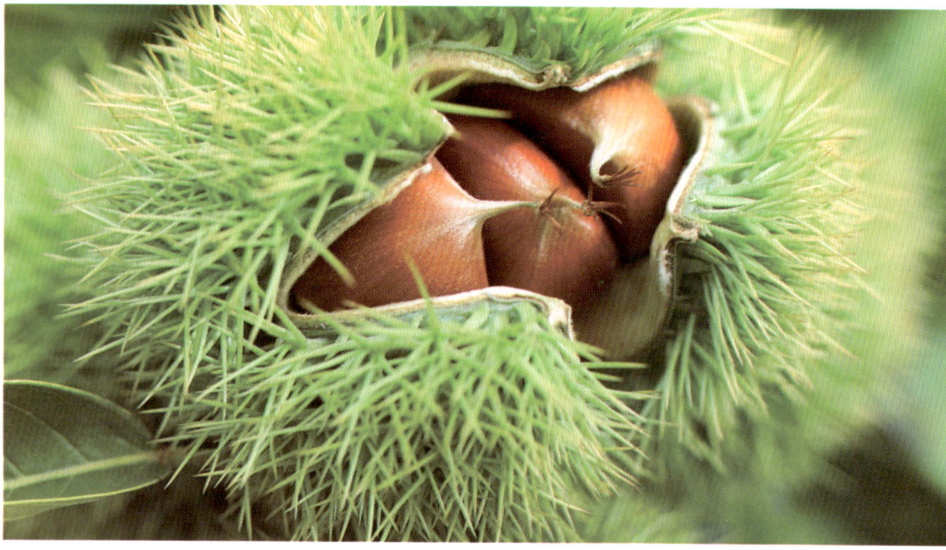

板栗

油5克，绍酒20克，精盐3克，清汤焖3分钟，再放入栗子焖半分钟，捞出山鸡，板栗整齐相间地摆入碗中，浇上原汤，放葱段、姜片入笼蒸30分钟取出，扣入盘内。汤倒入炒锅内，用湿淀粉勾芡，放味精，淋花椒油，浇在板栗山鸡上即成。

功效 补脾益气，润燥止渴。

适用 脾胃虚弱，食少纳呆，食后胸腹胀满，大便稀薄，消渴口干，小便频数等。

山鸡滋养粥

原料 山鸡1只，大米适量，盐少许。

制法 将山鸡去毛及内脏（鸡肝留用），洗净，切块煮熟，取汁，再用鸡汁和鸡肝、大米一起煮成粥，调入食盐即可食用。

用法 早餐温热服食。

功效 滋养气血，强筋健骨。

适用 气血双亏，年老体弱者。

山鸡桂红汤

原料 山鸡肉250克，桂枝10克，红花15克。

制法 将山鸡肉加水煮至八成熟，再加入桂枝、红花共炖至熟烂即成。

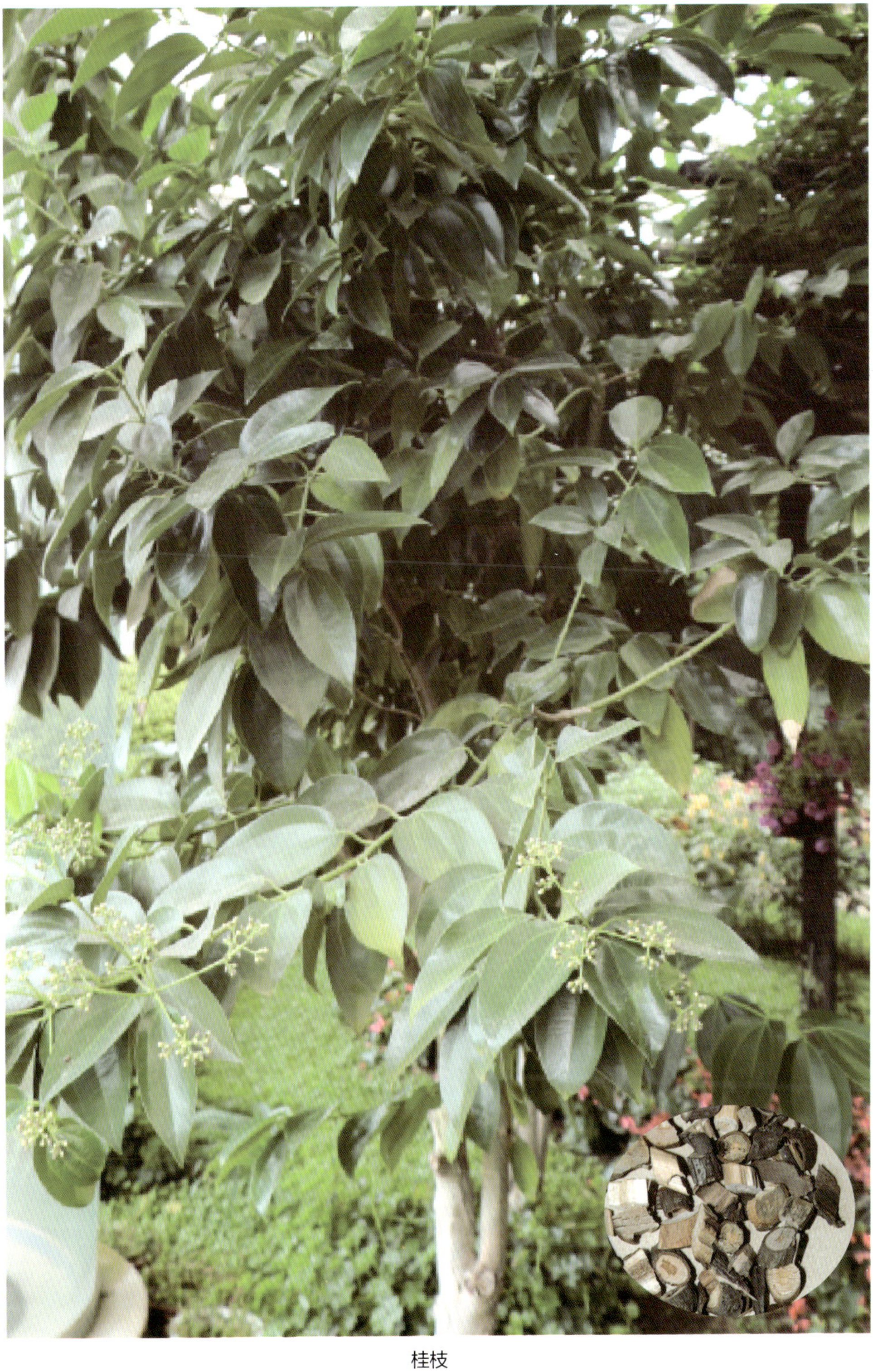

桂枝

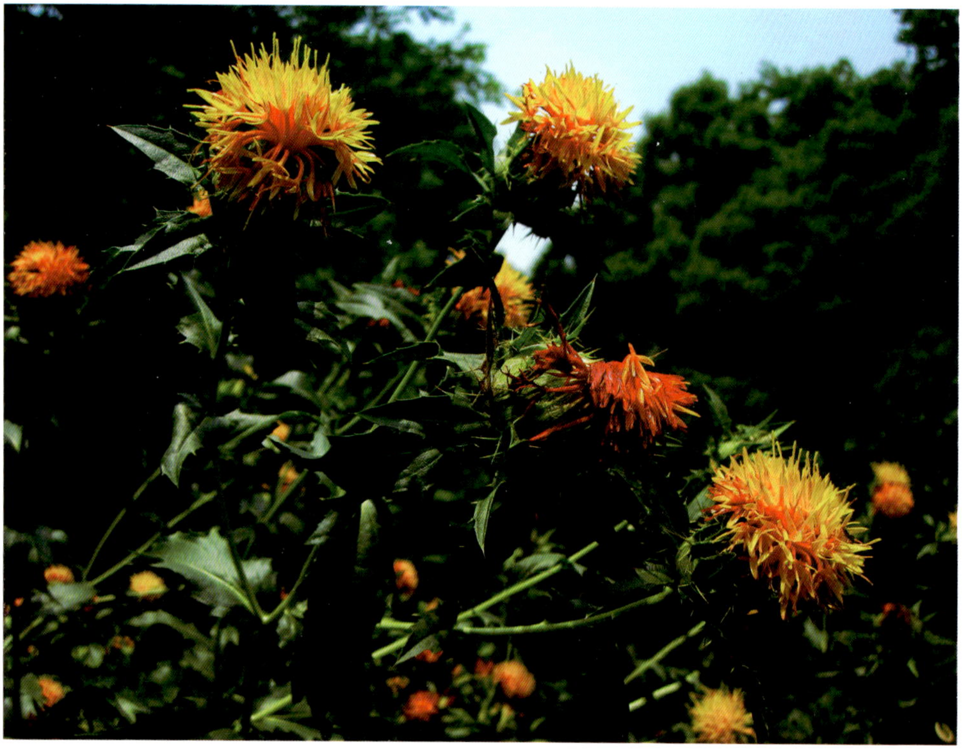

红花

功效 温阳散寒，活血通络。

适用 阳虚寒凝型血栓闭塞性脉管炎，症状特征为肢端发凉、疼痛、酸胀、麻木、间歇性破行、患者局部皮肤温度下降、皮肤颜色苍白或萎黄、中小动脉搏动减弱或消失、舌质淡紫、苔白润、脉弦紧。

地归山鸡

原料 山鸡1只，熟地25克，当归25克，女贞子20克，葱、生姜、精盐、味精、料酒适量。

制法 将山鸡去毛，治净，斩块，将上药洗净，切碎，用白纱布包扎好，然后与山鸡块一起放入砂锅内，摆上葱段、姜片，加水和料酒适量，先武后文之火炖1小时，拣去葱姜及纱布药包，加入精盐、味精各少许，调好味即可。

用法 食肉饮汤。

功效 滋阴养血。

适用 妇女崩漏带下症，对于跌打损伤亦有疗效。

何首乌山鸡

原料 山鸡2只，炙何首乌10克，青椒100克，冬笋15克，酱油10克，料酒20毫升，味精1克，精盐2克，豆粉20克，鸡蛋1个，菜油1 000克（实际消耗约60克）。

制法 何首乌用清水洗净，放入铝锅内煮二次，共收药液20毫升。山鸡去净毛，剖腹去内脏，洗净去骨，切成丁。冬笋、青椒切成丁。鸡蛋去黄留清。蛋清加入豆粉，调成蛋清豆粉，用一半入少许精盐将山鸡丁浆好，另一半同料酒、酱油、味精、何首乌汁兑成液汁待用。净锅置火上，注入菜油，烧至六成热时下鸡丁过油滑熟，随即捞入勺内待用。锅留底油，加入鸡丁、冬笋、青椒，倒入液汁勾芡，起锅装盘即成。

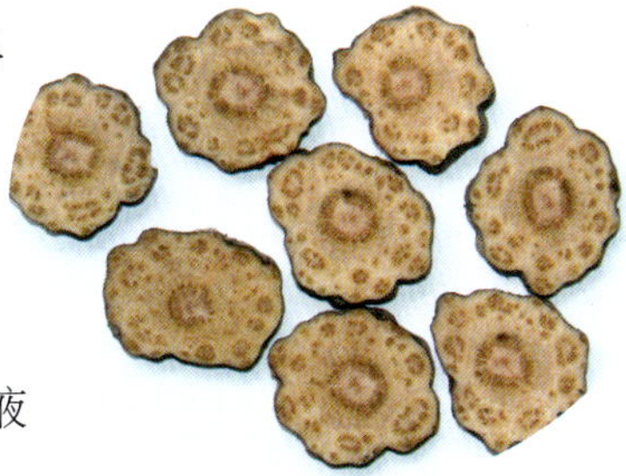

何首乌

功效 补肝肾，乌须发，悦颜色，延寿命。

鹧鸪

《唐本草》

释名 | 越雉。

肉

气味 | 甘，温，无毒。

主治 | 岭南野葛、菌子毒，生金毒，及温疟久病欲死者，合毛熬酒渍服之。或生捣汁服，最良。（《唐本》）酒服，主蛊气欲死。（《日华》）能利五脏，益心力聪明。（孟诜）

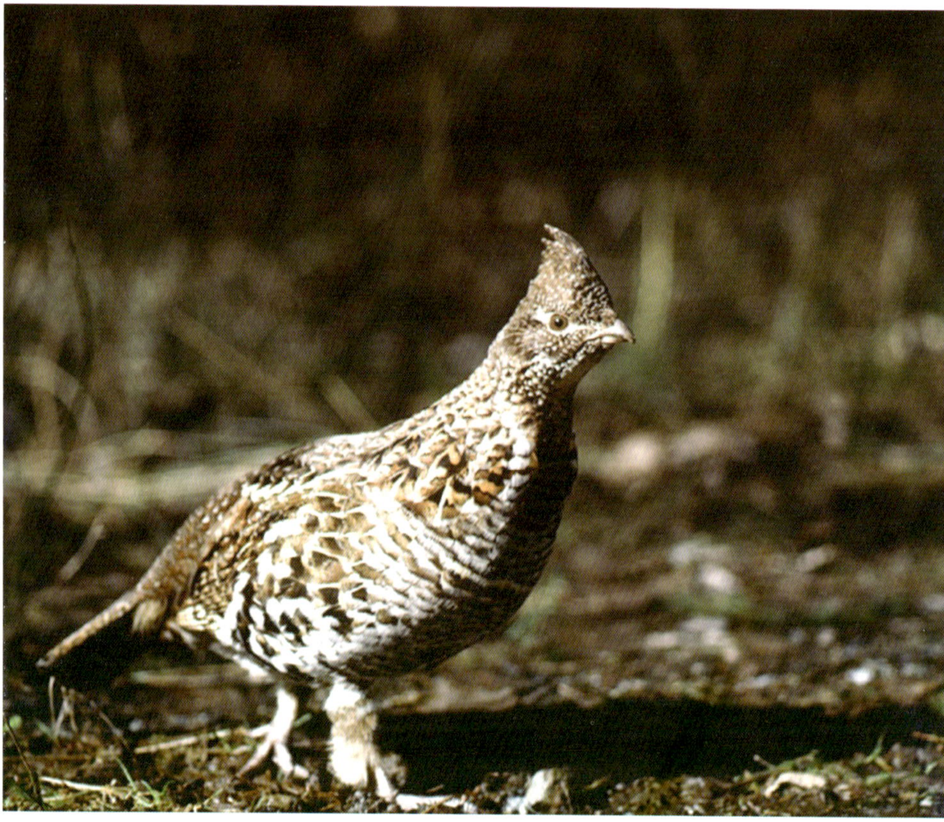

鹧鸪

实用药膳

玉竹沙参炖鹧鸪

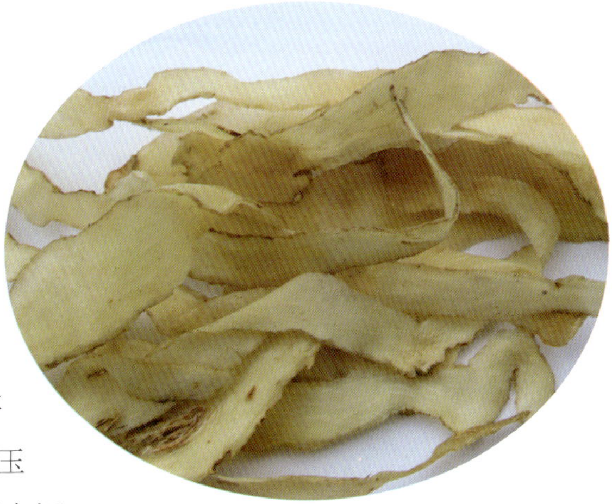

玉竹

原料 鹧鸪1只，玉竹8克，沙参6克，百合6克，瘦猪肉50克，生姜2片，绍酒、油、盐、味精适量。

制法 先将鹧鸪宰杀干净，除去其头、爪及内脏，并斩成4件；将瘦猪肉洗净，切成中块。将玉竹、沙参用温水浸透，沙参斜向切成厚片。将所用材料置于炖盅，加入1碗半沸水，炖盅加盖，隔水炖。先用大火炖30分钟，再用中火炖50分钟，然后用小火炖1.5小时即可。炖好后，隔除药渣，用油、盐、味精调味后，便可喝汤吃肉。

功效 解毒清热，养阴润肺。

鹧鸪滋阴汤

原料 鹧鸪1只，生姜5克，淮山药15克，油、盐适量。

制法 鹧鸪宰后洗净，去内脏；姜洗净，去皮，拍破；淮山药洗净。同放入瓦煲内，煲内加适量水，炖至肉烂，加油、盐调味即可。

功效 补虚强身，益心健肺。

川贝炖鹧鸪

原料 鹧鸪1只，川贝母12克。

制法 先将川贝母洗净，打碎；将鹧鸪活杀，除去毛、爪及内脏，洗净，切块。把全部用料放入炖盅内，加入开水适量，并将炖盅加盖，用文火隔水炖2～3小时，调味即可。

功效 润肺止咳。

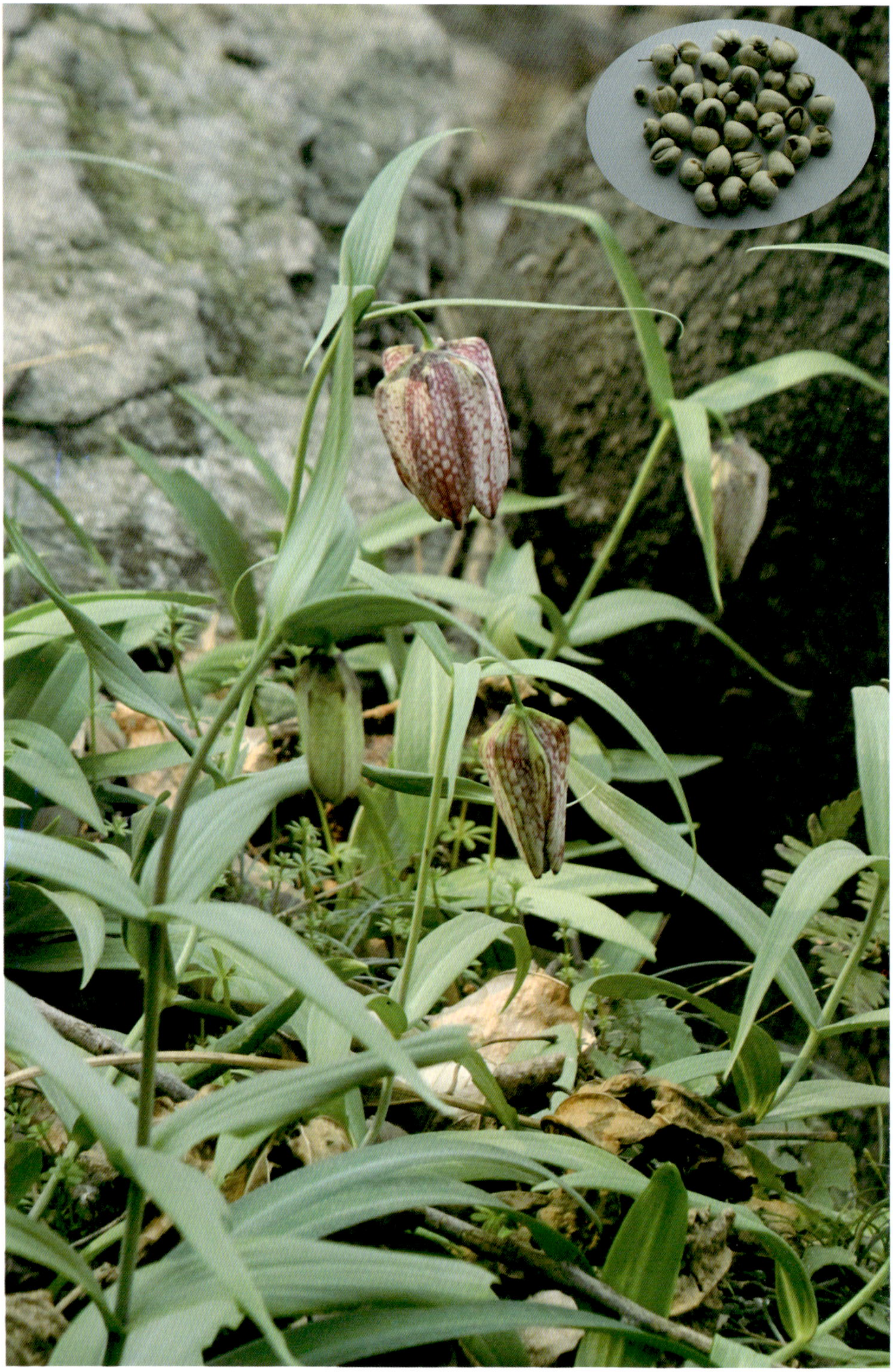

川贝母

鹑

《嘉祐》

释名｜时珍曰：鹑性淳，窜伏浅草，无常居而有常匹，随地而安，庄子所谓圣人鹑居是矣。

肉

｜气味｜甘，平，无毒。

｜主治｜补五脏，益中续气，实筋骨，耐寒暑，消结热。和小豆、生姜煮食，止泻痢。酥煎食，令人下焦服。（《嘉祐》）

｜别名｜无。

｜来源｜无。

｜形态特征｜无。

｜性味归经｜甘，平。归大肠、心、肝、脾、肺、肾经。

｜功效主治｜益中气，止泻痢，壮筋骨。主脾虚泻痢，小儿疳积，风湿痹证，咳嗽。

｜用法用量｜内服：煮食，1～2只；或烧存性，研末。

｜使用禁忌｜不可共猪肉食之，令人多生疮。四月以后及八月以前鹑肉不可食。食之令人忘。不可和菌子食之，令人发痔。四月以前未堪食，春月不可食。助肝风。

｜实用药膳｜

三妙鹌鹑汤

原料 肥嫩鹌鹑1只（约100克），薏苡仁30克，黄檗12克，苍术6克，水适量。

制法 将肥嫩鹌鹑活宰后去毛、内脏，薏苡仁炒至微黄以去火气，与黄檗、苍术同入锅，加适量清水，武火煮沸后改文火煲2小时，调味食。

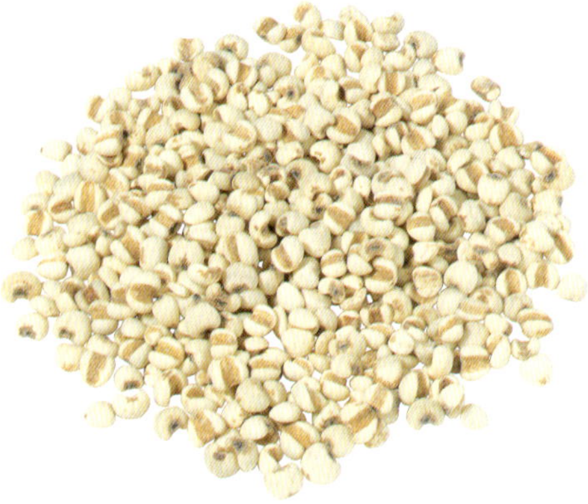

薏苡仁

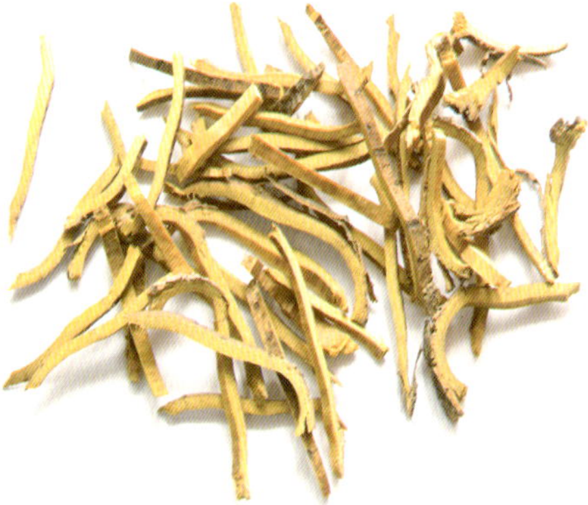

黄檗

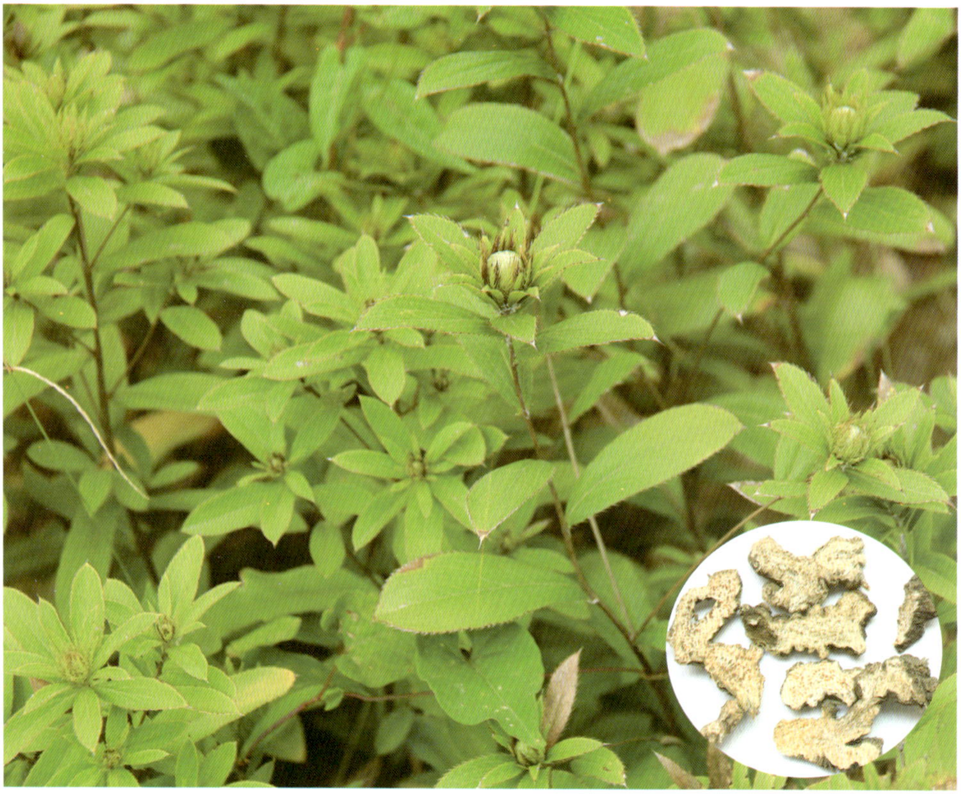

苍术

功效 清热燥湿，利水止带。

功效 急性湿热型子宫颈炎，症见带下量多。色黄而稠、气味秽臭、小便短黄、口苦咽干、下阴微肿。

党参杞子炖鹌鹑

原料 鹌鹑2只，党参30克，枸杞子12克，淮山药15克，水适量。

制法 将鹌鹑活宰，去毛、脚、肠脏，斩块，与党参、枸杞子、淮山药同入炖盅，加沸水适量，盖好盅盖，隔沸水文火炖2小时，调味食。

功效 补气养阴，健脾益肾。

适用 脾肾两虚型产后体弱，症见面色萎黄、体倦乏力、饮食减少、头晕眼花、耳鸣耳聋。亦可用于防治老年性白内障、耳聋等。

锁阳萸肉鹌鹑汤

原料 鹌鹑1只，锁阳18克，山萸肉30克，制附子9克，茯苓30克。

制法 将鹌鹑去除肠杂后切块；锁阳、山萸肉、制附子、茯苓洗净，一同放入锅中，加适量水，武火煮沸后，改用文火煮3个小时，调味服食。

功效 温补肾阳，通调小便。

适用 前列腺增生肾阳不足、排尿无力、余沥不尽、腰酸冷痛、神疲乏力、夜尿频繁、尿液清澈等。

鹌鹑煲粥

原料 净鹌鹑1只，粳米适量。

制法 将鹌鹑洗净切块，与大米加水同煮，调味食用。

功效 益气补脾，调肺利水。

适用 小儿疳积、食欲不振等。

鹌鹑蛋海参汤

原料 海参100克，鹌鹑蛋10个，精盐、酱油、白糖适量。

制法 海参水发后切片；鹌鹑蛋加水煮熟后去壳。将锅烧热，加入沸水漂过的海参片，调入精盐、酱油、白糖等，再加入煮好的鹌鹑蛋烧沸即成。

功效 升血压，美容。

适用 低血压患者。

鹌鹑汤

原料 鹌鹑1只，党参15克，淮山药30克。

制法 将鹌鹑、党参、淮山药洗净后同放锅内，加清水800毫升，煮至鹌鹑熟，去药渣即可。

功效 健脾益气。

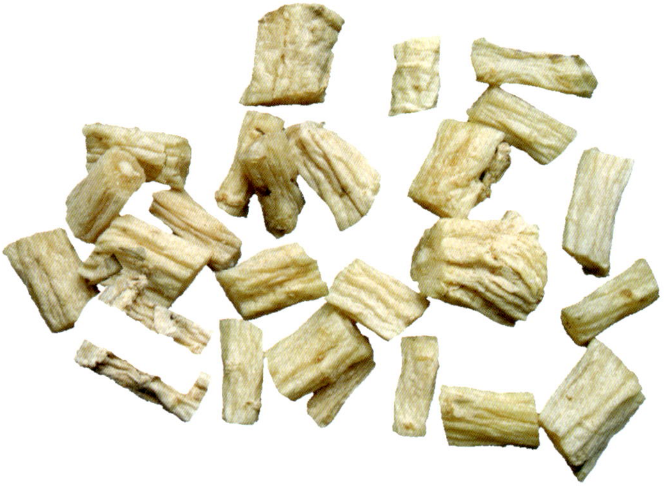

党参

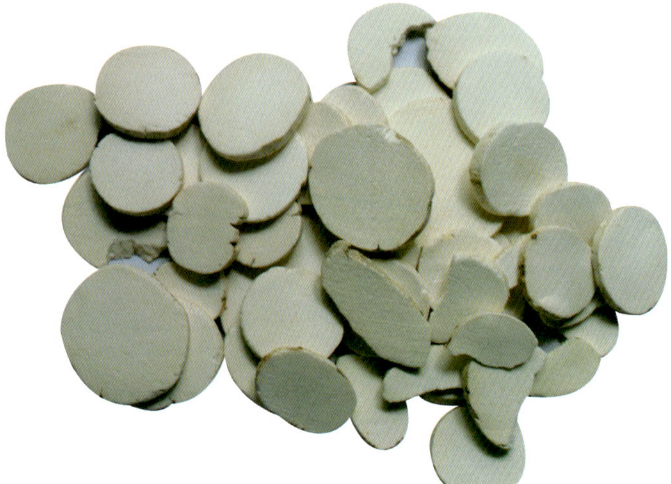

淮山药

春鸽蛋

原料 鹌鹑蛋3只，银耳3克，莲子10克，冰糖30克，百合10克。

制法 于铁锅中加适量水煮沸，加入胀发后去皮和心的莲子、洗净的百合、发胀洗净的银耳，煮烂后，加冰糖溶化，最后加入蒸熟去壳的鹌鹑蛋。

功效 安神益智，健脾开胃，延年益寿。

适用 神经衰弱、食欲不振、虚热咳嗽等。

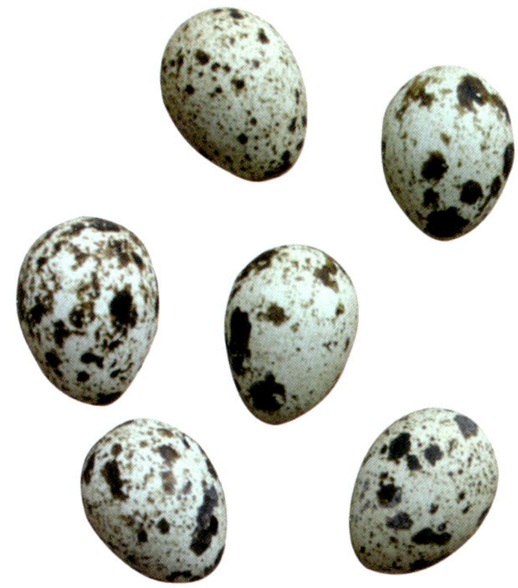

鹌鹑蛋

虫草蒸鹌鹑（温）

原料 鹌鹑1只，冬虫夏草5克，红枣10枚，绍酒、盐、葱、姜、鸡汤适量。

制法 把冬虫夏草用酒浸泡30分钟，红枣去核；鹌鹑宰杀后，去毛、内脏及爪；姜拍松，葱切段。把冬虫夏草、鹌鹑、红枣、姜、葱同放入砂锅内，加入盐、鸡汤。把砂锅置武火、蒸笼内，蒸50分钟即成。

用法 每日1次，每次食鹌鹑、喝汤、吃冬虫夏草和红枣适量。

功效 补虚损，益气血。

适用 气血不足、阳气偏虚的心脏疾病患者。

鹌鹑赤豆汤

原料 鹌鹑1只，赤小豆50克，粳米50克，生姜片、精盐适量。

制法 将赤小豆和粳米分别淘洗干净。将鹌鹑宰杀，去毛及内脏，洗净，切成小块，与赤小豆、生姜片一起入锅，加水适量，先用旺火烧开，后用小火炖煮，直至鹌鹑肉熟。将粳米加入锅中，熬煮成粥，拣去生姜片，加入精盐调味，即可食用。

功效 补益五脏，清热利湿。

参芪鹌鹑汤

原料　鹌鹑1只，党参15克，黄芪15克。

制法　鹌鹑去毛及内脏，将党参、黄芪放入鹌鹑肚内，加水、油、盐适量，隔水炖2小时，除去党参、黄芪即成。

用法　佐餐食，1日内食完。

功效　健脾益气。

适用　小儿疳积，瘦弱，面色少血。

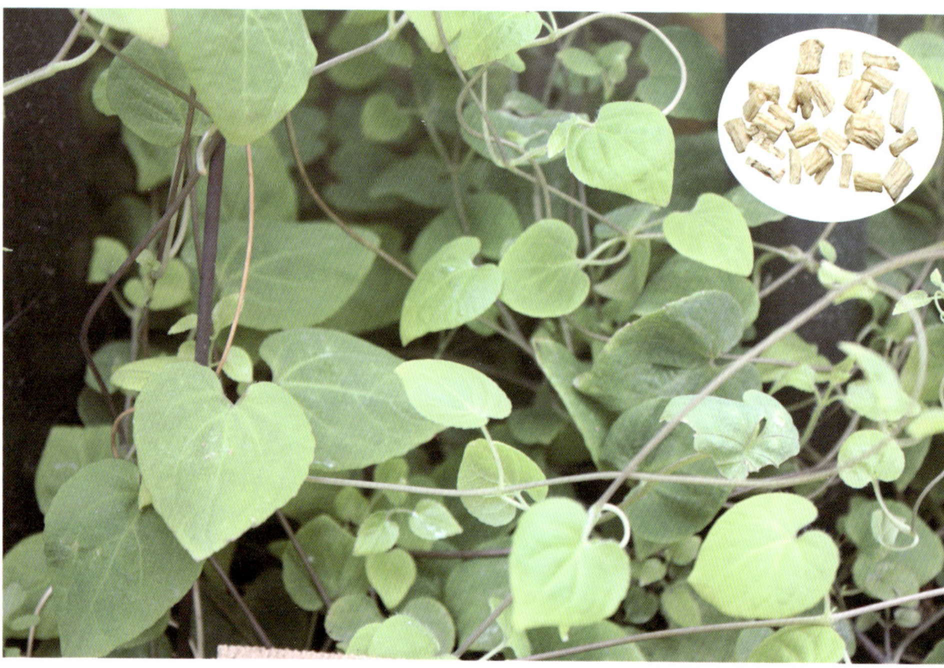
党参

鸽

宋·《嘉祐》

释名 鹁鸽（《食疗》），飞奴。

白鸽肉

气味 咸，平，无毒。

主治 解诸药毒，及人、马久患疥，食之立愈。（《嘉祐》）调精益气，治恶疮疥癣，风瘙白癜，疬疡风，炒熟酒服。虽益人，食多恐减药力。（孟诜）

附方

消渴饮水不知足 ◆ 用白花鸽一只，切作小片，以土苏煎，含咽。（《心镜》）

预解痘毒 ◆ 每至除夜，以白鸽煮炙饲儿，仍以主煎汤浴之，则出痘稀少。

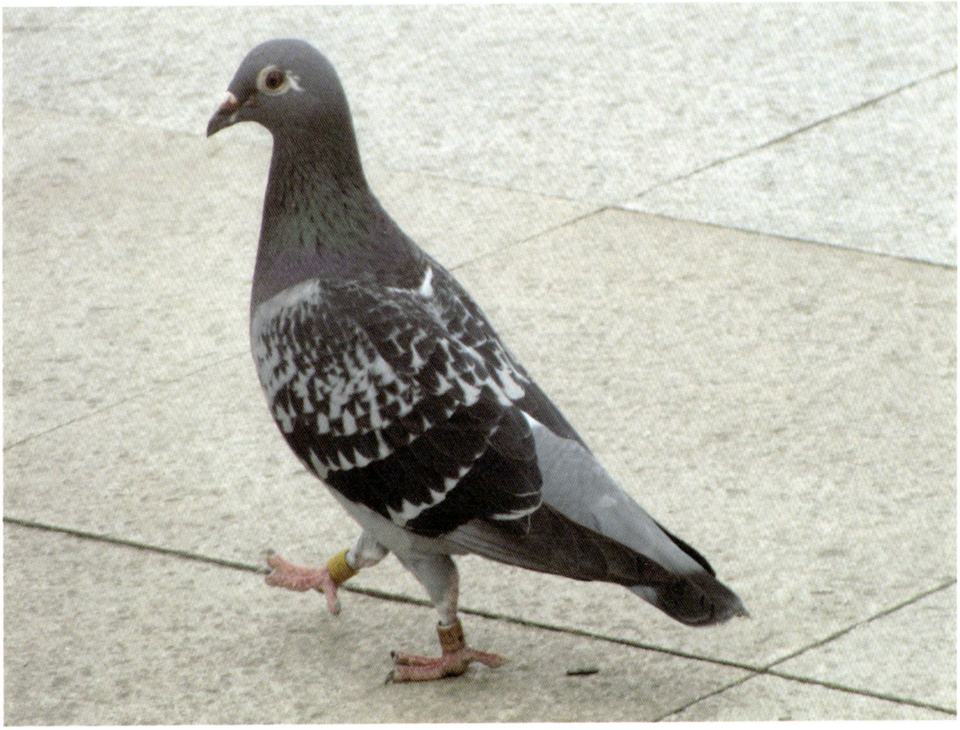

鸽

卵

| 主治 | 解疮毒、痘毒。（时珍）

| 附方 |

预解痘毒（小儿食之，永不出痘，或出亦稀）◆ 用白鸽卵一对，入竹筒封，置厕中，半月取出，以卵白和辰砂三钱，丸绿豆大。每服三十丸，三豆饮下，毒从大小便出也。（《潜江方》）

| 别名 | 无。

| 来源 | 无。

| 形态特征 | 无。

| 性味归经 | 咸，平。归肺、肝、肾经。

| 功效主治 | 滋肾益气，祛风解毒，调经止痛。主虚羸，妇女血虚经闭，消渴，久疟，肠风下血，恶疮，疥癣。

| 用法用量 | 内服：煮食，适量。

| 使用禁忌 | 虽益人，缘恐食多减药力。

| 实用药膳 |

黄芪炖乳鸽

原料 乳鸽1只，黄芪30克，枸杞子15克。

制法 乳鸽宰好，去除内脏，与黄芪、枸杞子共放炖盅内，加适量水，隔水炖熟。

功效 补益气血，兼清余热。

适用 乳痈破溃期。

枸杞炖乳鸽

原料 乳鸽1只，枸杞20克。

制法 乳鸽1只宰杀，去毛、内脏，切块，入枸杞及水适量，同入炖盅隔水炖烂熟，去药渣。

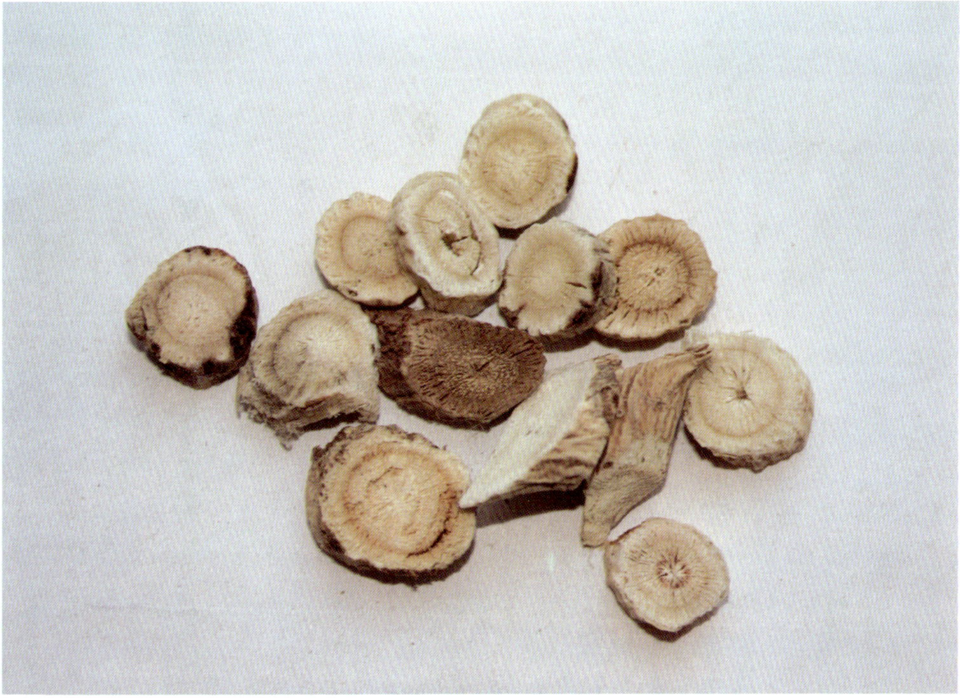

黄芪

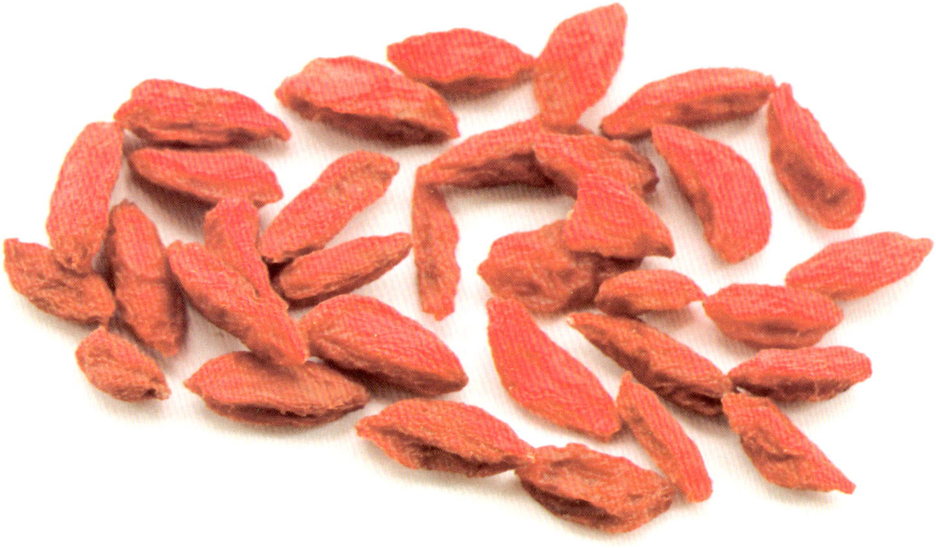

枸杞子

功效 补气固肾，升阳补血。

适用 老年性体弱子宫下垂，症见疲倦乏力、腰膝酸软无力。

北芪杞子炖乳鸽

原料 北芪30克，枸杞子30克，乳鸽1只。

制法 先将乳鸽去毛及内脏，与北芪、枸杞子同放炖盅内，加水适量，隔水炖熟。一般3天炖1次，3~5天为一疗程。

功效 补心益脾，固摄精气。

适用 早泄、阳痿、体倦乏力、自汗、心悸。

鸽肉木耳汤

原料 肉鸽1只（约重500克），水发黑木耳100克。

制法 将肉鸽、黑木耳，放汤炖酥，调味后佐餐用。

功效 补肾培元。

适用 化脓性中耳炎，属肾元亏损、邪毒停聚型，耳内流脓，经久不愈，量不甚多，或污秽或成块状，头晕神疲，腰膝酸软，遗精滑泄。

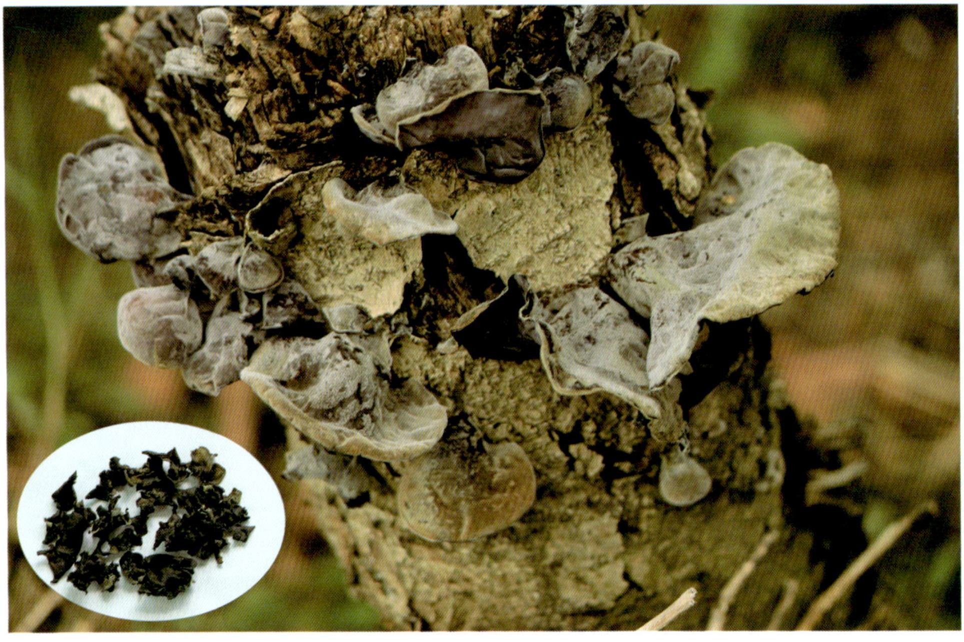

黑木耳

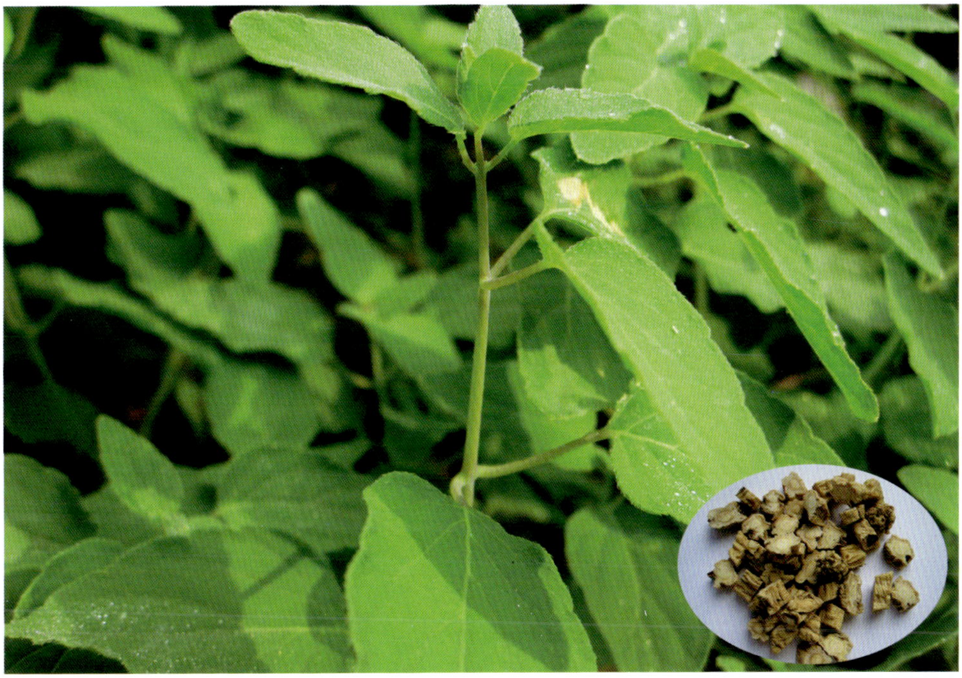

党参

党参炖乳鸽

原料 党参15克，乳鸽1只，料酒6克，胡椒粉3克，精盐3克，鸡精3克，姜3克，葱6克。

制法 将党参用水润透，切成2厘米长的段；乳鸽宰杀后，洗净，去内脏及爪，切块，放沸水中去除血水，姜、葱洗净，切片；将以上全部放入炖锅内，加入清水600克，置旺火上烧沸，再改用文火炖80分钟即可。

功效 补气除湿，降低血压。

适用 气虚湿阻型高血压病患者食用，尤其适宜伏天梅雨季节。

补中益气汤

原料 白鸽1只，北芪30克，党参30克，淮山药50克，红枣10个。

制法 将白鸽、北芪、党参、淮山药、红枣诸料共煮成汤。

功效 补中益气。

适用 低血压出现的头晕、气短、心悸、乏力等。

清蒸虫草白花鸽

原料 白花鸽2只（约重250克），冬虫夏草3克，水发香菇15克，笋片15克，火腿片10克，料酒50克，清汤1 000克，味精、精盐适量。

制法 冬虫夏草用清水洗净，鸽子剖腹，取出内脏，洗净，下开水锅中氽一下取出，洗净血秽。将氽过的鸽腹向上，放在汤碗内，加入料酒、味精、精盐、清汤、冬虫夏草、香菇、笋片，火腿片铺在鸽面上，上屉蒸2小时左右，酥烂后取出即成。

功效 补虚损，益气血，添精髓。

适用 肾虚所致的阳痿、遗精、腰膝酸软、气短乏力、记忆力减退、自汗盗汗等虚弱。

冰糖燕窝炖乳鸽

原料 燕窝25克，乳鸽2只，冰糖30克。

制法 乳鸽杀后去毛及内脏，去骨，肉切丝；燕窝浸发去杂毛，将鸽和燕窝、冰糖放入炖锅内，文火炖3小时即可。

功效 补气润肺，滋养容颜。

适用 气血不足之面色无华、肌肤不润、形容憔悴者。

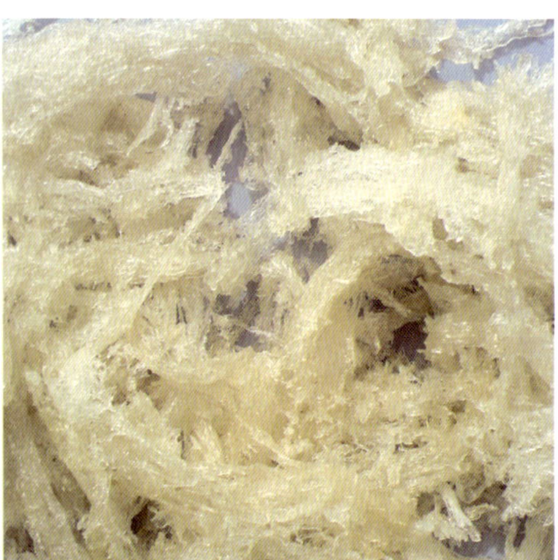

燕窝

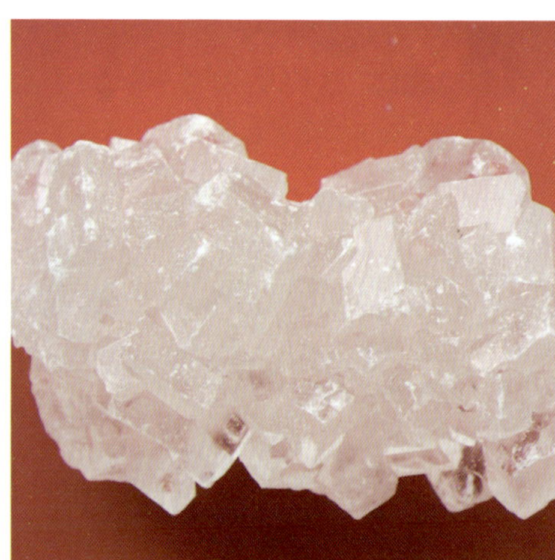

冰糖

乳鸽绿豆粥

原料 乳鸽1只，绿豆150克，大米100克，精盐、味精、料酒适量。

制法 乳鸽宰杀洗净，切块，与绿豆、盐、料酒同炖至熟。大米淘净，下锅掺水煮粥，待粥八成熟时加进炖好的鸽、绿豆稍煮，调入味精即可。

用法 每日服食1次。

功效 清热解毒，止痒润燥。

适用 疥癣发痒难忍。

巴戟羊藿炖白鸽

原料 白鸽1只（约250克），巴戟15克，淫羊藿12克，红枣3枚。

制法 先将白鸽活宰，除去毛、肠杂等，洗干净；将巴戟、淫羊藿洗净；将红枣去核，洗净。把全部用料放入锅内，加入适量清水，先用武火煮沸，改用文火炖2～3小时，调味即可食用。

功效 补肾壮阳，益精散寒。

雀

《别录·中品》

释名｜瓦雀，宾雀。俗呼老而斑者为麻雀，小而黄口者为黄雀。

肉

｜**气味**｜甘，温，无毒。

｜**主治**｜冬三月食之，起阳道，令人有子。（藏器）壮阳益气，暖腰膝，缩小便，治血崩带下。（《日华》）益精髓，续五脏不足气。宜常食之，不可停辍。（孟诜）

｜**附方**｜

肾冷偏坠（疝气）◆ 用生雀三枚，撩毛去肠，勿洗，以舶上茴香三钱，胡椒一钱，缩砂、桂肉各二钱，入肚内，湿纸裹，煨熟，空心食之，酒下，良。（《直指方》）

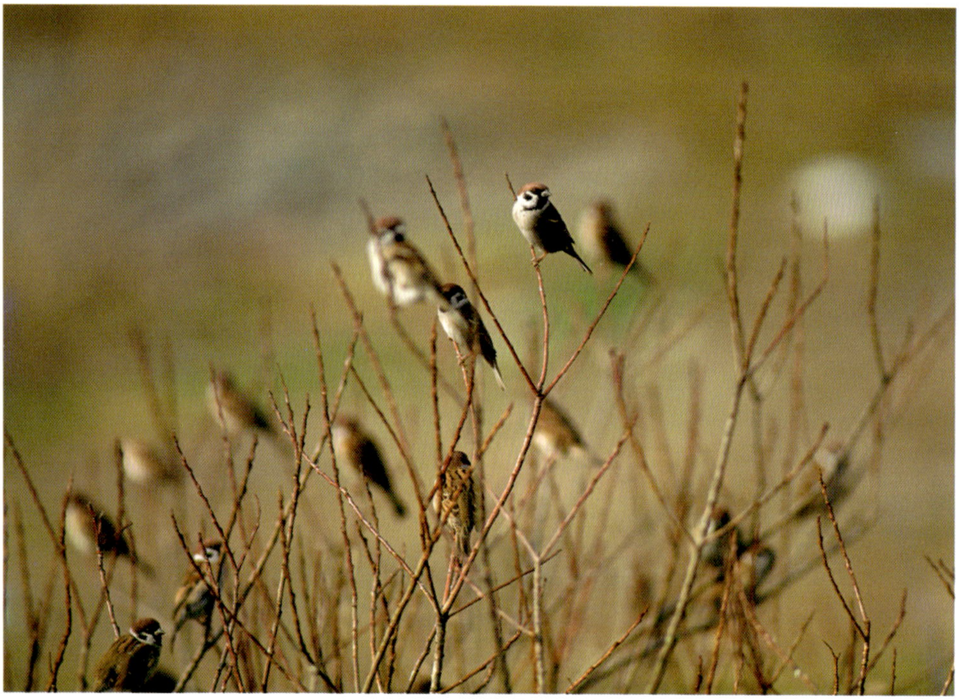

雀

小肠疝气◆用带毛雀儿一枚去肠，入金丝矾末五钱缝合，以桑柴火煨成炭，为末。空心无灰酒服。年深者，二服愈。（《瑞竹堂方》）

赤白痢下◆腊月取雀儿，去肠肚皮毛，以巴豆仁一枚入肚内，瓶固济，煅存性，研末。以好酒煮黄蜡百沸，取蜡和丸梧子大。每服一二十丸。红痢，甘草汤下；白痢，干姜汤下。（《普济方》）

雀卵

|气味| 酸，温，无毒。五月取之。

|主治| 下气，男子阳痿不起，强之令热，多精有子。（《别录》）和天雄、菟丝子末为丸，空心酒下五丸，治男子阳痿不起，女子带下，便溺不利，除疝瘕。（孟诜）

|别名| 无。

|来源| 无。

|形态特征| 无。

|性味归经| 甘，温。归肾、肺、膀胱经。

|功效主治| 补肾壮阳，益精固涩。主肾虚阳痿，早泄，遗精，腰膝酸软，疝气，小便频数，崩漏，带下，百日咳，痈毒疮疖。

|用法用量| 内服：煨，蒸，适量；或熬膏；或浸酒；或煅存性入丸、散。

|使用禁忌| 阴虚火旺者及孕妇禁服。

|实用药膳|

桂香炖麻雀

原料 肉桂3克，小茴香6克，胡椒6克，砂仁5克，麻雀6只。

制法 将麻雀去毛去内脏洗净，肉桂、茴香、胡椒、砂仁分别研末，一起放入麻雀腹内，放入大碗上笼蒸3小时，调味后分2~3次食用。

功效 温肾散寒，行气止痛。

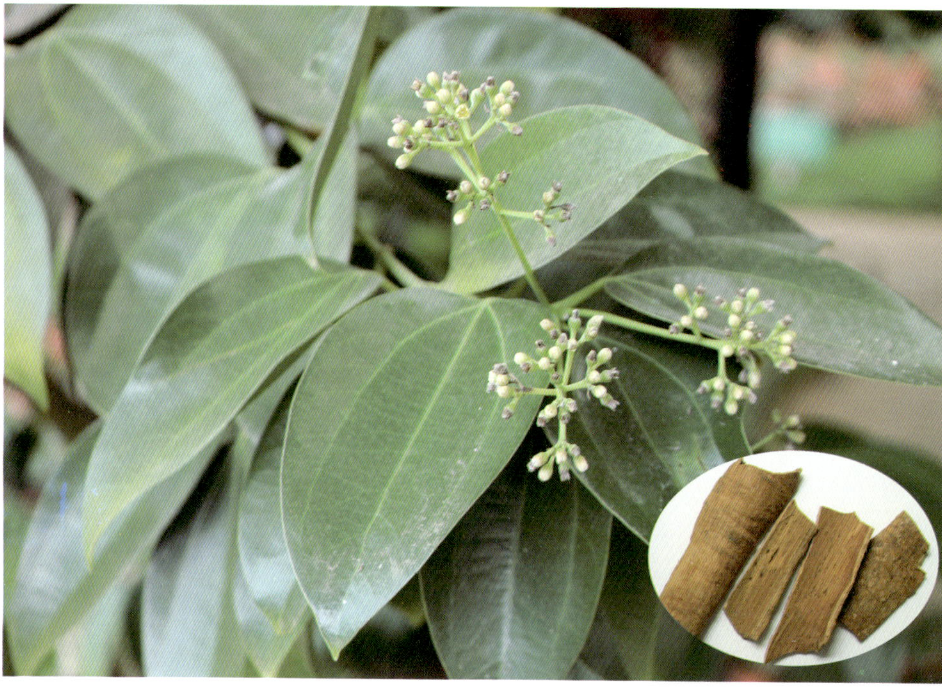

肉桂

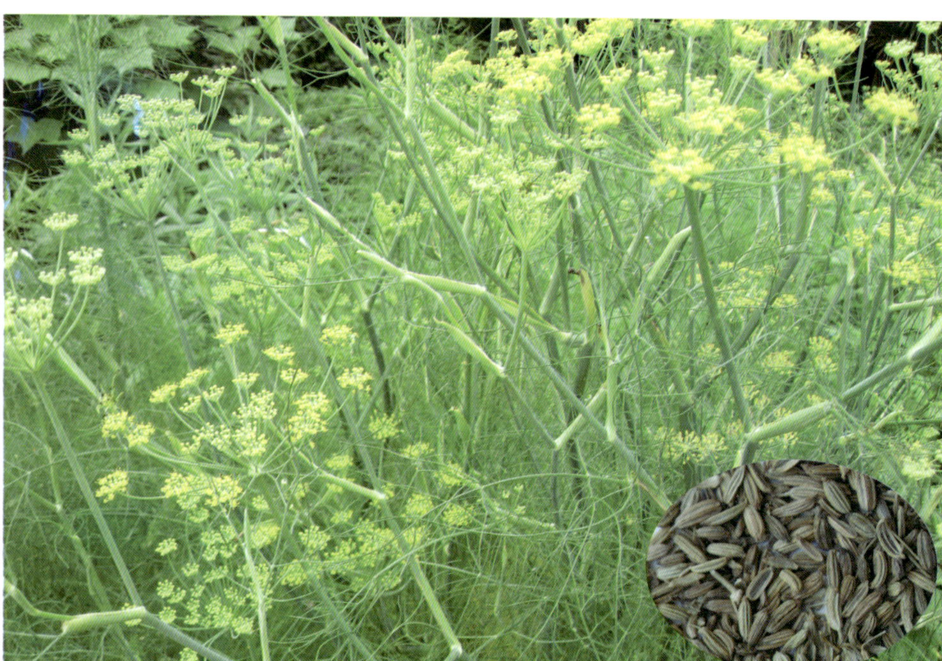

小茴香

参芪雀卵汤

原料 人参15克，黄芪20克，山药25克，麻雀卵5个。

制法 将人参、黄芪、山药水煎，去渣，打入麻雀卵搅匀再煮片刻。温服，食雀卵，饮汤，每日1剂，连服数日。

功效 健脾补肾。

适用 精子活动力差所致的不育症。

虫草炖黄雀

原料 冬虫夏草6克，黄雀12只，生姜2片。

制法 黄雀去毛和内脏，洗净，切块，将冬虫夏草、生姜片和黄雀块放入瓦锅内，加水适量，慢火炖2～3小时，至黄雀肉熟烂即成。

功效 补脑兴阳，填精益髓。

适用 中老年人阳气衰败、肾精亏损所出现的身体虚弱、阳痿、早泄、性功能低下等。

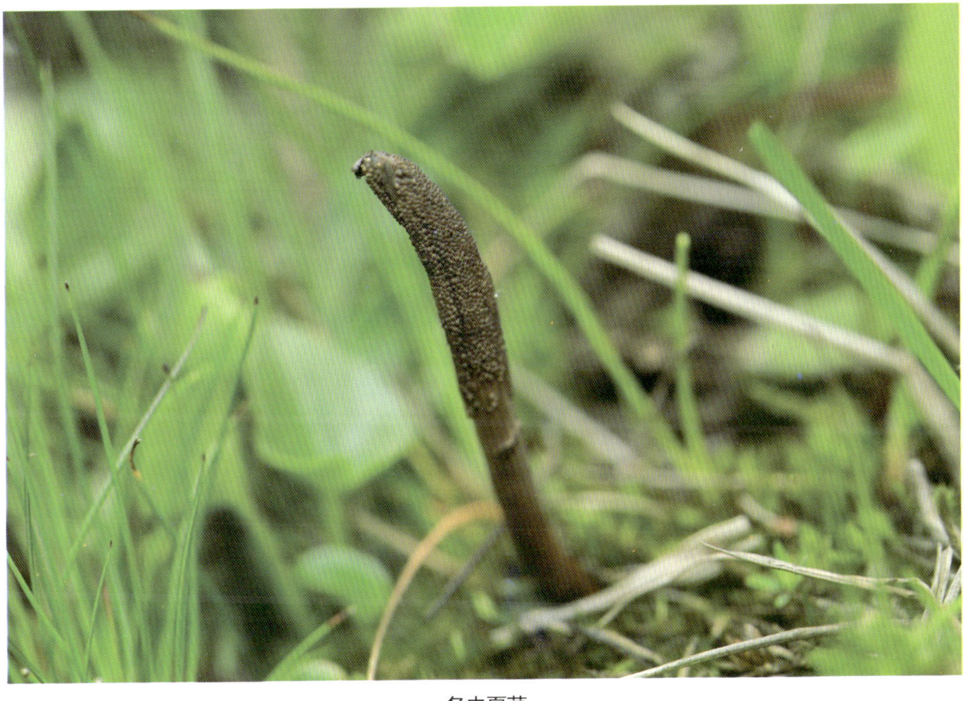

冬虫夏草

麻雀粥

原料 麻雀5只，小米30克，黄酒1杯，葱5寸段，调料适量。

制法 先将麻雀去毛及内脏，洗净炒熟，用黄酒煮麻雀肉，约15分钟后加水，再下米煮粥，欲熟时放入葱白、调料等即成。

功效 补肾助阳。

适用 凡因肾阳不足，命门火衰而引起的形体羸瘦、面肢浮肿、腰腿无力、阳痿、畏寒喜暖等症，可辅食此粥。

仙茅雀肉汤

原料 麻雀10只，仙茅15克，芡实60克，红枣5枚。

制法 将麻雀削净，去内脏、脚爪。仙茅、芡实、红枣，去核，洗净，与雀肉一起放入锅内，加清水适量，武火煮沸后，文火煲2小时，调味即可。

功效 温肾壮阳。

燕

《别录·中品》

释名｜乙鸟（《说文》），玄鸟（《礼记》），鸷鸟（《古今注》），游波（《炮炙论》），天女（《易占》）。

肉

｜气味｜酸，平，有毒。

｜主治｜出痔虫、疮虫。（《别录》）

屎

｜气味｜辛，平，有毒。

｜主治｜蛊毒鬼疰，逐不祥邪气，破五癃，利小便。熬香用之。（《别录》）治口疮、疟疾。（孙思邈）

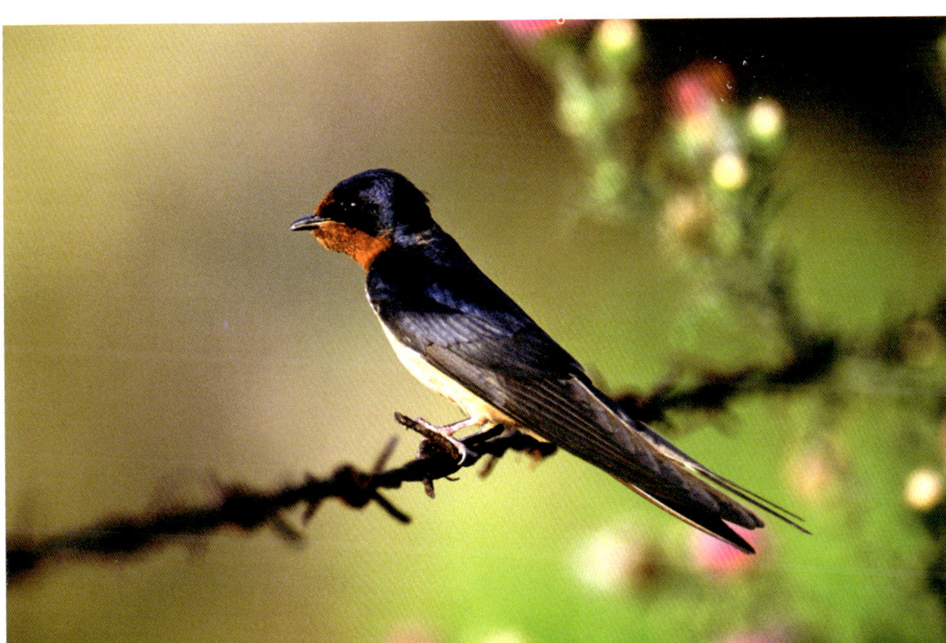

燕

附方

解蛊毒 ◆ 取燕屎三合炒，独蒜（去皮）十枚和捣，丸梧子大。每服三丸，蛊当随利而出。（《藏器》）

厌疟疾 ◆ 燕屎方寸匕，发日平旦和酒一升，令病人两手捧住吸气。慎勿入口，害人。（《藏器》）

下石淋 ◆ 用燕屎末，以冷水服五钱，旦服，至食时，当尿石水下。

通小便 ◆ 用燕屎、豆豉各一盒，糊丸梧子大。每白汤下三丸，日三服。（《千金》）

止牙痛 ◆ 用燕子屎，丸梧桐子大。于疼处咬之，丸化即疼止。（《袖珍》）

小儿卒惊（似有痛处而不知） ◆ 用燕窠中粪，煎汤洗浴之。（《救急方》）

伏翼

《本经·上品》

释名 蝙蝠，天鼠（《本经》），仙鼠（《唐本》），飞鼠（《宋本》），夜燕。

伏翼

气味 咸，平，无毒。

主治 日暝痒痛，明目，夜视有精光。久服令人喜乐媚好无忧。（《本经》）（《日华》）曰：久服解愁。疗五淋，利水道。（《别录》）主女人生子余疾，带下病，无子。（苏恭）治久咳上气，久疟瘰疬，金疮内漏，小儿魃病惊风。（时珍）

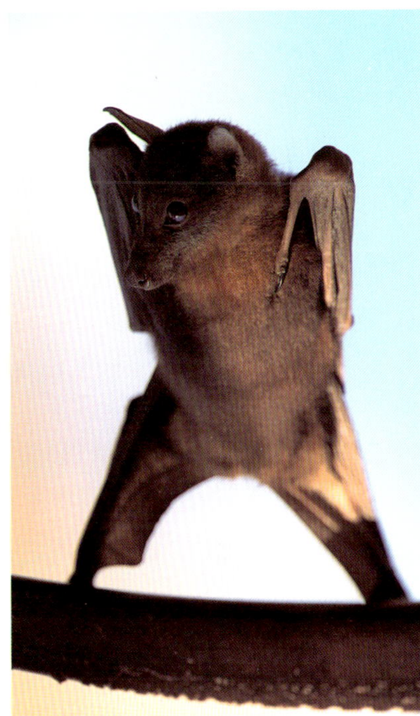

伏翼

附方

久咳上气（十年、二十年，诸药不效）◆用蝙蝠除翅、足，烧焦研末。米饮服之。（《百一方》）久疟不止：用蝙蝠七个，去头、翅、足，捣千下，丸梧子大。每服一丸，清汤下。鸡鸣时一丸，禺中一丸。（《范汪方》）

久疟不止◆用蝙蝠（炙）一枚，蛇蜕皮（烧）一条，蜘蛛（去足，炙）一枚，鳖甲（醋炙）一枚，麝香半钱，为末，五月五日午时研匀，入炼蜜和，丸麻子大。每温酒下五丸。（《圣惠方》）

多年瘰疬不愈◆用蝙蝠一个，猫头一个，俱撒上黑豆，烧至骨化，为末掺之（干即油调敷），内服连翘汤。（《集要》）

金疮出血不止，成内漏◆用蝙蝠二枚，烧末。水服方寸匕，当下水而血消也。（《鬼遗方》）

腋下狐臭 ◆用蝙蝠一个，以赤石脂末半两涂遍，黄泥包固，晒干煅存性。以田螺水调涂腋下，待毒气上冲，急服下药，行一两次妙。（《乾坤秘韫》）

干血气痛 ◆蝙蝠一个，烧存性。每酒服一钱，即愈。（《生生编》）

妇人断产 ◆蝙蝠（烧研）一个，以五朝酒浮调下。（《摘玄方》）

天鼠屎（《本经》）

| 释名 | 鼠法（《本经》），石肝（《本经》），夜明砂（《日华》），黑砂星。

| 气味 | 辛，寒，无毒。

| 主治 | 面痈肿，皮肤洗洗时痛，腹中血气，破寒热积聚，除惊悸。（《本经》）治马扑损痛，以三枚投热酒一升，取清服立止，数服便瘥。（苏颂）治目盲障翳，明目除疟。（时珍）

| 附方 |

小儿雀目 ◆夜明砂（炒研）一两，猪胆汁和丸绿豆大。每米饮下五丸。一方：加黄芩等分为末，米泔煮猪肝，取汁调服半钱。

胎前疟疾 ◆夜明砂末三钱，空心温酒服。（《经验秘方》）

咳嗽不止 ◆蝙蝠去翅足，烧焦为末。一钱，食后白汤下。（《寿域神方》）

腋下狐臭 ◆夜明砂末，豉汁调。

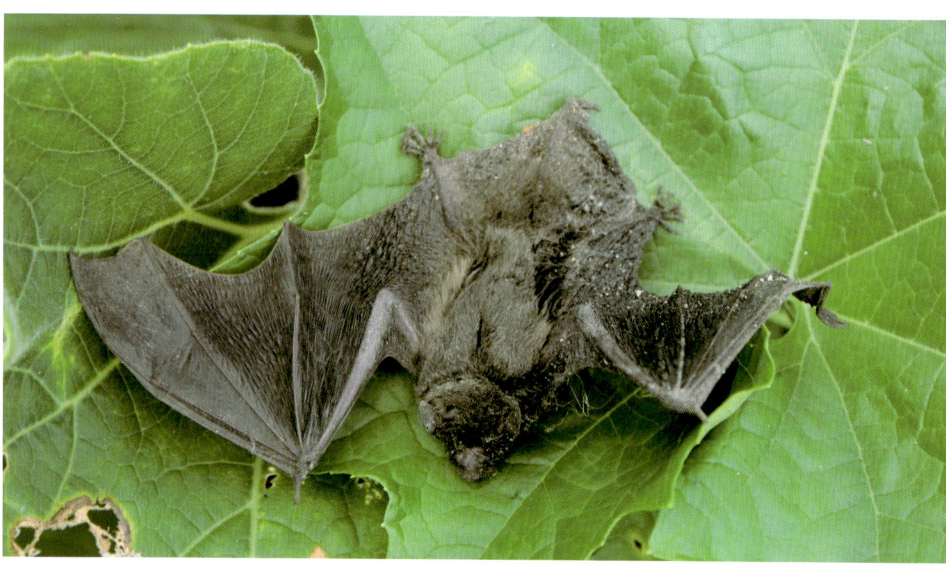

蝙蝠

斑鸠

宋·《嘉祐》

释名 斑隹，锦鸠（《范汪方》），鹁鸠（《左传》），祝鸠。

鸠肉

气味 甘，平，无毒。

主治 明目。多食，益气，助阴阳。（《嘉祐》）久病虚损人食之，补气。（宗奭）食之，令人不噎。（时珍）

别名 无。

来源 无。

形态特征 无。

性味归经 甘，平。归肺、肾经。

功效主治 补肾，益气，明目。主治外病气虚，身疲乏力，呃逆，两目昏暗。

用法用量 内服：适量，煮食。

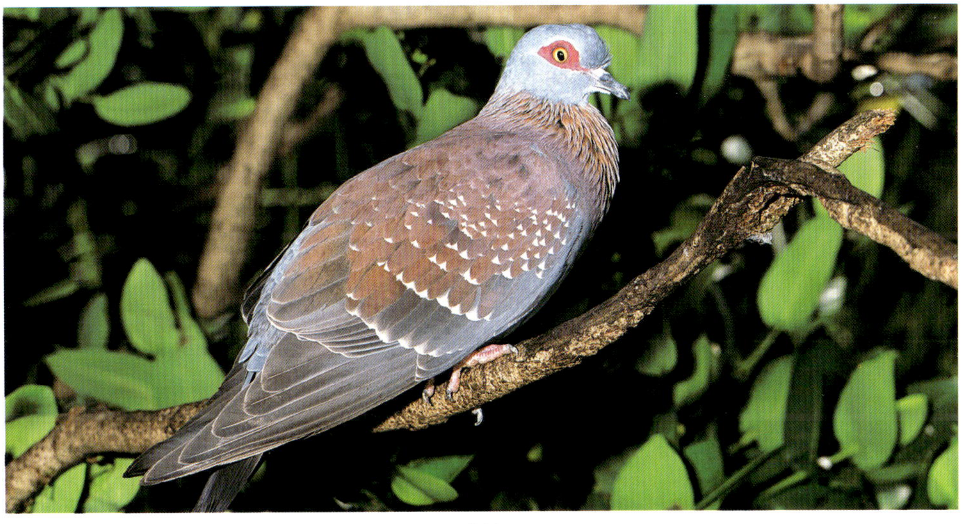

斑鸠

实用药膳

红煨斑鸠

原料　斑鸠5只，胡萝卜125克，青豆15克，大葱、黄酒、酱油、白糖、精盐、味精、麻油、植物油、面粉适量。

制法　将斑鸠摔死，去毛和内脏，斩去头脚后洗净，每只切成4块，用面粉、精盐拌匀；胡萝卜、大葱切成小块。炒锅放植物油烧至七成熟时，下斑鸠炸5分钟，放入大葱块略炸，倒入漏勺。锅内留油，下青豆、胡萝卜块略煸炒，推入斑鸠块、大葱块、黄酒、酱油、白糖和适量水，盖上锅盖，用小火煨熟后加入味精，淋上麻油即成。

功效　补中健脾，益气明目。

斑鸠参杞汤

原料　斑鸠1只，党参24克，红枣15克，枸杞子12克，精盐适量。

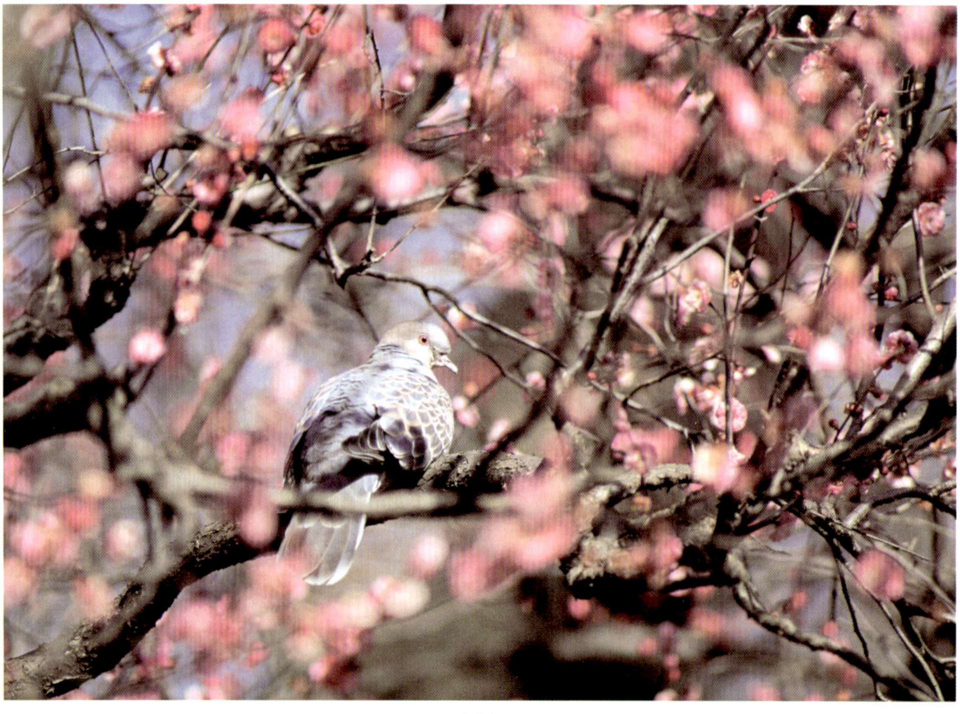

斑鸠

制法 将斑鸠宰杀，去毛及内脏，洗净后切成块。党参、红枣、枸杞子洗净，与斑鸠块同入锅，加清水适量，用大火煮沸后改用小火炖2小时，加精盐调味即可。

功效 补益脾肾，强身明目。

斑鸠明目汤

原料 斑鸠1只，覆盆子15克，枸杞子15克，五味子10克，精盐适量。

制法 将斑鸠宰杀后，去毛及内脏，切块，洗净，下锅加水，并将枸杞子、覆盆子、五味子等加入，以文火煲至汤浓肉熟，加精盐少许调味即得。

用法 每日1剂，顿服喝汤食斑鸠肉。

功效 养肝明目，滋肾健骨。

适用 肝肾亏虚、精血不足致眼目昏花、视力减退、雀目歧视、少气乏力、自汗盗汗、肢体萎软、遗精滑泻、夜尿频多等，今可用于夜盲症、白内障、老年黄斑变性、男性性功能减退、慢性前列腺疾患等。

莺

《食物》

释名 | 黄鸟（《诗经》），离黄（《说文》），黧黄（《尔雅》），鸧鹒（《月令》），黄伯劳。

肉

| 气味 | 甘，温，无毒。

| 主治 | 补益阳气，助脾。（汪颖）食之不妒。（时珍）

| 别名 | 无。

| 来源 | 无。

| 形态特征 | 无。

| 性味归经 | 甘，温。归脾、胃、肝经。

| 功效主治 | 补中益气，舒肝解郁。主脾胃虚弱，食欲不振，食后饱胀，两胁不适，肢体倦怠。

| 用法用量 | 内服：煮食，1～2只。

啄木鸟

宋·《嘉祐》

释名 斫木（《尔雅》），鴷。

肉

气味 甘、酸，平，无毒。

主治 痔瘘，及牙齿疳䘌虫牙。烧存性，研末，纳孔子中，不过三次。（《嘉祐》）追劳虫，治风痫。（时珍）

附方

瘘疮脓水不止、不合 ◆ 用啄木鸟1只（或火老鸦亦可），盐泥固济，煅存性研末，酒下二钱匕。（《姚大夫方》）

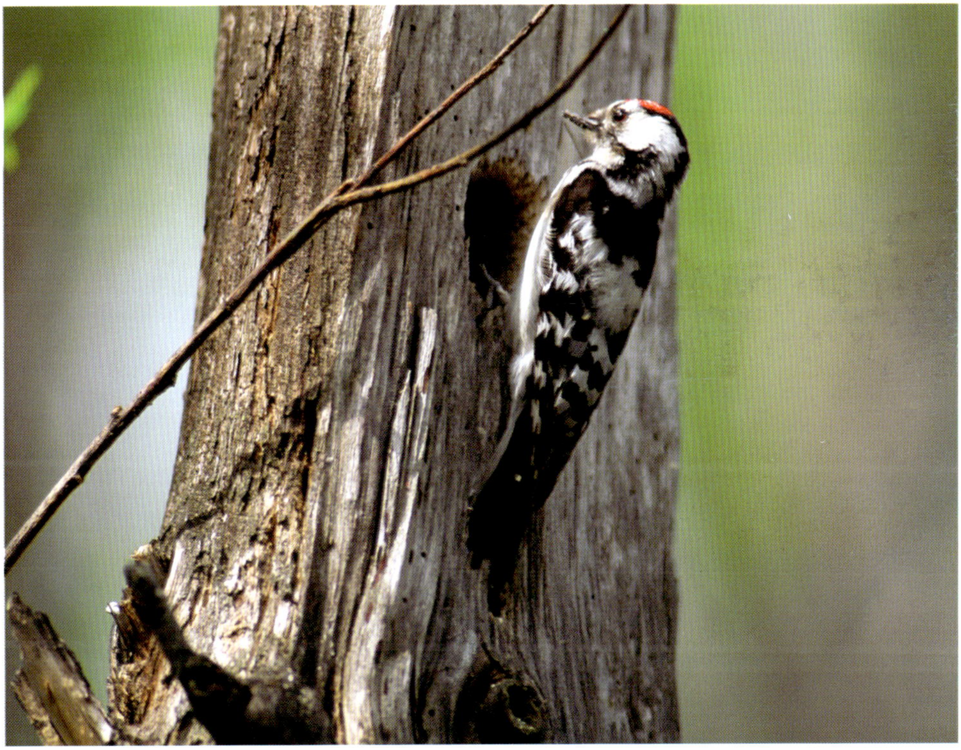

啄木鸟

多年痫病◆取腊月啄木鸟一个，无灰酒三升。先以瓦罐铺荆芥穗一寸厚，安鸟于上，再以穗盖一寸，倾酒入内，盐泥固济，炭火煅之，酒干为度。放冷取出为末，入石膏二两，铁粉一两，炮附子一两，朱砂、麝香各一分，龙脑一钱，共研匀。每服一钱，先服温水三两口，以温酒一盏调服即卧。发时又一服，间日再服，不过十服即愈。（《保幼大全》）

舌

主治 龋齿作痛，以绵裹尖，咬之。（《梅师》）

附方

虫牙◆啄木舌一枚，巴豆一枚，研匀。每以猪鬃一茎，点少许于牙根上，立瘥。（《圣惠》）

血

主治 庚日向西热饮，令人面色如朱，光彩射人。（时珍出《岣嵝神书》）

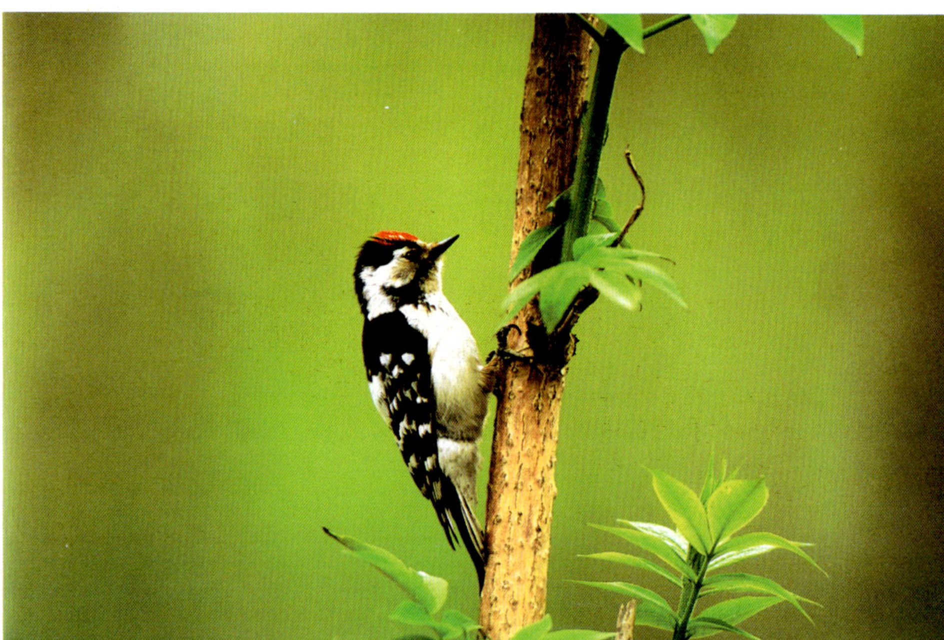

啄木鸟

别名 无。

来源 无。

形态特征 无。

性味归经 甘，平。归肝、脾经。

功效主治 滋养补虚，消肿止痛。主治肺结核，小儿疳积，痔疮肿痛，龋齿牙痛。

用法用量 内服：煎汤，1只；或煅研，5～10克。外用：适量，煅末纳龋孔中。

实用药膳

啄木鸟酒

原料 啄木鸟1只，黄酒适量。

制法 将上味装密闭容器内封固，用火烧透，取出研为细末。

用法 分3次，每服取药末1/3放入小碗内，冲入黄酒调匀服下。

功效 滋养补虚。

适用 男女痨病。

啄木鸟散

原料 啄木鸟1个（瓦焙干），旋覆花9克，当归尾9克。

制法 将上药共研细末。

用法 分4次服。早晚各服1次，黄酒为引，取汗。

功效 滋养补虚。

适用 妇女痨病。

乌鸦

宋·《嘉祐》

释名 鸦乌（《尔雅》），老雅，大觜乌（《禽经》）。

肉

气味 酸、涩，平，无毒。

主治 瘦病咳嗽，骨蒸劳疾。腊月以瓦瓶泥固烧存性，为末，每饮服一钱。又治小儿痫疾及鬼魅。（《嘉祐》）治暗风痫疾，及五劳七伤，吐血咳嗽，杀虫。（时珍）

附方

五劳七伤（吐血咳嗽）◆乌鸦一枚，栝楼瓤一枚，白矾少许，入鸦肚中，缝扎煮熟，作四服。（《寿域神方》）

暗风痫疾◆用腊月乌鸦一个，盐泥固济，于瓶中煅过，放冷取出为末，入朱砂末半两。每服一钱，酒下，日三服，不过十日愈。又方：用浑乌鸦（瓶固煅研）一个，胡桃七枚，苍耳心子七枚，为末。每服一钱，空心热酒下。（《保幼大全》）

疝气偏坠◆即前胡桃、苍耳方，加入新生儿胎衣一副，煅研入之。（《保幼大全》）

经脉不通，积血不散（用乌鸦散主之）◆乌鸦（去皮毛，炙）三分，当归（焙）、好墨各三分，延胡索（炒）、蒲黄（炒）、水蛭（以糯米炒过）各半两，芫菁（糯米炒过）一分，为末。每服一钱，酒下。（《总录》）

虚劳瘵疾◆乌鸦一只，绞死去毛肠，入人参片、花椒各五钱，缝合。水煮熟食，以汤下。鸦骨、参、椒焙研，枣肉丸服。（《便民食疗》）

乌目

气味 无毒。

主治 吞之，令人见诸魅。或研汁注目中，夜能见鬼。（藏器）

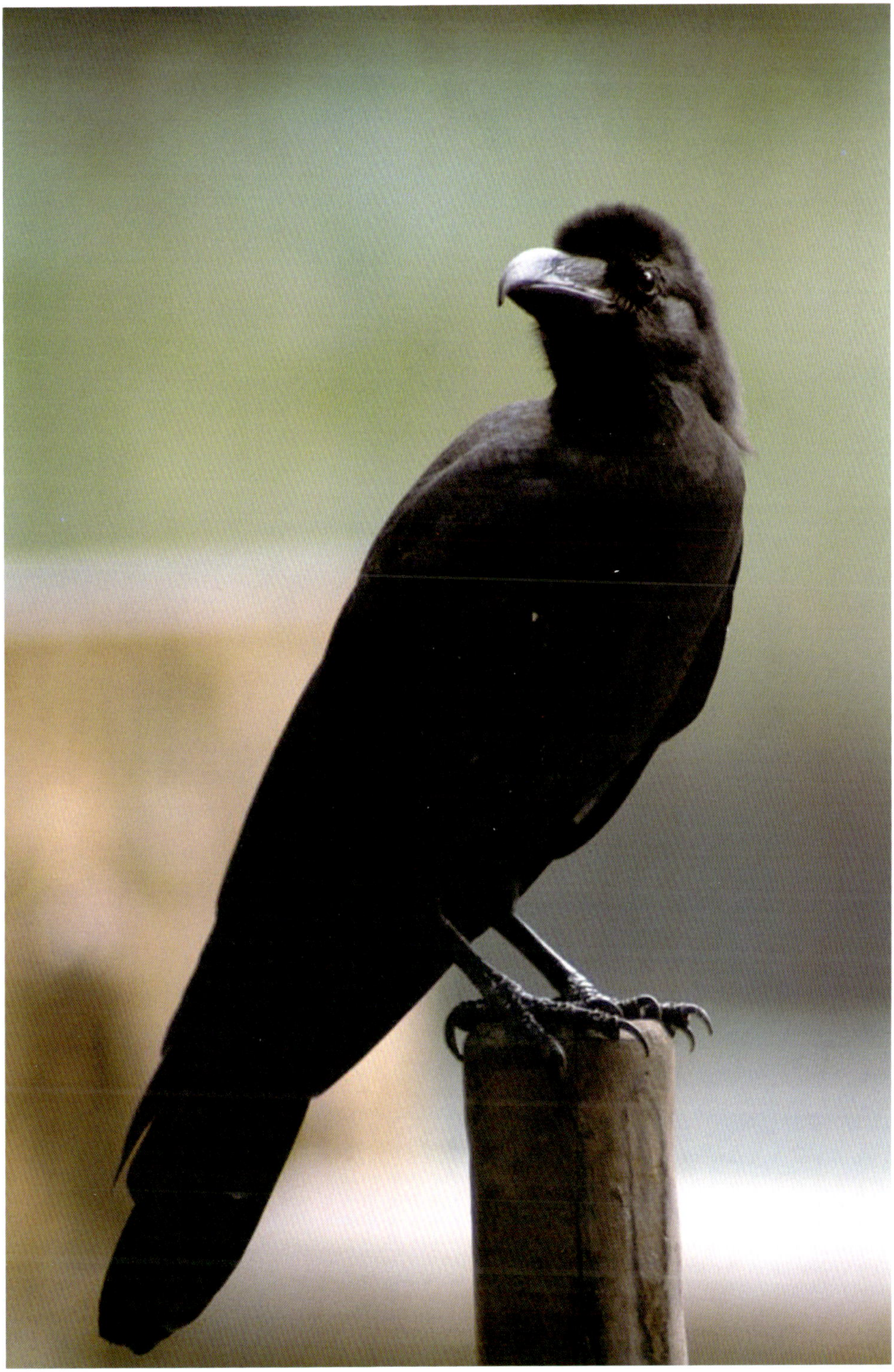

乌鸦

头

主治 土蜂瘘，烧灰敷之。（《圣惠》）

心

主治 卒得咳嗽，炙熟食之。（《肘后》）

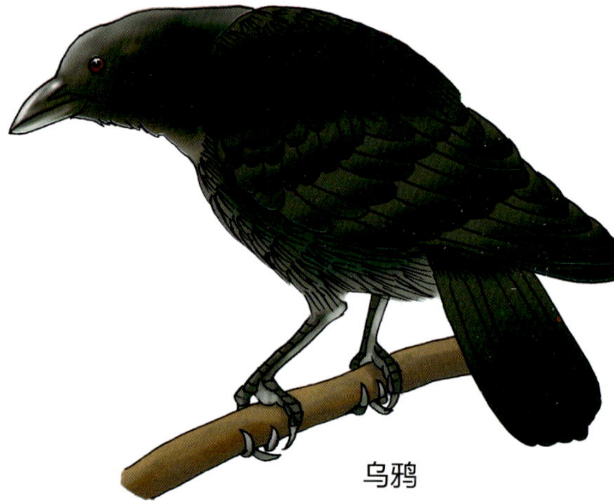
乌鸦

胆

主治 点风眼红烂。（时珍）

翅羽

主治 从高坠下，瘀血抢心，面青气短者，取右翅七枚，烧研酒服，当吐血便愈。（苏颂出《肘后》）治针刺入肉，以三五枚，炙焦研末，醋调敷之，数次即出，甚效。又治小儿痘疮不出复入。（时珍）

附方

痘疮复陷◆十二月取老鸦左翅，辰日烧灰，用豮猪血和，丸芡子大。每服一丸，以豮猪尾血同温水化服，当出也。（《闻人规痘疹论》）

鹊

《别录·下品》

释名 | 飞驳乌（陶弘景），喜鹊（《禽经》），干鹊（《新语》）。

雄鹊肉

气味 甘，寒，无毒。

主治 石淋，消结热。可烧作灰，以石投中解散者，是雄也。（《别录》）藏器曰：烧灰淋汁饮之，令淋石自下。治消渴疾、去风及大小肠涩，并四肢烦热，胸膈痰结。妇人不可食。（苏颂）冬至埋鹊于圊前，辟时疾温气。（时珍）

脑

主治 弘景曰：五月五日取鹊脑，入术家用。时珍曰：按《淮南万毕术》载，丙寅鹊脑令人相思。高诱注云：取鹊脑雌雄各一，道中烧之，丙寅日入酒中，令人相思。又媚药方中也有用之者，则陶氏所谓术家者，亦此类耳。

巢

主治 多年者，烧之水服，疗癫狂鬼魅及蛊毒，仍呼祟物名号。也敷瘘疮，良。（《日华》）正旦烧灰撒门内，辟盗。其重巢柴烧研，饮服方寸匕，一日三服，治积年漏下不困笃者，一月取效。（时珍）

附方

小便不禁 ◆鹊巢中草一个，烧灰。每服二钱匕，以蔷薇根皮二钱，煎汤服之，日二。（《圣惠》）

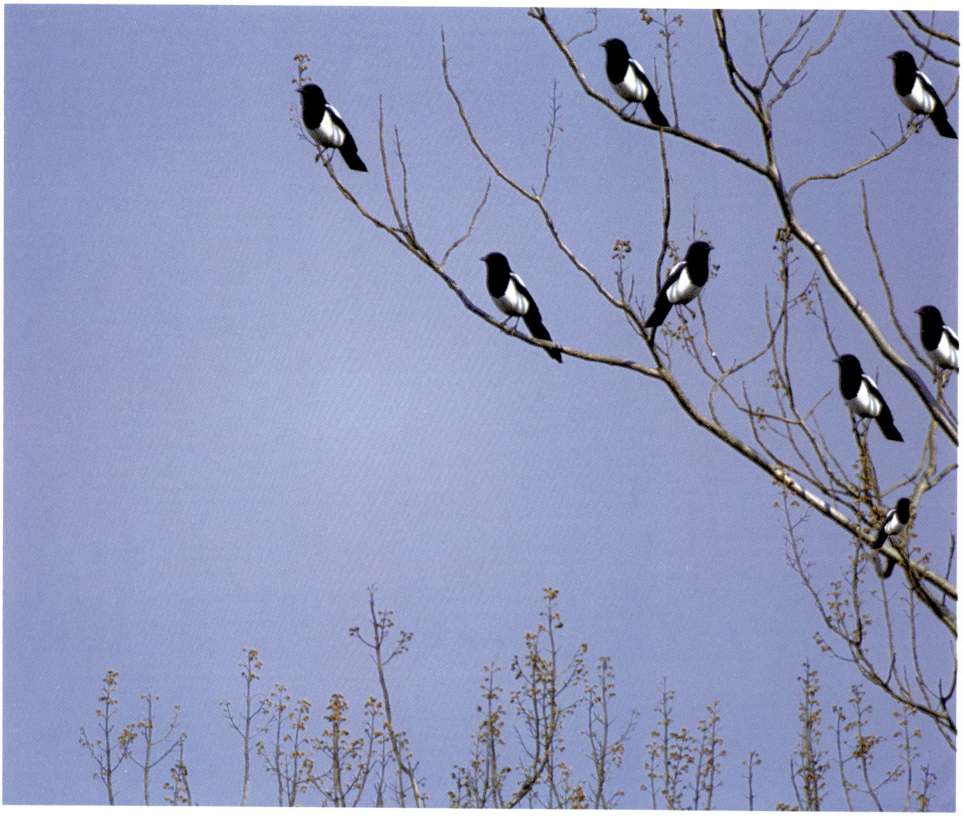

喜鹊

山鹊

《食物》

释名 鷽（《尔雅》），鵫（《尔雅》），山鷓（俗名），赤嘴乌（《酉阳杂俎》）。

气味 甘，温，无毒。

主治 食之解诸果毒。（汪颖）

杜鹃

《拾遗》

释名 | 杜宇（《禽经》），子规，怨鸟，周燕（《说文》），阳雀。

肉

| **气味** | 甘，平，无毒。

| **主治** | 疮瘘有虫，薄切炙热贴之，虫尽乃已。（时珍）

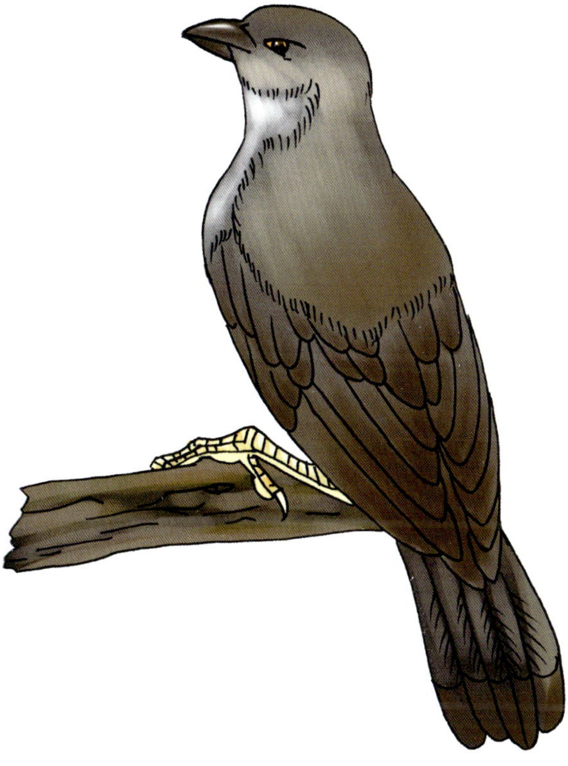

杜鹃

鹦䳇

《食物》

释名 鹦哥（俗名），干皋。

鹦䳇肉

气味 甘、咸，温，无毒。

主治 食之，已虚嗽。（汪颖）

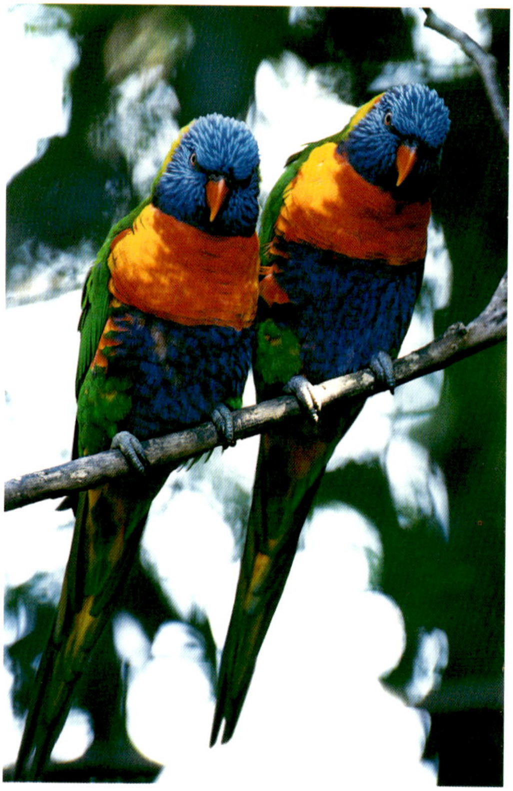

鹦䳇

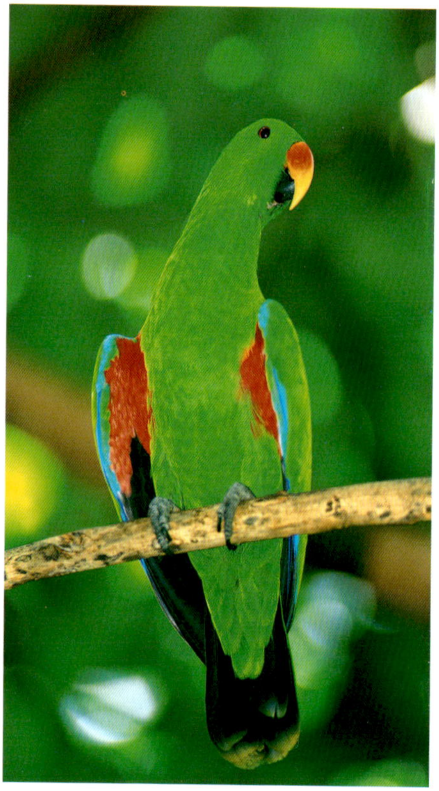

鹦䳇

孔雀

《别录·下品》

释名 越鸟。

肉

气味 咸，凉，微毒。

主治 解药毒、蛊毒。（《日华》）

血

主治 生饮，解蛊毒，良。（《日华》）

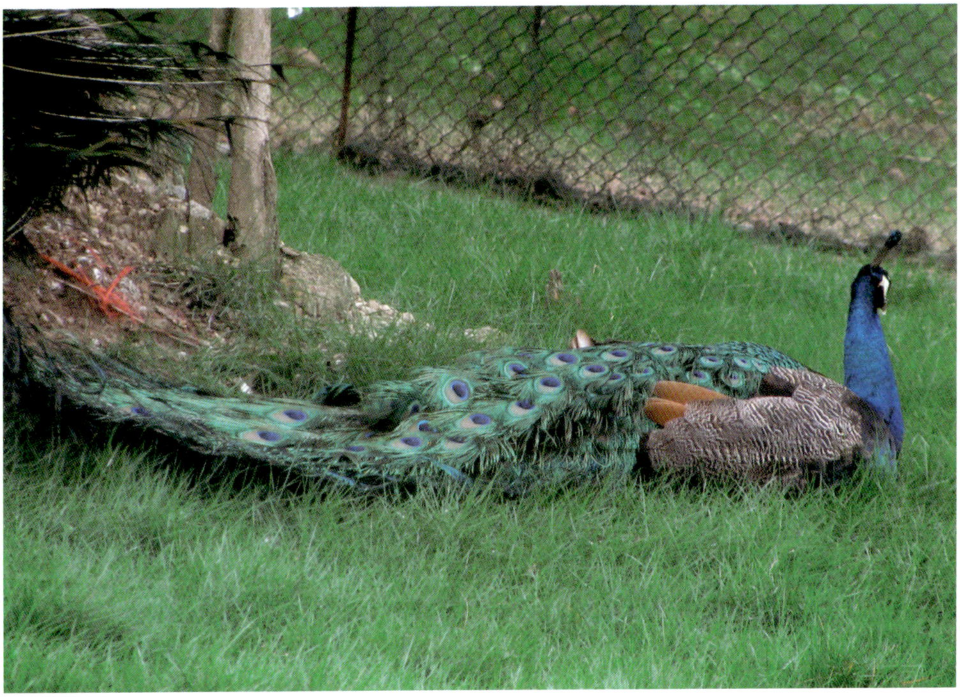

孔雀

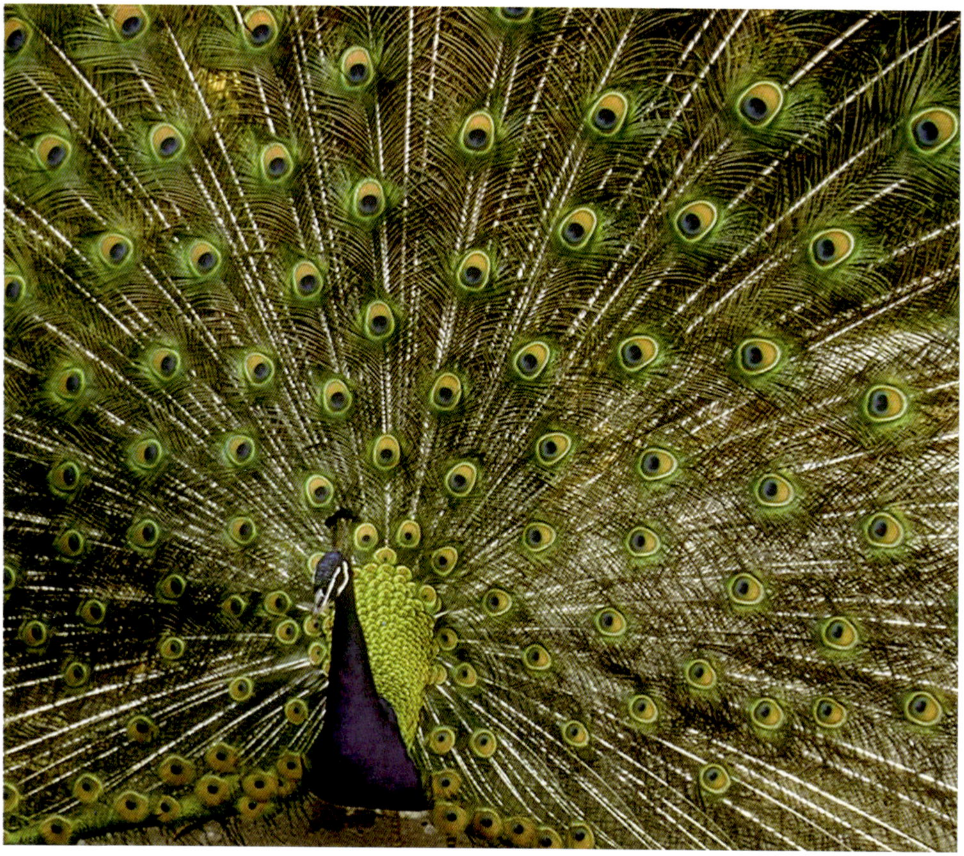

孔雀

屎

气味 微寒。

主治 女子带下，小便不利。（《别录》）治崩中带下，可敷恶疮。（《日华》）

尾

气味 有毒。宗奭曰：不可入目，令人昏翳。

鸵鸟

《拾遗》

释名 | 驼蹄鸡（《纲目》），食火鸡（《纲目》），骨托禽。

屎

气味 | 无毒。

主治 | 人误吞铁石入腹，食之立消。（藏器）

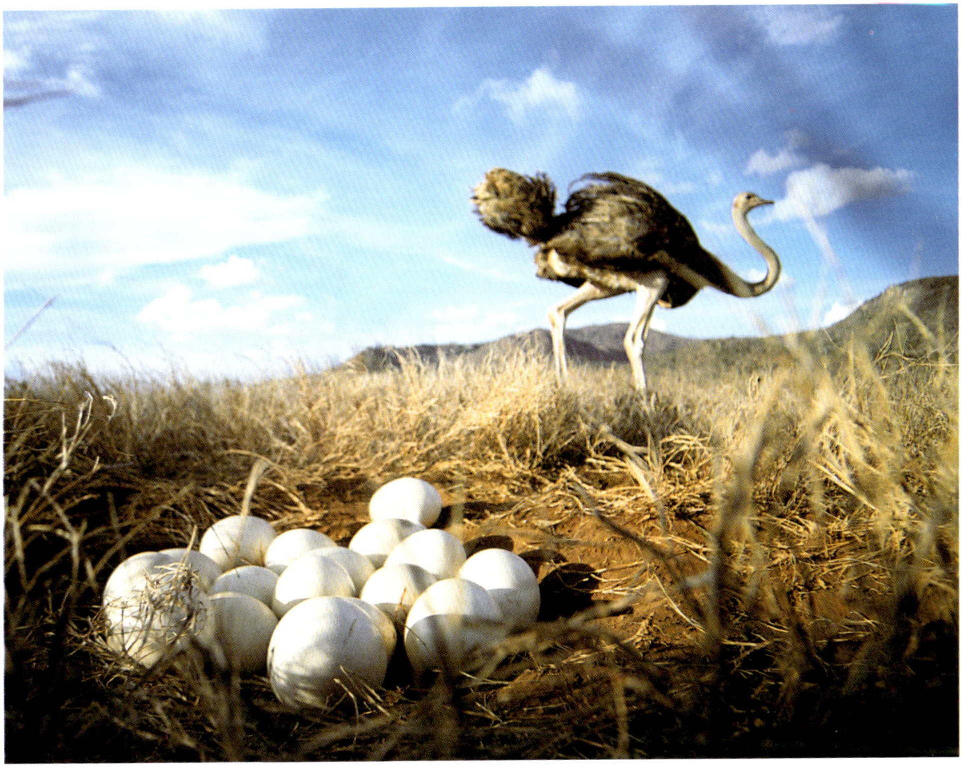

鸵鸟

鹰

《本经·中品》

释名｜角鹰（《纲目》），鹅鸠。

肉

｜主治｜食之治野狐邪魅。（藏器）

头

｜主治｜五痔，烧灰饮服。（《药性》）治痔瘘，烧灰，入麝香少许，酥酒服之。治头风眩晕，一枚烧灰，酒服。

｜附方｜

头目虚运◆车风（即鹰头也，去毛，焙）一个，川芎一两，为末。酒服三钱。（《选奇方》）

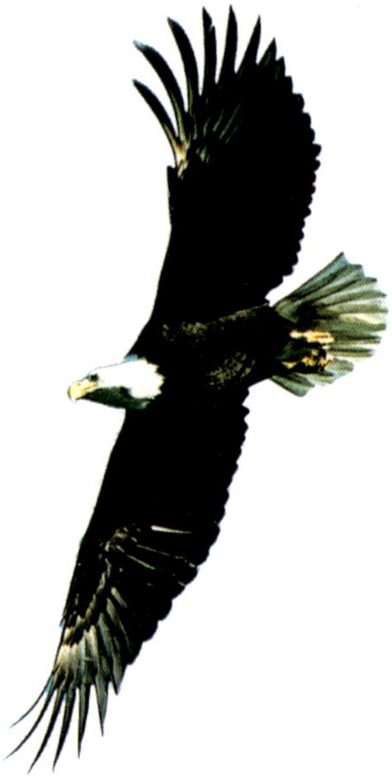

鹰

嘴及爪

｜主治｜五痔狐魅，烧灰水服。（藏器）

睛

｜主治｜和乳汁研之，日三注眼中，三日见碧霄中物，忌烟熏。（《药性》）

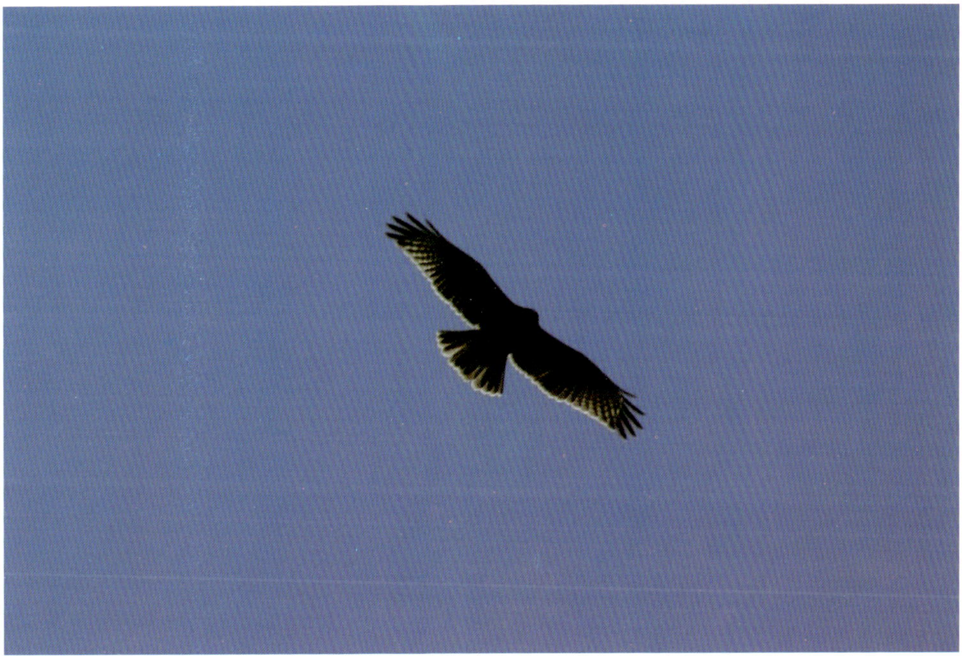

鹰

骨

主治 伤损接骨。烧灰，每服二钱，酒服。随病上、下，食前、食后。（时珍）

毛

主治 断酒。水煮汁饮，即止酒也。（《千金》）

屎白

气味 微寒，有小毒。

主治 伤挞灭痕。（《本经》）烧灰酒服，治中恶。（《药性》）烧灰，酒服方寸匕，主邪恶，勿令本人知。（苏恭）消虚积，杀劳虫，去面皰皯黯。（时珍）

附方

奶癖（凡小儿膈下硬如有物，乃俗名奶癖者也。只服温脾化积丸药，不可转泻）◆ 用黄鹰屎一钱，密陀僧一两，舶上硫黄一分，丁香二十一个，为末。每服一字，三岁已上半钱，用乳汁或白面汤调下。并不转泄，一复时取下青黑物。后服补药：以醋石榴皮（炙黑）半两，蚵蚾一分，木香一分，麝香半钱，为末。每服一字，薄酒调下，连吃二服。

面疱◆ 鹰屎白二分，胡粉一分，蜜和敷之。（《外台》）

灭痕◆《千金》用鹰屎白和人精敷，日三。《圣惠》用鹰屎二两，僵蚕一两半，为末，蜜和敷。《总录》用鹰屎白、白附子各一两，为末，醋和敷，日三五次，痕灭止。

食鲠◆ 鹰粪烧灰，水服方寸匕。（《外台》）

雕

《纲目》

释名 | 鹫（《山海经》），鷻（《说文》）。梵书谓之揭罗阇。

骨

主治 | 折伤断骨。烧灰，每服二钱，酒下，在上食后，在下食前，骨即接如初。（时珍出《接骨方》）

屎

主治 | 诸鸟兽骨鲠。烧灰，酒服方寸匕。（时珍）

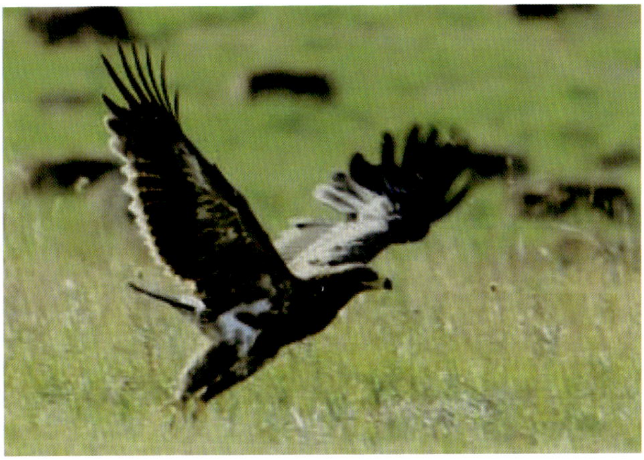

雕

鹗

《纲目》

释名 鱼鹰（《禽经》），雎鸠（周南），王雎，沸波（《淮南子》），下窟乌。

骨

主治 接骨。（时珍）

附方

接骨 ◆用下窟乌（即鹗也），取骨烧存性，以古铜钱一个，煅红醋淬七次，为末，等分。酒服一钱，不可过多。病在下空心，在上食后服，极有效验。须先夹缚定，乃服此。（《蔺道人方》）

嘴

主治 蛇咬。烧存性研末，一半酒服，一半涂之。（时珍）

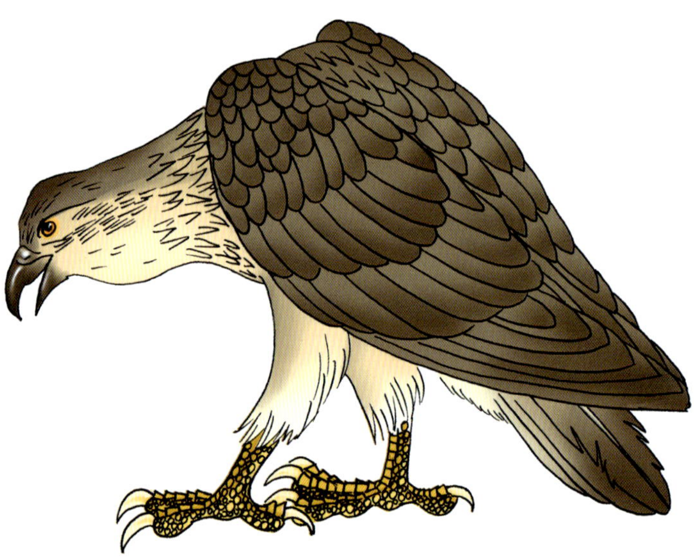

鹗

鸱

《别录·下品》

释名｜雀鹰（《诗疏》），鸢（《诗经》），隼，鹞。梵书谓之阿黎耶。

鸱头

｜气味｜咸，平，无毒。

｜主治｜头风目眩颠倒，痫疾。（《别录》）

｜附方｜

癫痫瘈疭◆飞鸱头三枚，铅丹一斤，为末，蜜丸梧子大。每酒服三丸，日三次。（《千金》）

旋风眩冒◆用鸱头（炒黄）一枚，真蔄茹、白术各一两，川椒半两（炒去汗），为末，蜜和丸梧子大。每酒下二十丸。（《圣惠》）

肉

｜主治｜食之，治癫痫。（孟诜）

食之，消鸡肉、鹌鹑成积。（时珍）

骨

｜主治｜鼻衄不止。取老鸱翅关大骨，微炙研末，吹之。（时珍）

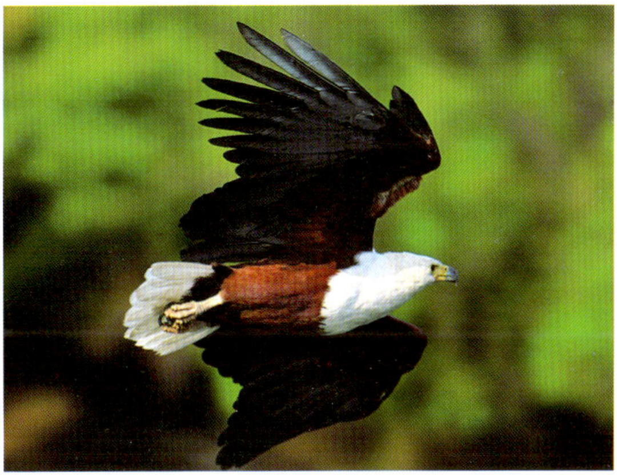

鸱

豕

《本经·下品》

释名 | 猪（《本经》），豚（《本经》），豭，彘，豮。

豭猪肉

| 气味 | 酸，冷，无毒。

| 主治 | 疗狂病久不愈。（《别录》）压丹石，解热毒，宜肥热人食之（《拾遗》）。补肾气虚竭。（《千金》）疗水银风，并中土坑恶气（《日华》）。

| 附方 |

小儿刮肠（痢疾，禁口闭目至重者）◆ 精猪肉一两，薄切炙香，以腻粉末半钱，铺上令食，或置鼻头闻香，自然要食也。（《活幼口议》）

浮肿胀满（不食）◆ 用猪脊肉一双，切生，以蒜、薤食之。（《心镜》）

破伤风肿◆ 新杀猪肉，乘热割片，贴患处。连换三片，其肿立消。（《简便》）

解丹石毒（发热困笃）◆ 用肥猪肉五斤，葱、薤半斤，煮食或作臛食。必腹鸣毒下，以水淘之，沙石尽则愈。（《千金翼》）

解钟乳毒（下利不止）◆ 食猪肉则愈。（《千金翼》）

小儿重舌◆ 取三家屠肉，切指大，摩舌上，儿立啼。（《千金方》）

小儿痘疮◆ 猪肉煮汁洗之。（《谭氏方》）

男女阴蚀◆ 肥猪肉煮汁洗，不过三十斤瘥。（《千金方》）

脂膏

| 气味 | 甘，微寒，无毒。反乌梅、梅子。

| 主治 | 煎膏药，解斑蝥、芫菁毒。（《别录》）解地胆、亭长、野葛、硫黄毒，诸肝毒，利肠胃，通小便，除五疸水肿，生毛发。（时珍）悦皮肤。作手膏，不皲裂。（陶弘景）胎产衣不下，以酒多服，佳。（徐之才）

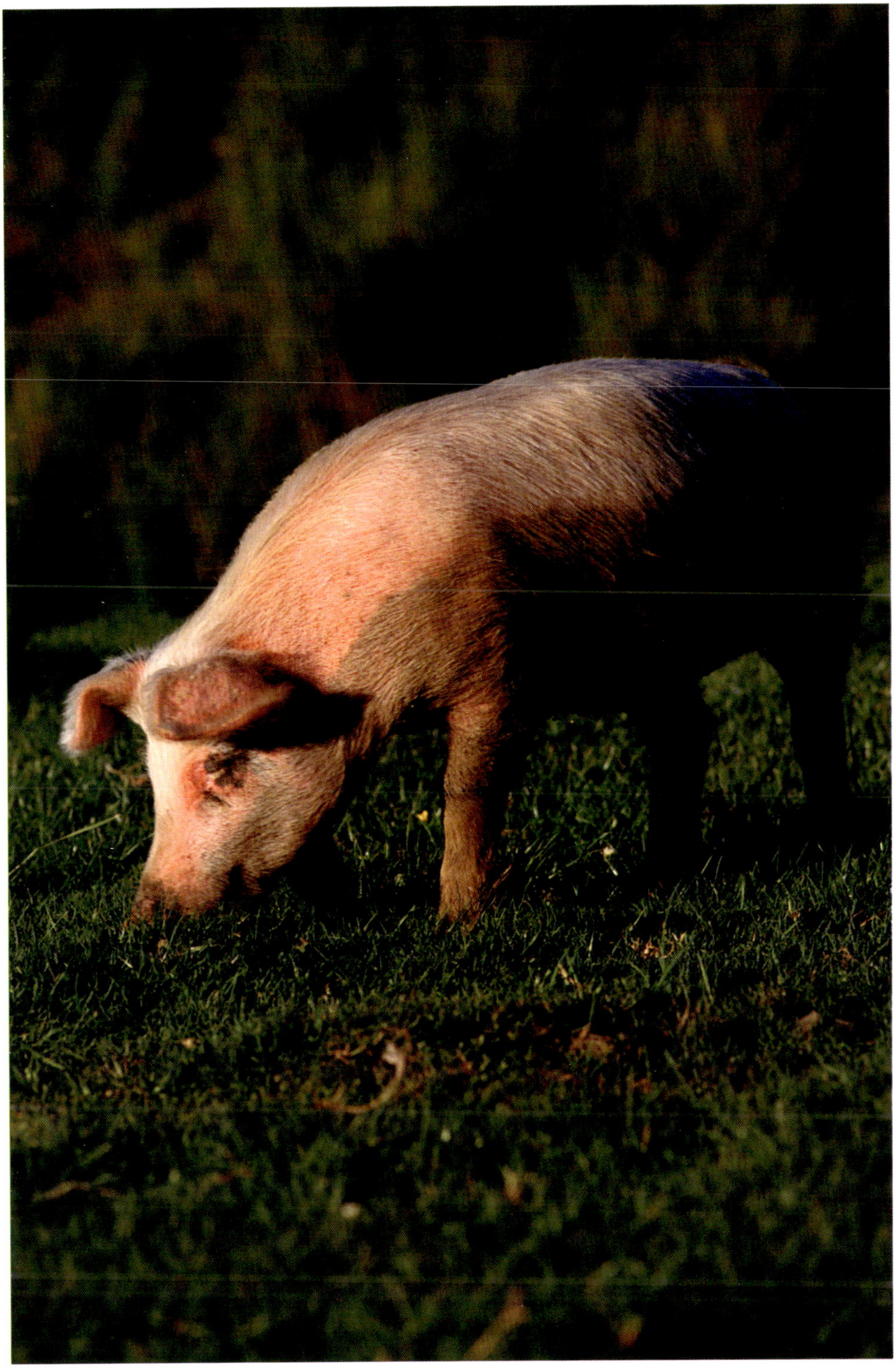

猪

| 附方 |

赤白带下◆炼猪脂三合，酒五合，煎沸顿服。（《千金方》）

小便不通◆猪脂一斤，水二升，煎三沸，饮之立通。（《千金方》）

关格闭塞◆猪脂、姜汁各二升，微火煎至二升，下酒五合，和煎分服。（《千金》）

痘疮便秘（四五日）◆ 用肥猪膘一块，水煮熟，切如豆大，与食。自然脏腑滋润，痂疕易落，无损于儿。（《陈文中方》）

上气咳嗽◆猪肪四两，煮百沸以来，切，和酱、醋食之。（《心镜》）

产后虚汗◆猪膏、姜汁、白蜜各一升，酒五合，煎五上五下。每服方寸匕。（《千金翼》）

胞衣不下◆猪脂一两，水一盏，煎五七沸，服之当下。（《圣惠方》）

发落不生◆以酢泔洗净，布揩令热。以腊猪脂，入生铁，煮三沸，涂之，遍生。（《千金翼》）

手足皴破◆猪脂着热酒中洗之。（《千金方》）

口疮塞咽◆用猪膏、白蜜一斤，黄连末一两，合煎取汁熬稠。每服枣许，日五服。（《千金》）

咽喉骨鲠◆吞脂膏一团。不瘥更吞之。（《千金方》）

身面疣目◆以猪脂揩之，令血出少许，神验不可加。（《千金》）

发背发乳◆猪脂切片，冷水浸贴。日易四五十片，甚妙。（《急救方》）

髓

| 气味 | 甘，寒，无毒。

| 主治 | 扑损恶疮。（颂）涂小儿解颅、头疮，及脐肿、眉疮、㾓疥。服之，补骨髓，益虚劳。（时珍）

| 附方 |

骨蒸劳伤◆猪脊髓一条，猪胆汁一枚，童便一盏，柴胡、前胡、胡黄连、乌梅各一钱，韭白七根，同煎七分，温服。不过三服，其效如神。（《瑞竹堂方》）

小儿颅解◆猪牙车骨煎取髓敷三日。（《千金方》）

小儿脐肿◆猪颊车髓十二铢，杏仁半两，研敷。（《千金》）

小儿眉疮 ◆猪颈骨髓六七枚，白胶香二钱，同入铜器熬稠，待冷为末，麻油调涂。

小儿头疮 ◆猪筒骨中髓，和腻粉成剂，火中煨香，研末。先温盐水洗净，敷之。也治肥疮出汗。（《普济方》）

血

|气味| 咸，平，无毒。

|主治| 生血：疗贲豚暴气，及海外瘴气。（《日华》）中风绝伤，头风眩晕，及淋沥。（苏恭）卒下血不止，清酒和炒食之。（思邈）清油炒食，治嘈杂有虫。（时珍）

|附方|

交接阴毒（腹痛欲死） ◆ 豭猪血乘热和酒饮之。（《肘后》）

杖疮出血 ◆猪血一升，石灰七升，和剂烧灰，再以水和丸，又烧，凡三次，为末敷之，效。（《外台》）

中射罔毒 ◆猪血饮之即解。（《肘后》）

蜈蚣入腹 ◆猪血灌之。或饱食，少顷饮桐油，当吐出。

心

|气味| 甘、咸，平，无毒。

|主治| 惊邪忧恚。（《别录》）虚悸气逆，妇人产后中风，血气惊恐。（思邈）补血不足，虚劣。（苏颂）

|附方|

心虚自汗（不睡者） ◆ 用豮猪心一个，带血破开，入人参、当归各二两，煮熟去药食之。不过数服，即愈。（《证治要诀》）

心虚嗽血 ◆沉香末一钱，半夏七枚，入猪心中，以小便湿纸包煨熟，去半夏食之。（《证治要诀》）

产后风邪（心虚惊悸） ◆ 用猪心一枚，五味，豉汁煮食之。（《心镜》）

急心疼痛 ◆猪心一枚，每岁入胡椒一粒，同盐、酒煮食。

肝（入药用子肝）

| 气味 | 苦，温，无毒。

| 主治 | 小儿惊痫。（苏恭）切作生，以姜、醋食，主脚气，当微泄。若先利，即勿服。（藏器）治冷劳脏虚，冷泄久滑赤白，带下，以一叶薄批，揾着诃子末炙之，再揾再炙，尽末半两，空腹细嚼，陈米饮送下。（苏颂）补肝明目，疗肝虚浮肿。（时珍）

| 附方 |

浮肿胀满，不下食◆猪肝一具洗切，着葱、豉、姜、椒炙食之。或单煮羹亦可。（《心镜》）

身面卒肿◆生猪肝一具细切，醋洗，入蒜、醋食之。勿用盐。

食即汗出（乃脾胃虚也）◆猪肝一斤薄切，瓦上曝干为末，煮白粥，布绞汁，众手丸梧子大。空心饮下五十丸，日五。（《心镜》）

目难远视（肝虚也）◆猪肝一具（细切去皮膜），葱白一握，用豉汁作羹，待熟下鸡子三个，食之。（《普济方》）

牙疳危急◆猪肝一具煮熟，蘸赤芍药末，任意食之。后服平胃散二三贴，即效。（《节要》）

女人阴痒◆炙猪肝纳入，当有虫出。（《肘后》）

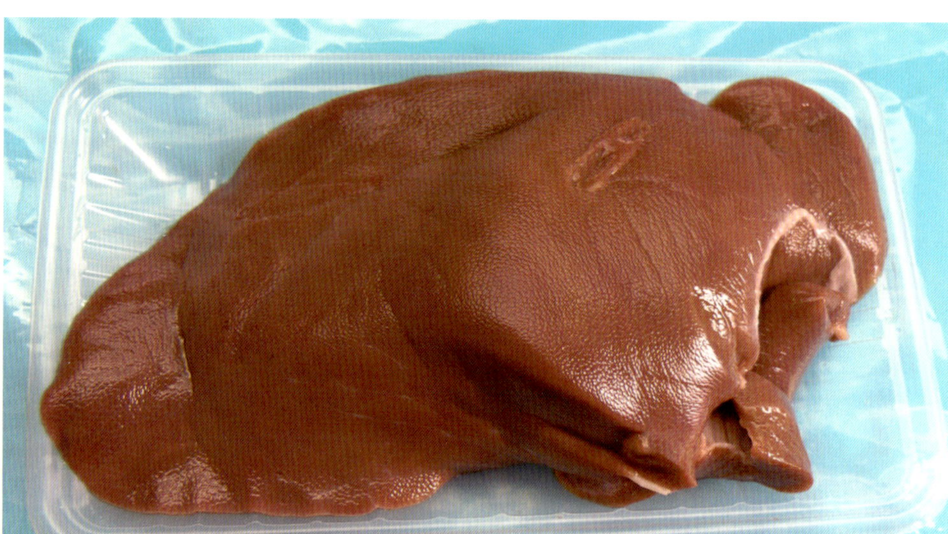

猪肝

脾（俗名联贴）

| 气味 | 涩，平，无毒。

| 主治 | 脾胃虚热，同陈橘红、人参、生姜、葱白，陈米煮羹食之。（苏颂）

| 附方 |

脾积痞块◆猪脾七个，每个用新针一个刺烂，以皮消一钱擦之，七个并同，以瓷器盛七日，铁器焙干。又用水红花子七钱，同捣为末。以无灰酒空心调下。一年以下者，一服可愈；五年以下者，二服；十年以下者，三服。（《保寿堂方》）

疟发无时◆胡椒、吴茱萸、高良姜各二钱，为末。以猪脾一条，作脍炒熟，一半滚药，一半不滚，以墨记定，并作馄饨煮熟。有药者吞之，无药者嚼下。一服效。（《卫生家宝方》）

肺

| 气味 | 甘，微寒，无毒。

| 主治 | 补肺。（苏颂）疗肺虚咳嗽，以一具，竹刀切片，麻油炒熟，同粥食。又治肺虚嗽血，煮蘸薏苡仁末食之。（时珍）

肾（俗名腰子）

| 气味 | 咸，冷，无毒。

| 主治 | 理肾气，通膀胱。（《别录》）补膀胱水脏，暖膝，治耳聋。（《日华》）补虚壮气，消积滞。（苏颂）除冷利。（孙思邈）止消渴，治产劳虚汗，下痢崩中。（时珍）

| 附方 |

肾虚遗精（多汗，夜梦鬼交）◆ 用猪肾一枚，切开去膜，入附子末一钱，湿纸裹煨熟，空心食之，饮酒一杯。不过三五服，效。（《经验方》）

肾虚阴痿（羸瘦，精衰少力）◆ 用豮猪肾（切片）一对，枸杞叶半斤，以豉汁一盏，同椒、盐煮羹食。（《经验方》）

肾虚腰痛◆用猪腰子一枚切片，以椒、盐淹去腥水，入杜仲末三钱在内，荷叶包煨

食之，酒上。（《本草权度》）

卒得咳嗽◆猪肾二枚，干姜三两，水七升，煮二升，稍服取汁。（《肘后方》）

久嗽不瘥◆猪肾二枚，入椒四七粒，水煮啖之。（《张文仲方》）

久泄不止◆猪肾一个劈开，掺骨碎补末，煨熟食之，神效。（《濒湖集简方》）

赤白下痢、腰痛◆用猪肾二枚研烂，入陈皮、椒、酱，作馄饨，空心食之。（《食医心镜》）

小儿头疮◆猪腰子一个，劈开去心、膜，入五倍子、轻粉末等分在内，以砂糖和面固济，炭火炙焦为末。清油调涂。（《经验良方》）

痈疽发背（初起者）◆用豮猪腰子一双，同飞面捣如泥，涂之即愈。

肚

|气味|甘，微温，无毒。

|主治|补中益气止渴，断暴痢虚弱。（《别录》）补虚损，杀劳虫。酿黄糯米蒸捣为丸，治劳气，并小儿疳蛔黄瘦病。（《日华》）消积聚癥瘕，治恶疮。（吴普）

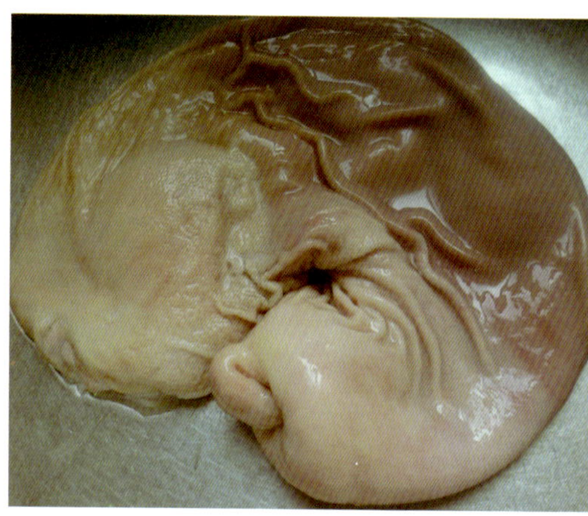

猪肚

|附方|

补益虚羸◆用猪肚一具，入人参五两，蜀椒一两，干姜一两半，葱白七个，粳米半升在内，密缝，煮熟食。（《千金翼》）

水泻不止◆用豮猪肚一枚，入蒜煮烂捣膏，丸梧子大。每米饮服三十丸。

老人脚气◆猪肚一枚，洗净切作生，以水洗，布绞干，和蒜、椒、酱、醋五味，常食。也治热劳。（《养老方》）

赤白癜风◆白煮猪肚一枚，食之顿尽。忌房事。（《外台》）

疥疮痒痛◆猪肚一枚，同皂荚煮熟，去荚食之。（《救急》）

头疮白秃◆《普济》用新破猪肚勿洗。热搨之。须臾虫出。不尽再作。（《孙氏方》）用猪肚一个，入砒一两，扎定，以黄泥固济，煅存性为末，油和敷。以椒汤洗。

虫牙疼痛◆用新杀猪肚尖上涎，绢包咬之。数次虫尽即愈。唐氏用枳壳末拌之。

肠

|**气味**| 甘，微寒，无毒。

|**主治**| 虚渴，小便数，补下焦虚竭。（孟诜）止小便。（《日华》）去大小肠风热，宜食之。（苏颂）润肠治燥，调血痢脏毒。（时珍）

|**附方**|

肠风脏毒◆《救急》用猪大肠一条，入芫荽在内，煮食。《奇效》用猪脏，入黄连末在内，煮烂，捣丸梧子大。每米饮服三十丸。又方：猪脏入槐花末令满，缚定，以醋煮烂，捣为丸如梧桐子大。每服二十丸，温酒下。

脏寒泄泻（体倦食减）◆ 用猪大脏一条，去脂洗净，以吴茱萸末填满，缚定蒸熟，捣丸梧子大。每服五十丸，米饮下。（《奇效良方》）

脬（亦作胞）

|**气味**| 甘、咸，寒，无毒。

|**主治**| 梦中遗溺，疝气坠痛，阴囊湿痒，玉茎生疮。

|**附方**|

梦中遗溺◆用猪脬洗炙食之。（《千金》）

产后遗尿◆猪胞、猪肚各一个，糯米半升，入脬内，更以脬入肚内，同五味煮食。（《医林集要》）

疝气坠痛◆用猪脬一枚洗，入小茴香、大茴香、破故纸、川楝子等分填满，入青盐一块缚定，酒煮熟食之，酒下。其药焙捣为丸，服之。

消渴无度◆干猪胞十个，剪破去蒂，烧存性为末。每温酒服一钱。（《圣济总录》）

肾风囊痒◆用猪尿胞火炙，以盐酒吃之。（《救急》）

玉茎生疮臭腐◆用猪胞（连尿，去一半，留一半）一枚，以煅红新砖焙干为末，入

黄丹一钱。掺之，三五次瘥。先须以葱、椒汤洗。（《奇效方》）

白秃癞疮 ◆洗刮令净，以猪胞乘热裹之，当引虫出。

胆

| **气味** | 苦，寒，无毒。

| **主治** | 伤寒热渴。（《别录》）骨热劳极，消渴，小儿五疳，杀虫（苏颂）。通小便，敷恶疮，杀疳䘌，治目赤目翳，明目，清心脏，凉肝脾。入汤沐发，去腻光泽（时珍）。

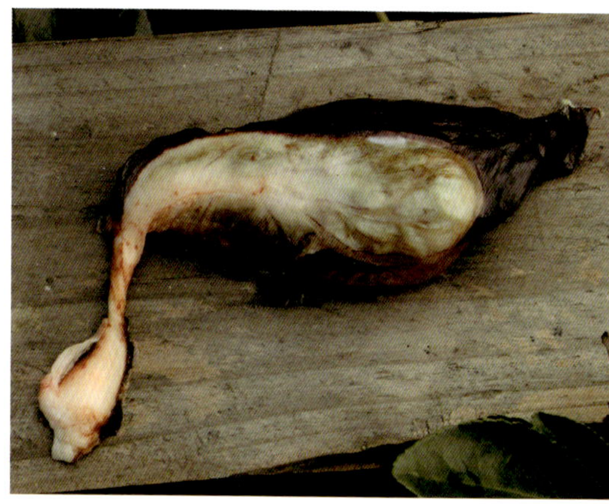

猪胆

| **附方** |

赤白下痢 ◆十二月腊猪胆百枚，俱盛黑豆入内，着麝香少许，阴干。每用五七粒为末，生姜汤调服。（《奇效方》）

小便不通 ◆猪胆一枚，热酒和服。又用猪胆连汁，笼住阴头。一二时汁入自通。

目赤肿痛 ◆猪胆一枚，和盐绿五分，点之。（《普济方》）

火眼赤痛 ◆猪胆一个，铜钱三文，同置盏内蒸干，取胆丸粟米大，安眼中。（《圣惠方》）

小儿初生 ◆猪胆入汤浴之，不生疮疥。（姚和众）

产妇风疮（因出风早） ◆用猪胆一枚，柏子油一两，和敷。（《杏林摘要》）

骨

| **主治** | 中马肝、漏脯、果、菜诸毒，烧灰，水服方寸匕，日三服。颊骨：烧灰，治痘陷；煎汁服，解丹药毒。（时珍）

| **附方** |

三消渴疾 ◆用猪脊骨一尺二寸，大枣四十九枚，新莲肉四十九粒，炙甘草二两，西木香一钱，水五碗，同煎取汁，渴则饮之。（《三因方》）

浸淫诸疮◆猪牙车骨（年久者）椎破，烧令脂出，乘热涂之。（《普济方》）

下痢红白◆腊猪骨烧存性，研末，温酒调服三钱。

蹄

|气味| 甘、咸，小寒，无毒。

|主治| 煮汁服，下乳汁，解百药毒，洗伤挞诸败疮。（《别录》）滑肌肤，去寒热。（苏颂）煮羹，通乳脉，托痈疽，压丹石。煮清汁，洗痈疽，清热毒，消毒气，去恶肉，有效。（时珍）《外科精要》洗痈疽有猪蹄汤数方，用猪蹄煮汁去油，煎众药蘸洗也。

|附方|

妇人无乳◆《外台》用母猪蹄一具，水二斗，煮五六升，饮之。或加通草六分。《广济》用母猪蹄四枚，水二斗，入土瓜根、通草、漏芦各三两，再煮六升，去滓，纳葱、豉作粥或羹食之。或身体微热，有少汗出佳。未通再作。

痈疽发背◆母猪蹄一双，通草六分，绵裹煮羹食之。（《梅师》）

天行热毒（攻手足肿痛欲断）◆ 用母猪蹄一具去毛，以水一斗，葱白一握，煮汁，入少盐渍之。（《肘后》）

悬蹄甲（一名猪退）

|气味| 咸，平，无毒。

|主治| 五痔，伏热在腹中，肠痈内蚀。（《本经》）同赤木烧烟熏，辟一切恶疮。（仲景）

|附方|

肺气喘喘◆猪爪甲二枚烧灰研，入麝香一枚同研，茶服。（《普济》）

定喘化痰◆用猪蹄甲四十九个，洗净，每甲纳半夏、白矾各一字，罐盛固济，煅赤为末，入麝香一钱匕。每用糯米饮下半钱。（《经验良方》）

久咳喘急◆猪蹄甲四十九枚，以瓶子盛之，安天南星（一枚）盖之，盐泥固济，煅烟出为度。取出，入款冬花半两，麝香、龙脑少许，研匀。每服一钱，食后煎桑白皮汤下。名黑金散。（《总录》）

小儿寒热及热气中人◆ 用猪后蹄甲烧灰，乳汁调服一撮，日二服。（《千金》）

痘疮入目◆猪蹄爪甲烧灰，浸汤滤净，洗之甚妙。（《普济方》）

癍痘生翳（半年以上者，一月取效；一年者不治）◆ 用猪悬蹄二两（瓦瓶固济，煅），蝉蜕一两，羚羊角一分，为末。每岁一字，三岁已上三钱，温水调服，一日三服。（《钱氏小儿方》）

小儿白秃◆猪蹄甲七个，每个入白矾一块，枣一个，烧存性研末，入轻粉，麻油调搽，不过五上愈。

尾

| **主治** | 腊月者，烧灰水服，治喉痹。和猪脂，涂赤秃发落。（时珍）

| **别名** | 无。

| **来源** | 无。

| **形态特征** | 无。

| **性味归经** | 甘，寒。归心、脑、肝、肾经。

| **功效主治** | 补益脑髓，疏风，润泽生肌。主治头痛、眩晕、失眠、手足皲裂、痈肿、冻疮。

| **用法用量** | 任意炖食或煎炒 。

| **实用药膳** |

金钱银花炖瘦肉

原料 瘦猪肉块600克，金钱草80克（鲜者200克），金银花60克（鲜品150克），黄酒20毫升。

制法 将金钱草、金银花用纱布包好，与瘦猪肉块共加水浸没，武火烧沸后加入黄酒，改文火炖2小时，取出药包即成。

功效 清热解毒，化石。

适用 胆囊炎，胆管炎，胆结石。

溪黄草煲瘦肉

原料 瘦猪肉100克，溪黄草30克。

制法 将瘦猪肉切细，加适量水，与溪黄草共小火煮汤至肉熟烂服。

功效 清肝利胆。

适用 慢性胆囊炎、胆石症，症状特征为口苦、胁肋胀痛不适、小便黄赤。

归参牛膝猪腰

原料 猪肾（猪腰）500克，当归10克、党参10克、牛膝10克，酱油，醋、姜丝、蒜末、香油适量。

制法 将猪肾切开，剔去筋膜、肾盂；将当归、党参、牛膝装入纱布袋，扎紧口。诸料同放铝锅内，加适量水清炖至猪肾熟透，捞出猪肾切成薄片，放入盘里，拌入酱油、醋、姜丝、蒜末、香油即成。

功效 养血益气，补肾壮腰。

适用 跌打损伤，慢性腰扭伤。

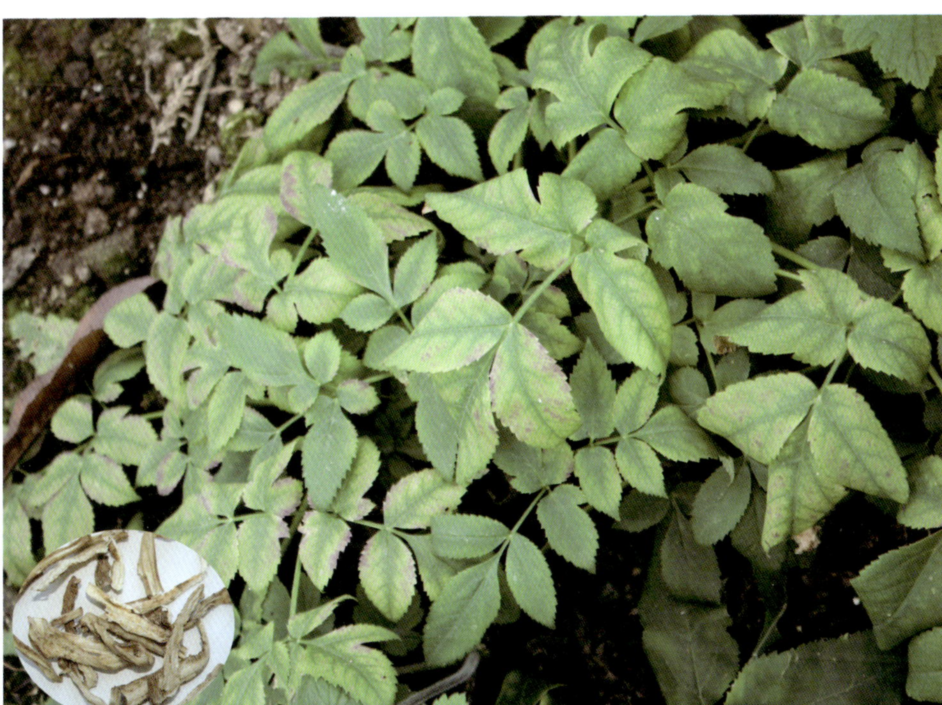

当归

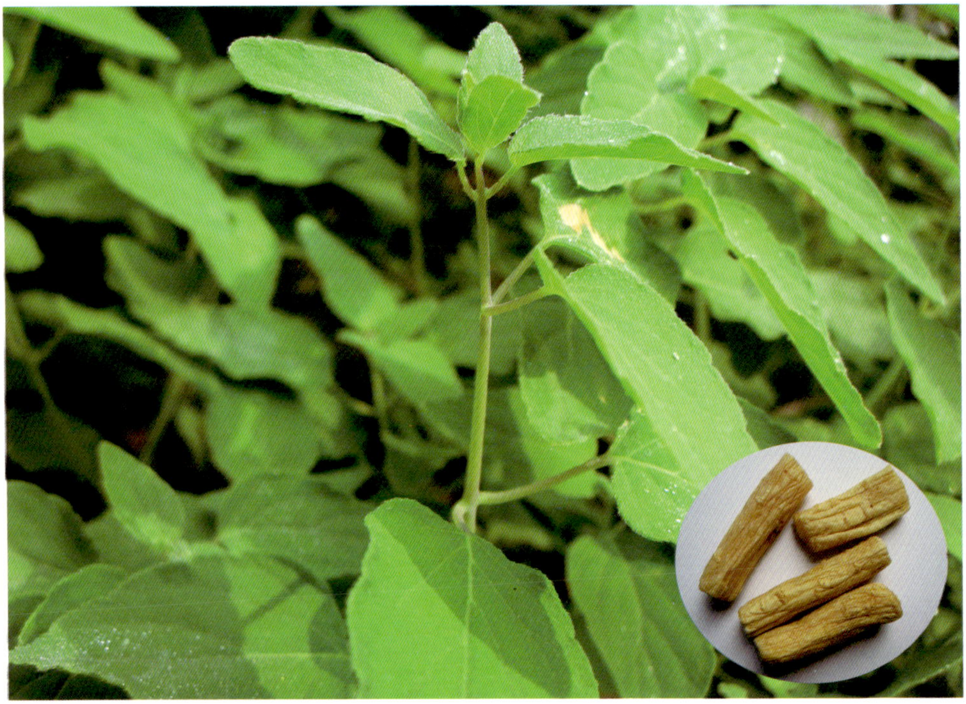

党参

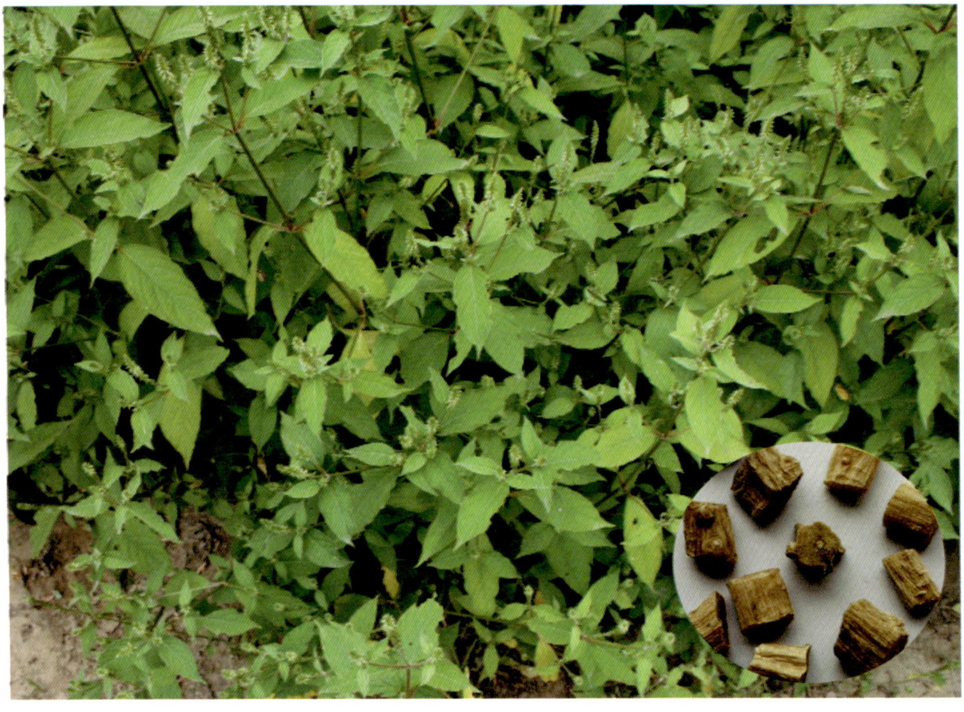

牛膝

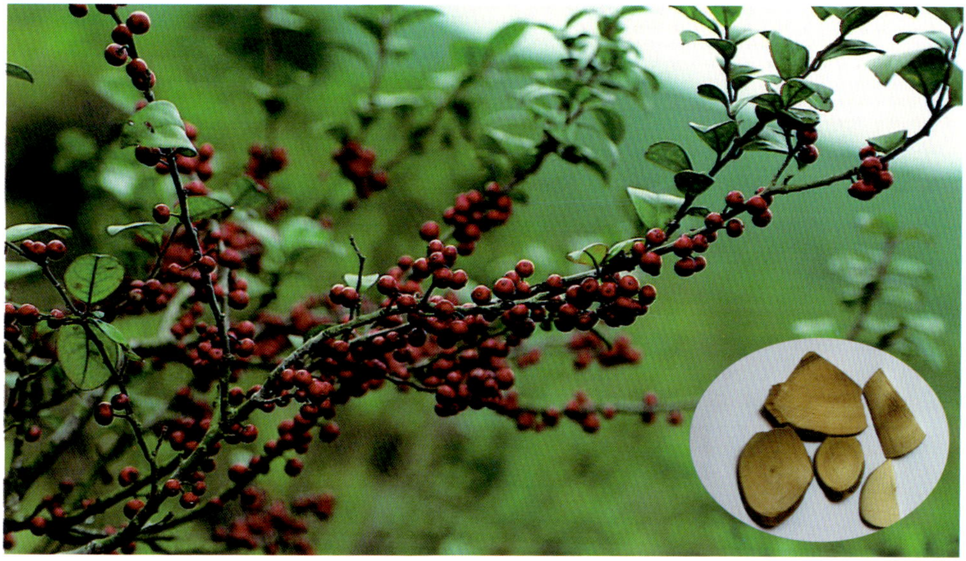

毛冬青

毛冬青汤

原料 猪蹄1只，毛冬青100克，水3升。

制法 猪蹄去杂毛洗净，与毛冬青一同加水，文火煎煮取汁1升，分作5次趁热饮服，每日2次。

功效 清热解毒，活血通脉。

适用 脉络瘀热型血栓闭塞性脉管炎。

猪脚伸筋汤

原料 薏苡仁60克，木瓜60克，伸筋草60克，千年健60克，猪脚1～2只。

制法 薏苡仁、木瓜、伸筋草、千年健用纱布包好，与猪脚一同放锅内，文火煨烂、去渣，不放盐。

功效 祛风湿，补肝肾。

双耳炖猪血

原料 水发木耳75克，水发银耳75克，香菜10克，猪血200克，水500克，香油、熟猪油、食盐、味精、葱末、姜末、料酒适量。

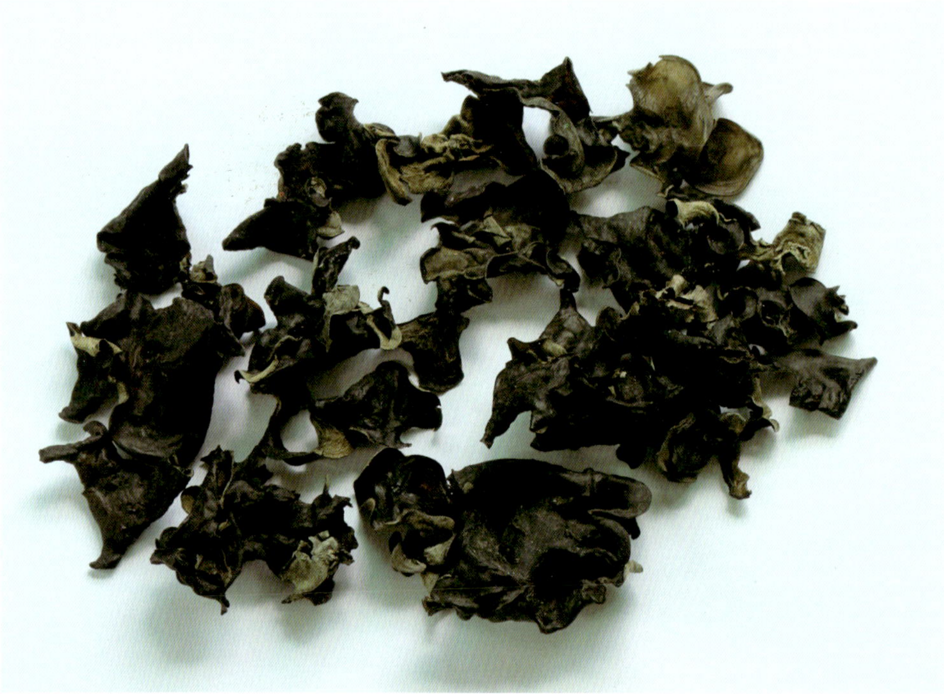

木耳

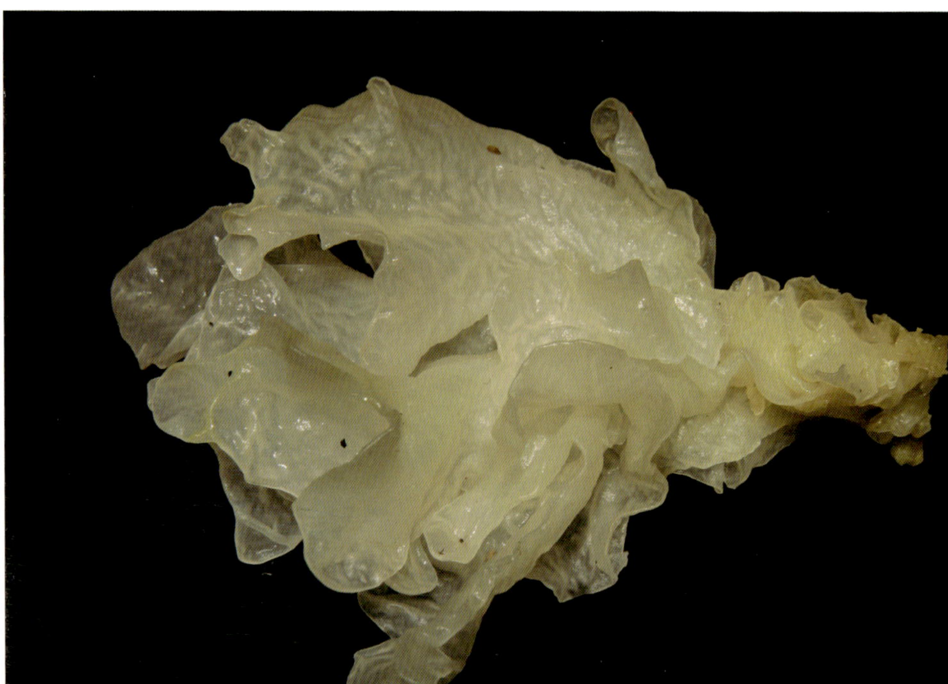

银耳

制法 将猪血块切成厚片。木耳、银耳均切成片。香菜切成段。锅内放熟猪油、下入葱末、姜末炝香，烹入料酒，加清水，下入猪血块烧开，撇净浮沫。下入木耳、银耳、精盐炖至熟透，加味精，装入碗内，撒上香菜段即成。

功效 养血，润肠通便。

适用 大便出血，便血日久，症见面色无华等。

西芹炒猪腰

原料 西芹100克，猪腰2个，大红椒1只，生姜10克，花生油20克，盐5克，味精5克，白糖2克，湿生粉适量，鸡油少许。

制法 将菟丝子、桑椹子、韭菜、生姜洗净并用白纱布装好；猪腰切开，去白脂膜洗净，切厚片。将全部用料放入油锅内炒熟，用湿生粉勾芡，淋入香油，出锅装盘即成。

功效 补益肝肾，黑发养颜。

适用 腰酸不适，夜尿多，妇女带下，耳鸣失眠，须发早白，视物不清等。

玉米须炖猪肉

原料 玉米须30克，猪瘦肉120克，精盐、味精适量。

制法 将玉米须洗净，猪瘦肉切成薄片，一起放入陶瓷罐内，加水500克，上蒸笼蒸，至猪肉熟透，加精盐、味精即成。

功效 神中益气，清血热，治血崩。

适用 血热型崩漏。

木耳红枣瘦肉汤

原料 瘦猪肉250克，黑木耳30克，红枣6个，水适量。

制法 将黑木耳用清水浸发、去蒂，瘦猪肉切块，红枣去核。全部用料一并入锅，加适量清水，武火煮沸后改文火煲2小时，调味即成。

功效 养血止血。

适用 血虚型月经量多，症状特征为眩晕、月经量多色淡、漏下不绝、形体虚弱、面色苍白、食欲减退。也可用于缺血性贫血、产后贫血等。

花生红枣炖猪蹄

原料 带皮花生仁100克，红枣15枚，猪蹄7～8块，盐1/4小匙，米酒1小匙。

制法 将花生仁泡水8小时以上，猪蹄洗净。放入滚水焯烫，去除毛脂，捞出；红枣洗净。猪蹄、花生和红枣，连同花生的泡汁一起放入锅内，加入5杯水和盐、米酒，炖煮至花生与猪蹄熟软即可。

功效 补气血，增乳汁。

金樱子猪小肚汤

原料 猪小肚2个，金樱子30克，生姜4片，水、盐。

制法 将猪小肚用盐擦洗干净，放滚水中拖去臊味，与金樱子、生姜同入锅，加适量清水，武火煮沸后改文火煲1～2小时，调味即成。

功效 补肾止带。

适用 肾气不足型老年性阴道炎，症见腰膝酸软、白带过多。清稀微腥，淋沥不绝，小便清长，夜尿频多。亦可用于肾气虚型脱肛，子宫下垂，崩漏等。

山药糯米炖猪肚

原料 猪肚1只，山药50克，糯米250克，料酒、姜、葱、盐、味精、胡椒粉适量。

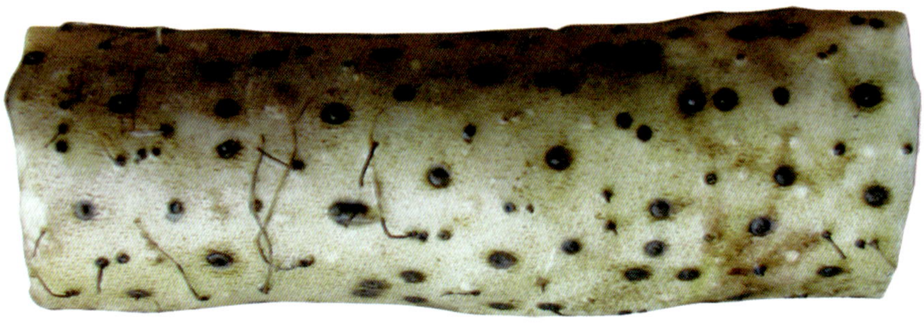

山药

制法 将山药润透切片；糯米去泥沙，淘洗干净；猪肚洗净；姜切片，葱切段。将山药、糯米装入猪肚内，缝上口，置入锅内，加入姜、葱、料酒和水，用武火烧沸，再用文火炖煮45分钟，加入盐、味精、胡椒粉即成。

用法 每日1次，每次吃猪肚、山药、糯米，佐餐食用。

功效 暖脾胃，补中气，固肾腰。

适用 脾胃虚寒，虚劳咳嗽，遗精，消渴，小便频数，小儿疳积等。

催乳酒

原料 猪蹄（煮烂捣碎）1个，通草60克，黄酒1 000毫升。

制法 前2味，用黄酒浸泡2日后滤酒备用。

用法 尽量多服，以不醉为度。每日3次，温服。

功效 通经下乳，补血。

适用 产后体虚，乳汁少或无乳汁。

猪蹄粥

原料 猪蹄2个，通草5克，漏芦10克，粳米100克，葱白2根。

制法 先将猪蹄煮熟取汤，再煎通草、漏芦取汁，然后将猪蹄汤同药汁、粳米煮粥，粥熟时放入葱白稍煮即可。

功效 通乳汁，利血脉。

适用 产后无奶，乳汁不通。

五味银杏猪肺汤

原料 猪肺1只，五味子10克，银杏10克，精盐、黄酒适量。

制法 将猪肺的肺管套在自来水龙头上，反复冲洗干净，撕去外皮，切成小块，投入沸水中焯透，然后再投入清水中漂凉待用。砂锅置火上，放入五味子、银杏，加少量水，煎汁去渣，制成药汁。砂锅置火上，注入清水，用旺火烧开，放入猪肺块，倒入药汁、黄酒，改用小火慢炖至猪肺软烂，用盐调味即成。

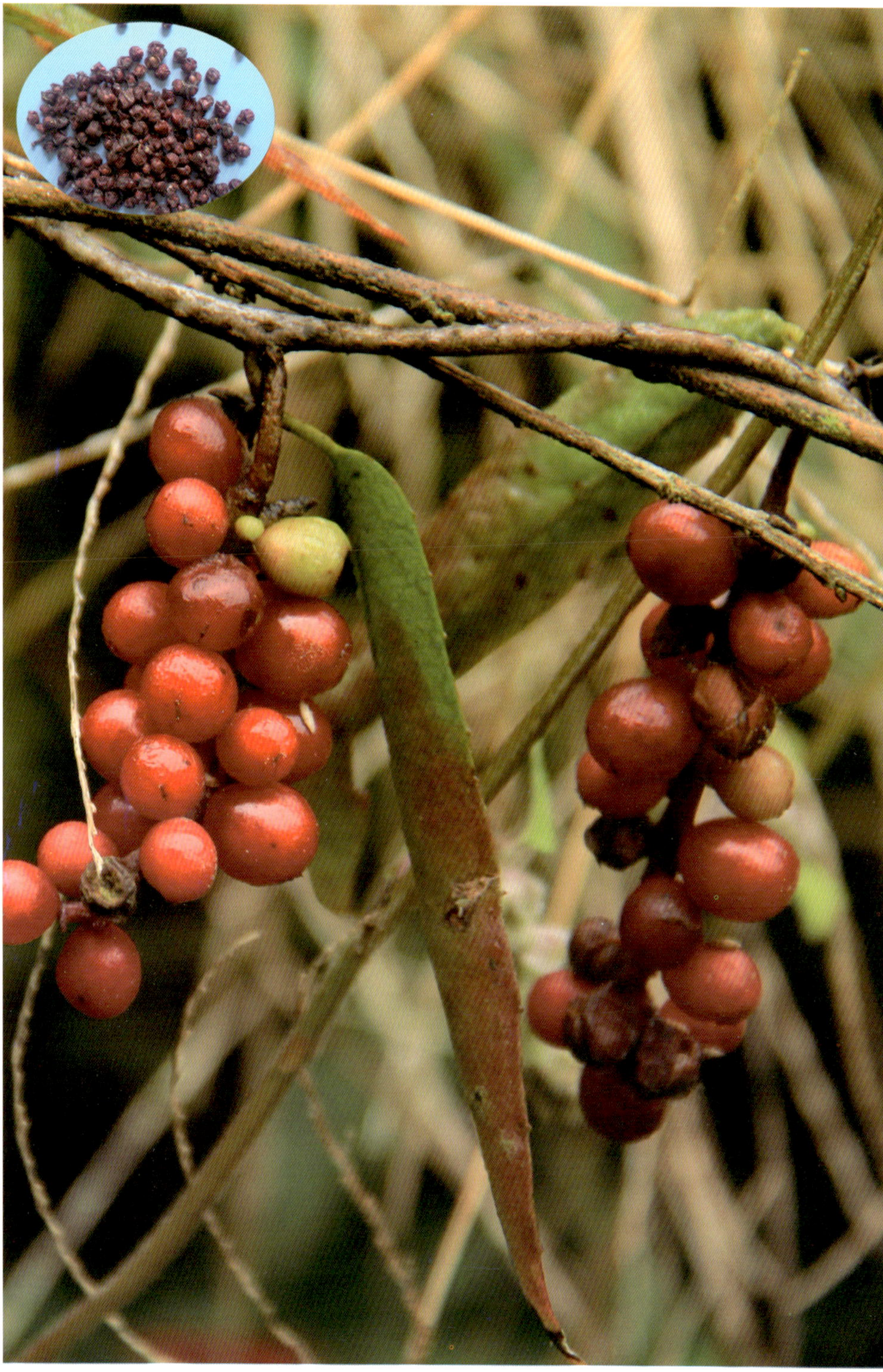

五味子

功效 止咳平喘，补虚劳，壮筋骨，补肺肾。

适用 喘息型慢性支气管炎患者。

花仁炖猪皮

原料 花生仁250克、猪肉皮200克，精盐、味精、葱花、姜末适量。

制法 将花生仁淘洗干净；猪肉皮去毛洗净，入沸水锅煮至半熟，捞出切丁。将花生仁、猪肉皮丁、精盐、味精、姜末入锅，加清水烧沸，后改用小火炖至猪肉皮烂熟，撒上葱花即可。

功效 延缓衰老及维持脑神经正常活动功能。

茺蔚煎猪肝

原料 茺蔚子10克，红枣10枚，猪肝200克，花生油50毫升，食醋、精盐、葱白、红曲、味精、酱油适量。

制法 茺蔚子，洗净，红枣（去核）洗净，分两次煮煎，取浓缩汁100毫升。猪肝，切成薄片状，放入少许食醋、精盐、酱油拌腌片刻，于油锅内快爆至变色，放入浓缩药汁、葱白、红曲炒匀即可。

功效 清肝明目，调经降压。

适用 高血压病和目赤肿痛或妇女月经不调。

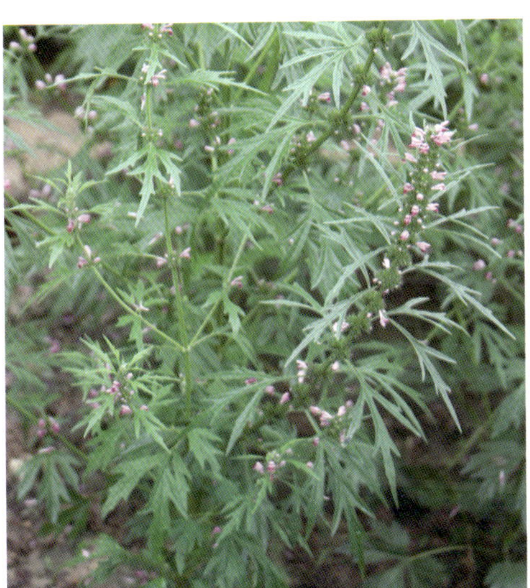

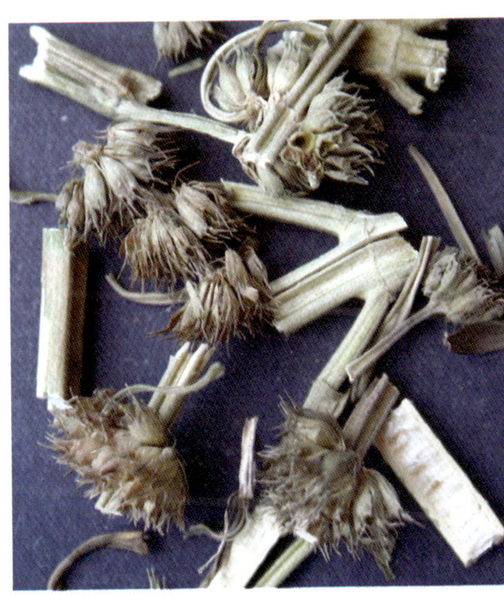

茺蔚

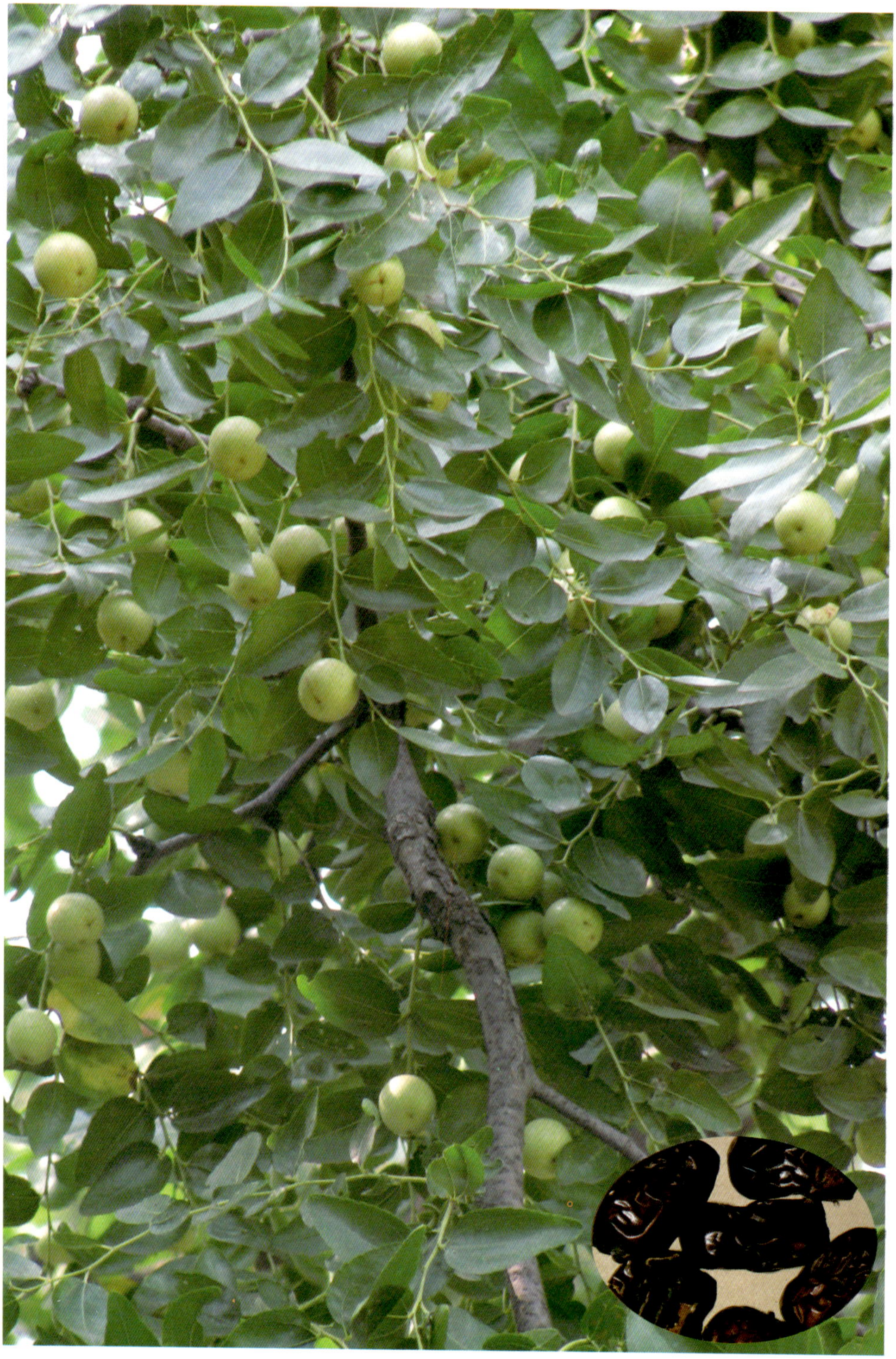

大枣

丝瓜瘦肉猪肝汤

原料 猪肝100克，猪瘦肉100克，丝瓜500克，干贝30克。

制法 先将丝瓜去皮，削块状；猪肝、猪瘦肉洗净，切成薄片，用调味料腌10分钟；然后把丝瓜、姜片放入开水锅内，用文火焯几分钟，再放入猪肝、猪瘦肉炖至熟，调味即可。

用法 趁热食菜饮汤。

功效 清热解暑，洁肤除斑。

黄芪猪肝汤

原料 猪肝500克，黄芪60克，精盐适量。

制法 将猪肝洗净，切成薄片。黄芪切成片后放入纱布袋，与猪肝片同放入锅内，加水适量，用大火烧沸后转用小火煨熟，去药袋不用，稍加精盐调味即成。

功效 益气，养血，通乳。

狗

《本经·中品》

释名｜犬（《说文》），地羊。

肉（黄犬为上，黑犬、白犬次之）

气味 咸、酸，温，无毒。

主治 安五脏，补绝伤，轻身益气。（《别录》）宜肾。（思邈）补胃气，壮阳道，暖腰膝，益气力。（《日华》）补五劳七伤，益阳事，补血脉，厚肠胃，实下焦，填精髓，和五味煮，空心食之。凡食犬不可去血，则力少不益人。（孟诜）

附方

大补元气◆用黄犬肉一只，煮一伏时，捣如泥，和汁拌炊糯米三斗，入曲如常酿酒。候熟，每旦空心饮之。（《养老方》）

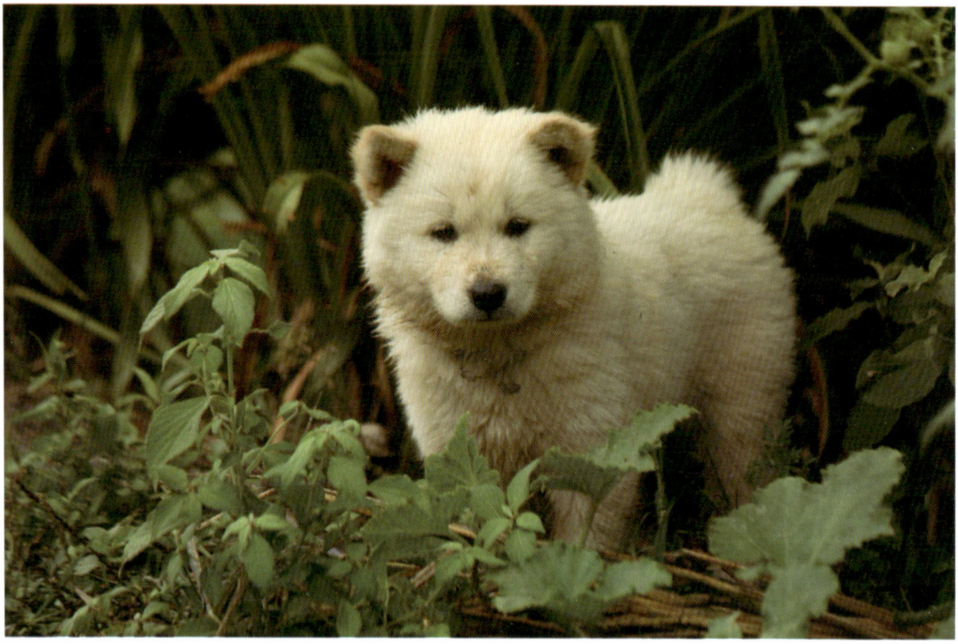

狗

男子、妇人一应诸虚不足，骨蒸潮热等证◆ 用黄童子狗一只，去皮毛肠肚同外肾，于砂锅内用酒醋八分，水二升，入地骨皮一斤，前胡、黄芪、肉苁蓉各四两，同煮一日。去药，再煮一夜。去骨，再煮肉如泥，擂滤。入当归末四两，莲肉、苍术末各一斤，厚朴、橘皮末十两，甘草末八两，和杵千下，丸梧子大。每空心盐酒下五七十丸。（《乾坤秘韫》）

脾胃虚冷（腹满刺痛）◆ 肥狗肉半斤。以米同盐、豉煮粥，频食一两顿。（《心镜》）

虚寒疟疾◆黄狗肉煮臛，入五味，食之。

气水鼓胀◆狗肉一斤切，和米煮粥，空腹食之。（《心镜》）

浮肿屎涩◆肥狗肉五斤熟蒸，空腹食之。（《心镜》）

卒中恶死◆破白狗搨心上，即活。（《肘后方》）

痔漏有虫◆《钤方》用狗肉煮汁，空腹服，能引虫也。《危氏》用熟犬肉蘸蓝汁，空心食，七日效。

蹄肉

| **气味** | 酸，平。

| **主治** | 煮汁，能下乳汁。（《别录》）

血（白狗者良）

| **气味** | 咸，温，无毒。

| **主治** | 白狗血：治癫疾发作。乌狗血：治产难横生，血上抢心，和酒服之。（《别录》）补安五脏。（《日华》）热饮，治虚劳吐血，又解射罔毒。点眼，治痘疮入目。又治伤寒热病发狂见鬼及鬼击病，辟诸邪魅。（时珍）

| **附方** |

热病发狂（伤寒、时气、温病六七日，热极发狂，见鬼欲走）◆ 取白狗从背破取血，乘热摊胸上，冷乃去之。此治垂死者亦活。无白犬，但纯色者亦可。（《肘后方》）

鬼击之病（胁腹绞痛，或即吐血、衄血、下血，一名鬼排）◆ 白犬头取热血一升，饮之。（《百一方》）

小儿卒痫◆刺白犬血一升，含之。并涂身上。（《葛氏方》）

卒得病疮（常时生两脚间）◆用白犬血涂之，立愈。（《肘后方》）

两脚癣疮◆白犬血涂之，立瘥。（《奇效》）

疔疮恶肿◆取白犬血频涂之，有效。（《肘后》）

乳汁（白犬者良）

|主治| 十年青盲。取白犬生子目未开时乳，频点之。狗子目开即瘥。（藏器）赤秃发落，频涂甚妙。（时珍）

|附方|

拔白◆白犬乳涂之。（《千金》）

断酒◆白犬乳，酒服。（《千金》）

肝

|主治| 肝同心捣，涂狂犬咬。又治脚气攻心，切生，以姜、醋进之，取泄。先泄者勿用。（藏器）

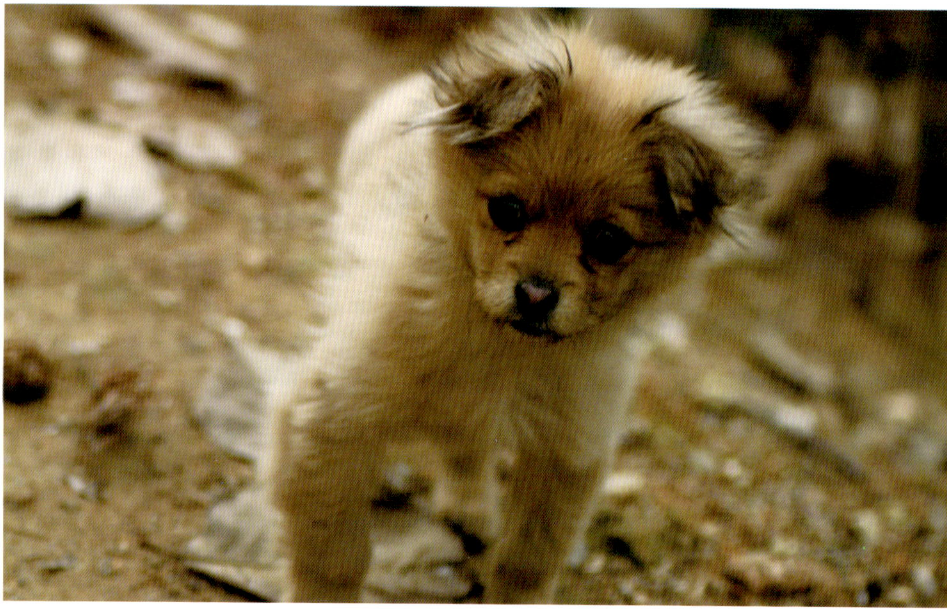

狗

附方

下痢腹痛◆狗肝（切）一具，入米一升煮粥，合五味食。（《心镜》）

心风发狂◆用狗肝一具劈开，以黄丹、硝石各一钱半，研匀擦在肝内，用麻缚定，水一升煮熟。细嚼，以本汁送下。（《杨氏家藏》）

胆（青犬、白犬者良）

气味 苦，平，有小毒。

主治 明目。（《本经》）主鼻衄聤耳，止消渴，杀虫除积，能破血。凡血气痛及伤损者，热酒服半个，瘀血尽下。（时珍）治刀箭疮。（《日华》）去肠中脓水。又和通草、桂为丸服，令人隐形。（孟诜）

附方

眼赤涩痒◆犬胆汁注目中，效。（《圣惠》）

肝虚目暗◆白犬胆一枚，萤火虫二七枚，阴干为末，点之。（《圣惠》）

目中脓水◆上伏日采犬胆，酒服之。（《圣济总录》）

拔白换黑◆狗胆汁涂之。（《千金》）

反胃吐食（不拘丈夫妇人老少，远年近日）◆用五灵脂末，黄狗胆汁和，丸龙眼大，每服一丸，好酒半盏磨化服。不过三服，即效。（《本事》）

赤白下痢◆腊月狗胆一百枚，每枚入黑豆充满，麝香少许。每服一枚，赤以甘草、白以干姜汤送下。（《奇效良方》）

头骨（黄狗者良）

气味 甘、酸，平，无毒。

主治 金疮止血。（《别录》）烧灰，治久痢、劳痢。和干姜、莨菪炒见烟，为丸，空心白饮服十丸，极效。（甄权）烧灰，壮阳止疟。（《日华》）治痈疽恶疮，解颅，女人崩中带下。（时珍）

附方

小儿久痢◆狗头烧灰，白汤服。（《千金》）

小儿解颅◆黄狗头骨炙为末，鸡子白和，涂之。（《直指》）

赤白久痢◆腊月狗头骨（烧灰）一两半，紫笋茶（末）一两，为末。每服二钱，米饮下。（《圣惠方》）

赤白带下（不止者）◆狗头烧灰，为末。每酒服一钱，日三服。（《圣惠》）

产后血乱（奔入四肢，并违堕）◆以狗头骨灰，酒服二钱，甚效。（《经验方》）

打损接骨◆狗头一个，烧存性为末。热醋调涂，暖卧。（《卫生易简》）

恶疮不愈◆狗头骨灰同黄丹末等分，敷之。（《寿域方》）

长肉生肌◆老狗头脑骨（瓦炒）二两，桑白皮一两，当归二钱半，为末。麻油调敷。（《直指》）

鼻中息肉◆狗头灰方寸匕，苦丁香半钱，研末吹之，即化为水。或同硇砂少许，尤妙。（《朱氏集验》）

梦中泄精◆狗头鼻梁骨烧研，卧时酒服一钱。

头风白屑（作痒）◆狗头骨烧灰，淋汁沐之。（《圣惠方》）

骨（白狗者良）

气味 甘，平，无毒。

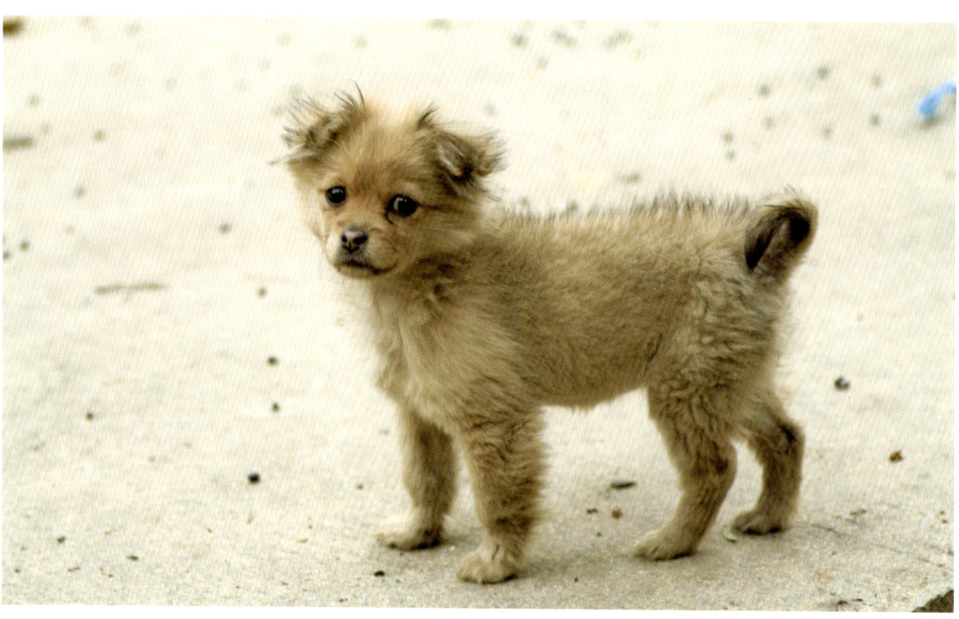

狗

主治 烧灰，生肌，敷马疮。（《别录》）烧灰，疗诸疮瘘，及妒乳痈肿。（弘景）烧灰，补虚，理小儿惊痫客忤。（《蜀本》）煎汁，同米煮粥，补妇人，令有子。（藏器）烧灰，米饮日服，治休息久痢。猪脂调，敷鼻中疮。（时珍）

附方

产后烦懑（不食者）◆白犬骨烧研，水服方寸匕。（《千金翼》）

桃李鲠咽◆狗骨煮汤，摩头上。（《子母秘录》）

别名 无。

来源 无。

形态特征 无。

性味归经 咸，酸，温。归脾、胃、肾经。

功效主治 补脾暖胃，温肾壮阳，填精。主脘腹胀满，浮肿，腰痛膝软，阳痿，寒疟，久败疮。

用法用量 内服：煮食，适量。

使用禁忌 阴虚内热、素多痰火及热病后者慎服。

实用药膳

蜀羊泉炖狗肉

原料 蜀羊泉50克，狗大腿肉1 000克，老姜10克，胡椒粉3克，油、盐、味精适量。

制法 将蜀羊泉煎2次，取汁液1升。狗肉切小块，老姜切片，同入砂锅，兑入蜀羊泉汁液，文火炖烂，调入胡椒粉及油、盐、味精。

功效 祛风除湿，通络止痛。

适用 风湿性关节炎。

狗骨鱼骨散

原料 狗骨100克，乌贼骨100克。

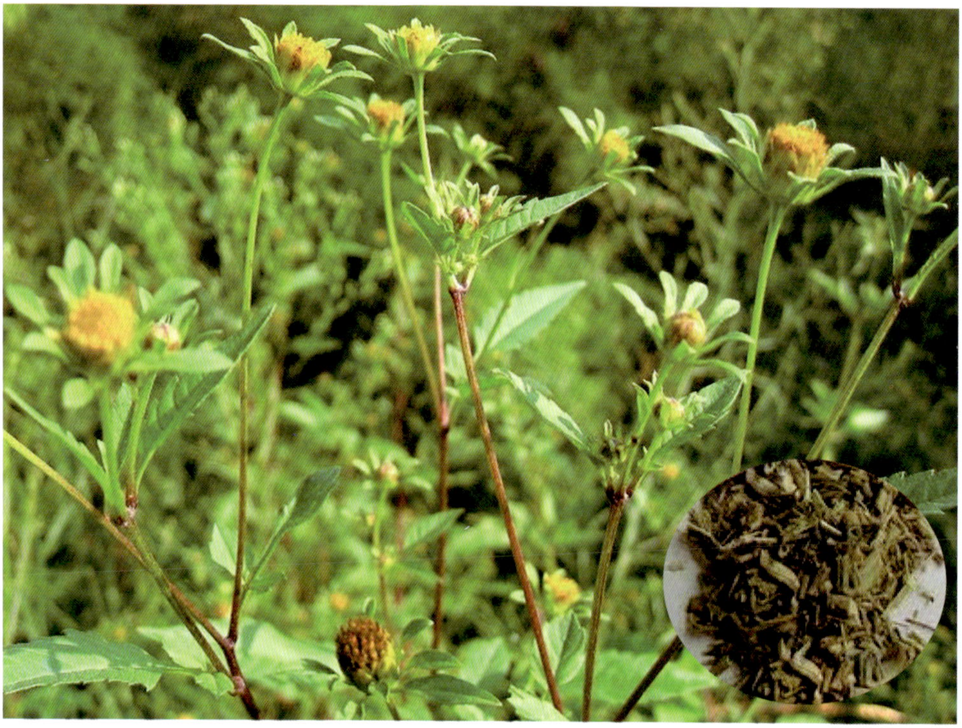

蜀羊泉

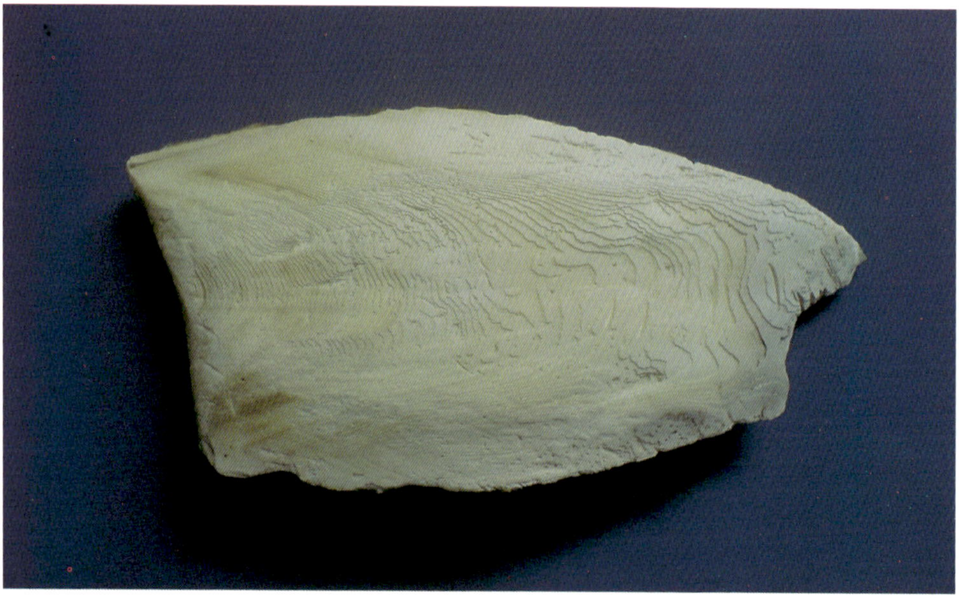

乌贼骨

制法 将狗骨置火上烧炭存性，和乌贼骨共研细末。每日早晚各用米汤水送服10克。

功效 健脾收敛，止血止带。

适用 白带清稀量多、腰酸、乏力等。

陈皮川椒烧狗肉

原料 狗肋条肉1 500克，陈皮9克，炒茴香6克，生姜30克，葱白10根，胡椒30粒，川椒50粒，酱油适量。

制法 先把狗肉洗净，去血水，整块放入砂锅内，加食盐、葱、姜、胡椒、川椒、陈皮、炒茴香放入冷水，淹浸狗肉约3指，加盖，武火煮沸，用文火煨烂。取出狗肉切块，再放入原汁原锅内煨烧，加入酱油，烧透即成。

功效 温补脾肾。

适用 脾肾虚损之阳痿、腰膝冷痛、性欲低下、身体畏寒等。

熟附煨姜焖狗肉

原料 熟附片15～30克，生姜（煨熟）150克，狗肉（切碎）500～1 000克，蒜头、花生油适量。

制法 先用蒜头、花生油热锅，加水焖狗肉，再放入熟附片、煨姜片，焖约2小时。

功效 助阳益元，暖肾散寒。

适用 阳痿，精液清冷，夜间多尿，畏寒，四肢冰冷，慢性哮喘。

狗肉炖黑豆

原料 狗肉150克，黑豆20克。

制法 将狗肉和黑豆洗净后，放入砂锅内加水适量，文火煨至极烂，加糖调味（加盐调味亦可）。

用法 一天内分次食完，适用于5岁以上儿童在冬季进服，连服15日。

功效 补血脉，厚肠胃，实下焦，填精髓。

适用 较大儿童下元虚寒的遗尿。

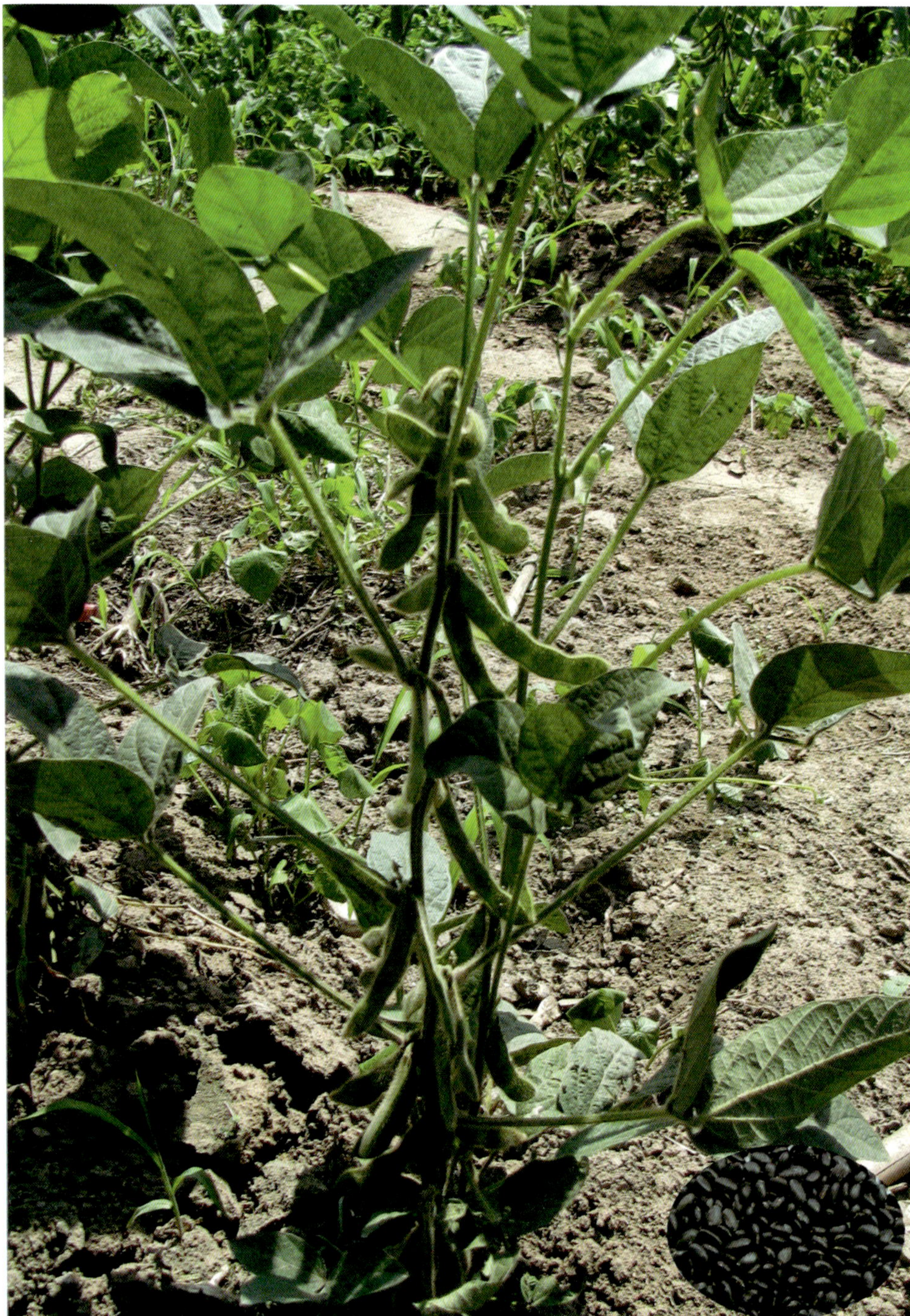

黑豆

狗脊狗肉汤

原料 狗脊15克，金樱子15克，枸杞子15克，瘦狗肉200克。

制法 将狗肉洗净切块，同狗脊、金樱子、枸杞子一起下锅，加适量水，炖40分钟即可。

功效 补肾壮阳。

适用 不育症。

黑豆杞子炖狗肉

原料 狗肉250克，黑豆60克，枸杞子10克。

制法 狗肉洗净切块，与黑豆、枸杞子一起入锅，加水炖至狗肉软烂后调味。饮汤食狗肉。

功效 益肾健脾，清痰聪耳。

适用 美尼尔综合征。

乌豆焖狗肉

原料 狗肉100 ~ 150克，乌豆50克，花生油、精盐、味精、姜、葱、蒜适量。

制法 狗肉切小块，与乌豆同入锅，加水焖至狗肉、乌豆熟烂，再加入花生油、精盐、味精及姜、葱、蒜碎末拌匀，略煮沸即成。

功效 补中益气，温肾助阳。

适用 小儿糖尿病。健康儿童常服能增强体质。

狗肉粥

原料 狗肉100克，粳米150克。

制法 将狗肉洗净，切成碎末，粳米洗净，加水煮粥，待半熟时加入狗肉末，继续煮粥至熟。

功效 补中益气，温肾助阳。

适用 遗精，遗尿，久病气虚，腰膝酸软，畏寒等。

狗肉大葱粥

原料 狗肉120克，大米100克，葱末、姜丝、胡椒粉、料酒、精盐、麻油、味精适量。

制法 狗肉洗净切块下锅，加进米、料酒、姜、葱煮粥，临熟时调入盐、味精、麻油、胡椒粉即成。

用法 每日早餐食用，以20天为一疗程。

功效 补中益气，温肾壮阳。

适用 风湿性关节炎。

干姜狗肉煲

原料 狗肉100克，干姜10克，葱、盐、油适量。

制法 将狗肉切成薄片，砂锅中放入干姜、葱、盐、油做汤，文火煮沸，改用武火，边煮边投入狗肉片，再煮2～3沸即可。

用法 趁热食用，喝汤食肉。1周为1疗程。

功效 温胃，祛寒，止痛。

适用 虚寒性消化性溃疡及慢性胃炎。

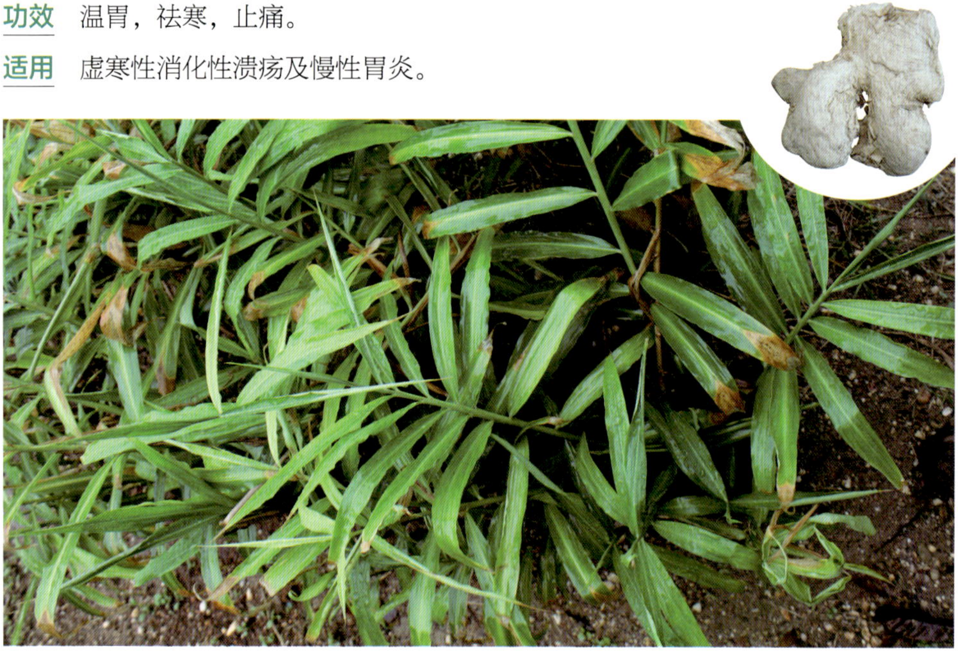

姜

狗脊丹参酒

原料 狗脊60克，丹参60克，黄芪60克，当归50克，防风30克，白酒2 000毫升。

制法 将上药加工捣碎，装入纱布袋，放入酒坛，倒入白酒，密封坛口，浸泡7日后即成。

用法 每日2次，每次饮服20～30毫升。

功效 补肝肾，益气血，祛风湿，通经络。

适用 肝肾虚、气血不足或受风湿的腰腿痛等。

人参炖三鞭

原料 黄狗鞭1条、牛鞭1条、鹿鞭1条，瘦猪肉500克，人参（红参）20克，红枣5枚。

制法 三鞭用温水泡软，割去残肉，切块，用姜汤煮10分钟，去姜汤用清水漂过；瘦猪肉洗净，略出水，切块。人参浸软切片，红枣，去核，洗净，与三鞭、瘦猪肉一齐放入炖盅内，加开水适量，炖盅加盖，文火隔开水炖3～4小时，调味供用，亦可加少许酒调服。

功效 大补元气，温肾壮阳。

羊

《本经·中品》

释名 羖，羝，羯。

羊肉

气味 苦、甘，大热，无毒。

主治 暖中，字乳余疾，及头脑大风汗出，虚劳寒冷，补中益气，安心止惊。（《别录》）止痛，利产妇。（思邈）治风眩瘦病，丈夫五劳七伤，小儿惊痫。（孟诜）开胃健力。（《日华》）

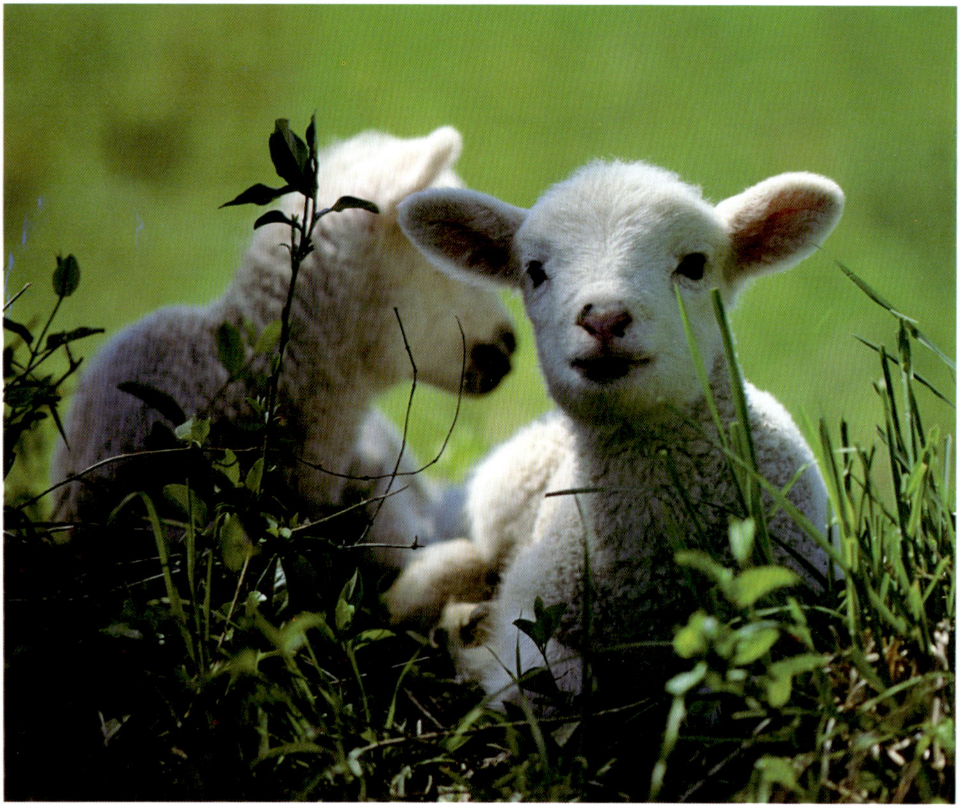

羊

| 附方 |

寒劳虚羸及产后心腹疝痛 ◆ 用肥羊肉一斤，水一斗，煮汁八升，入当归五两，黄芪八两，生姜六两，煮取二升，分四服。胡洽方无黄芪，《千金方》有芍药。（《金匮要略》）

产后带下（产后中风，绝孕，带下赤白） ◆ 用羊肉二斤，香豉、大蒜各三两，水一斗，煮五升，纳酥一升，更煮三升服。（《千金方》）

崩中垂死 ◆ 肥羊肉三斤，水二斗，煮一斗三升，入生地黄汁一升，干姜、当归三两，煮三升，分四服。（《千金》）

壮阳益肾 ◆ 用白羊肉半斤切生，以蒜、薤食之。三日一度，甚妙。（《心镜》）

五劳七伤（虚冷） ◆ 用肥羊肉一腿，密盖煮烂，绞取汁服，并食肉。

虚冷反胃 ◆ 羊肉去脂作生，以蒜薤空腹食之，立效。（《外台》）

壮胃健脾 ◆ 羊肉三斤切，粱米二升同煮，下五味作粥食。（《饮膳正要》）

胃寒下痢 ◆ 羊肉一片，莨菪子末一两和，以绵纳下部。二度瘥。（《外台方》）

身面浮肿 ◆ 商陆一升，水二斗，煮取一斗，去滓；羊肉一斤（切）入内煮熟，下葱、豉、五味调和如臛法，食之。（《肘后方》）

腰痛脚气（木瓜汤，治腰膝痛，脚气） ◆ 羊肉一脚，草果五枚，粳米二升，回回豆（即胡豆）半升，木瓜二斤，取汁，入砂糖四两，盐少许，煮肉食之。（《正要》）

消渴利水 ◆ 羊肉一脚，瓠子六枚，姜汁半合，白面二两，同盐、葱炒食。（《正要》）

妇人无乳 ◆ 用羊肉六两，獐肉八两，鼠肉五两，作臛啖之。（崔氏）

头上白秃 ◆ 羊肉如作脯法，炙香，热搨上，不过数次瘥。（《肘后方》）

头、蹄（白羊者良）

| 气味 | 甘，平，无毒。

| 主治 | 风眩瘦疾，小儿惊痫（苏恭）。脑热头眩（《日华》）。安心止惊，缓中止汗补胃，治丈夫五劳骨热。热病后宜食之，冷病人勿多食。（孟诜）

| 附方 |

老人风眩 ◆ 用白羊头一具，如常治，食之。

五劳七伤 ◆ 白羊头、蹄一具净治，更以稻草烧烟，熏令黄色，水煮半熟，纳胡椒、

荜拨、干姜各一两，葱、豉各一升，再煮去药食。日一具，七日即愈。（《千金》）

虚寒腰痛◆用羊头、蹄一具，草果四枚，桂一两，姜半斤，哈昔泥一豆许，胡椒煮食。（《正要》）

血（白羊者良）

|气味| 咸，平，无毒。

|主治| 女人血虚中风，及产后血闷欲绝者，热饮一升即活。（苏恭）热饮一升，治产后血攻，下胎衣，治卒惊九窍出血，解莽草毒、胡蔓草毒，又解一切丹石毒发。（时珍出《延寿诸方》）

|附方|

衄血一月（不止）◆刺羊血热饮即瘥。（《圣惠》）

产后血攻（或下血不止，心闷而青，身冷欲绝者）◆新羊血一盏饮之，三两服妙。（《梅师》）

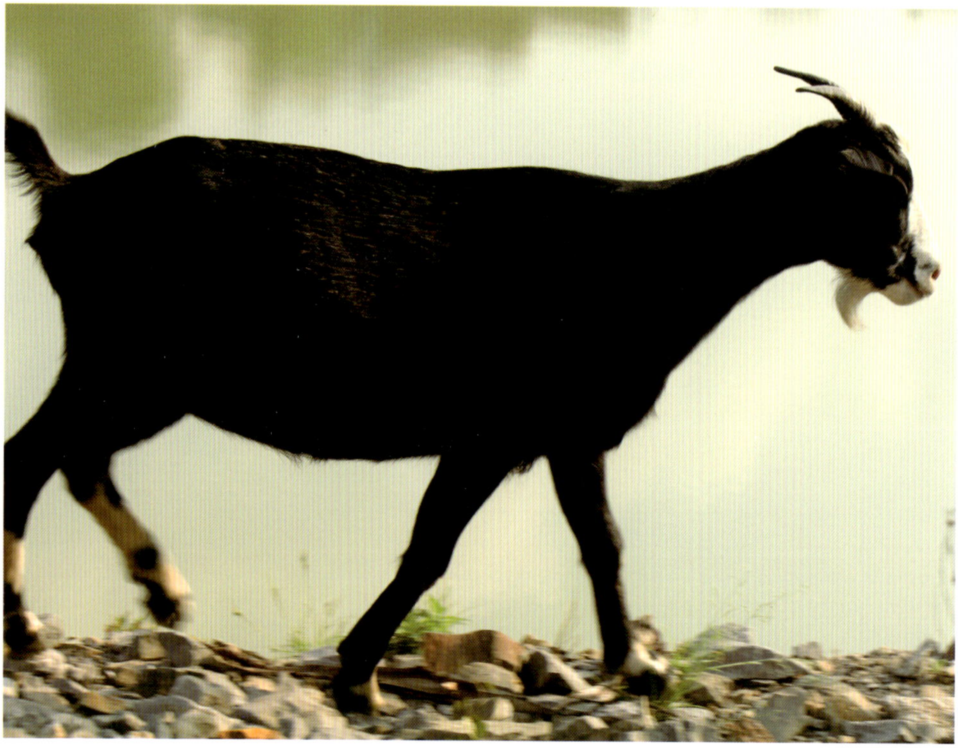

羊

大便下血◆羊血煮熟，拌醋食，最效。（《吴球便民食疗》）

硫黄毒发（气闷）◆用羊血热服一盒效。（《圣惠方》）

妊娠胎死（不出，及胞衣不下，产后诸疾狼狈者）◆刺羊血热饮一小盏，极效。（《圣惠》）

髓

|**气味**|甘，温，无毒。

|**主治**|男子女人伤中、阴阳气不足，利血脉，益经气。以酒服之。（《别录》）却风热，止毒。久服不损人。（孙思邈）和酒服，补血。主女人血虚风闷。（孟诜）润肺气，泽皮毛，灭瘢痕。（时珍）

|**附方**|

目中赤翳◆白羊髓敷之。（《千金》）

舌上生疮◆羊胫骨中髓，和胡粉涂之，妙。（《圣惠》）

白秃头疮◆生羊骨髓，调轻粉搽之。先以泔水洗净。一日二次，数日愈。（《经验方》）

肾

|**气味**|甘，温，无毒。

|**主治**|补肾气虚弱，益精髓。（《别录》）补肾虚耳聋阴弱，壮阳益胃，止小便，治虚损盗汗。（《日华》）合脂作羹，疗劳痢甚效。蒜、薤食之一升，疗癥瘕。（苏恭）治肾虚消渴。（时珍）

|**附方**|

肾虚精竭◆羊肾一双切，于豉汁中，以五味、米糅作羹、粥食。（《心镜》）

虚损劳伤◆羊肾一枚，术一升，水一斗，煮九升，服日三。（《肘后方》）

肾虚腰痛（治卒腰痛）◆《正要》用羊肾一对，咱夫兰一钱，水一盏浸汁，入盐少许，涂抹肾上，徐徐炙熟，空腹食之。《千金》用羊肾去膜，阴干为末。酒服二方寸匕，日三。

肝（青羖羊者良）

|气味| 苦，寒，无毒。

|主治| 补肝，治肝风虚热，目赤暗痛，热病后失明，并用子肝七枚，作生食，神效。也切片水浸贴之。（苏恭）解蛊毒。（吴瑞）

|附方|

目赤热痛（看物如隔纱，宜补肝益睛）◆用青羊肝一具切洗，和五味食之。（《心镜》）

肝虚目赤◆青羊肝，薄切水浸，吞之极效。（《龙木论》）

小儿赤眼◆羊肝切薄片，井水浸贴。（《普济》）

不能远视◆羊肝一具，去膜细切，以葱子一勺，炒为末，以水煮熟，去滓，入米煮粥食。（《多能鄙事》）

青盲内障◆白羊子肝一具，黄连一两，熟地黄二两，同捣，丸梧子大。食远茶服七十丸，日三服。（《传信方》）

牙疳肿痛◆羯羊肝一具煮熟，蘸赤石脂末，任意食之。（《医林集要》）

虚损劳瘦◆用新猪脂煎取一升，入葱白一握煎黄，平旦服。至三日，以枸杞一斤，水三斗煮汁，入羊肝一具，羊脊膂肉一条，曲末半斤，着葱、豉作羹食。（《千金方》）

胆（青羯羊者良）

|气味| 苦，寒，无毒。

|主治| 青盲，明目。（《别录》）点赤障、白翳、风泪眼，解蛊毒。（甄权）疗疳湿时行热熛疮，和醋服之，良。（苏恭）治诸疮，能生人身血脉。（思邈）同蜜蒸九次，点赤风眼，有效。（朱震亨）

|附方|

病后失明◆羊胆点之，日二次。（《肘后》）

大便秘塞◆羊胆汁灌入即通。（《千金》）

目为物伤◆羊胆二枚，鸡胆三枚，鲤鱼胆二枚，和匀，日日点之。（《圣惠方》）

小儿疳疮◆羊胆二枚，和酱汁灌下部。（《外台》）

胃

| 气味 | 甘，温，无毒。

| 主治 | 胃反，止虚汗，治虚羸，小便数，作羹食，三五瘥。（孟诜）

| 附方 |

久病虚羸（不生肌肉，水气在胁下，不能饮食，四肢烦热者）◆ 用羊胃一枚，白术（切）一升，水二斗，煮九升，分九服，日三。不过三剂瘥。（《张文仲方》）

中风虚弱◆ 羊肚一具，粳米二合，和椒、姜、豉、葱作羹食之。（《正要》）

胃虚消渴◆ 羊肚烂煮，空腹食之。（《古今录验》）

下虚尿床◆ 羊肚盛水令满，煮熟，空腹食，四五顿瘥。（《千金》）

蛇伤手肿◆ 新剥羊肚（带粪）一个，割一口，将手入浸，即时痛止肿消。（《集要》）

羖羊角（青色者良）

| 气味 | 咸，温，无毒。

| 主治 | 青盲，明目，止惊悸寒泄。久服，安心益气轻身。杀疥虫。入山烧之，辟恶鬼虎狼。（《本经》）疗百节中结气，风头痛，及蛊毒吐血，妇人产后余痛。（《别录》）烧之，辟蛇。灰治漏下，退热，主山障溪毒。（《日华》）

| 附方 |

风疾恍惚（心烦腹痛，或时闷绝复苏）◆ 以青羖羊角屑，微炒为末，无时温酒服一钱。（《圣惠》）

吐血喘咳◆ 青羖羊角（炙焦）二枚，桂末二两，为末。每服一匕，糯米饮下，日三服。（《普济方》）

水泄多时◆ 羖羊角一枚，白矾末填满，烧存性为末。每新汲水服二钱。（《圣惠方》）

赤秃发落◆ 羖羊角、牛角烧灰等分，猪脂调敷。（《普济》）

打扑伤痛◆ 羊角灰，以砂糖水拌，瓦焙焦为末。每热酒下二钱，仍揉痛处。（《简便》）

脚气疼痛◆ 羊角一副，烧过为末，热酒调涂，以帛裹之，取汗，永不发也。

脊骨

| 气味 | 甘，热，无毒。

| 主治 | 虚劳寒中羸瘦。（《别录》）补肾虚，通督脉，治腰痛下痢。（时珍）

| 附方 |

老人胃弱◆羊脊骨一具捶碎，水五升，煎取汁三升，入青粱米四合，煮粥常食。（《食治方》）

老人虚弱◆白羊脊骨一具锉碎，水煮取汁，枸杞根锉一斗，水五斗，煮汁一斗五升，合汁同骨煮至五升，去骨，瓷盒盛之。每以一合，和温酒一盏调服。（《多能鄙事》）

肾虚腰痛◆《心镜》用羊脊骨一具，捶碎煮，和蒜、薤食，饮少酒妙。《正要》用羊脊骨一具捶碎，肉苁蓉一两，草果五枚，水煮汁，下葱、酱作羹食。

虚劳白浊◆羊骨为末，酒服方寸匕，日三。（《千金》）

小便膏淋◆羊骨烧研，榆白皮煎汤，服二钱。（《圣惠方》）

胫骨

| 气味 | 甘，温，无毒。

| 主治 | 虚冷劳。（孟诜）脾弱，肾虚不能摄精，白浊，除湿热，健腰脚，固牙齿，去鼾黵，治误吞铜钱。（时珍）

| 附方 |

湿热牙疼◆用羊胫骨灰二钱，白芷、当归、牙皂、青盐各一钱，为末，擦之。（《东垣方》）

脾虚白浊（过虑伤脾，脾不能摄精，遂成此疾）◆以羊胫骨灰一两，姜制厚朴末二两，面糊丸梧子大。米饮下百丸，日二服。一加茯苓一两半。（《济生方》）

虚劳瘦弱◆用颇儿必四十枚，以水一升，熬减大半，去滓及油，待凝任食。（《正要》）

月水不断◆羊前左脚胫骨一条，纸裹泥封令干，煅赤，入棕榈灰等分。每服一钱，温酒服之。

咽喉骨鲠◆羊胫骨灰，米饮服一钱。（《圣惠》）

|别名| 无。

|来源| 无。

|形态特征| 无。

|性味归经| 甘，热。归脾，胃，肾经。

|功效主治| 温中健脾，补肾壮阳，益气养血。主脾胃虚寒，食少反胃，泻痢，肾阳不足，气血亏虚，虚劳羸瘦，腰膝酸软，阳痿，寒疝，产后虚羸少气，缺乳。

|用法用量| 内服：煮食或煎汤，125～250克；或入丸剂。

|使用禁忌| 外感时邪或有宿热者禁服。孕妇不宜多食。

|实用药膳|

当归羊肉汤

原料 羊肉90克，全当归15克，桂枝9克，生姜15克，红枣（去核）10个，水适量。

制法 将羊肉去脂油，切块，全当归、桂枝、生姜、红枣，同入瓦锅，加适量清水，文火煮2～3小时至羊肉酥烂，调味即成。

功效 温经逐寒，养血通脉。

川牛膝羊肉汤

原料 羊肉90克，川牛膝12克，枸杞子12克，生姜少许，水适量。

制法 将羊肉、川牛膝、枸杞子、生姜，同入瓦锅，加适量清水，文火煮2～3小时至羊肉酥烂为止，调味即成。

功效 养血强筋，活血通痹。

适用 筋脉失养型风湿性关节炎、类风湿性关节炎等。

菟丝子羊脊骨汤

原料 羊脊骨（连尾）1条，菟丝子18克，肉苁蓉25克，适量清水。

制法 将菟丝子用酒浸泡3天，晒干捣末；肉苁蓉用酒浸泡1宿；羊脊骨斩块。肉苁蓉、羊脊骨放入锅内，加适量清水，文火煮2～3小时后，放入菟丝子末，再调味。

功效 补肝肾，益精髓，强筋骨。

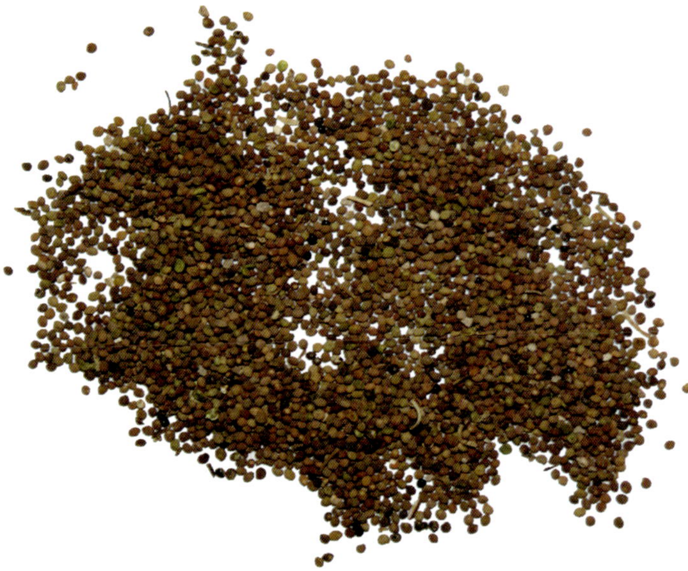

菟丝子

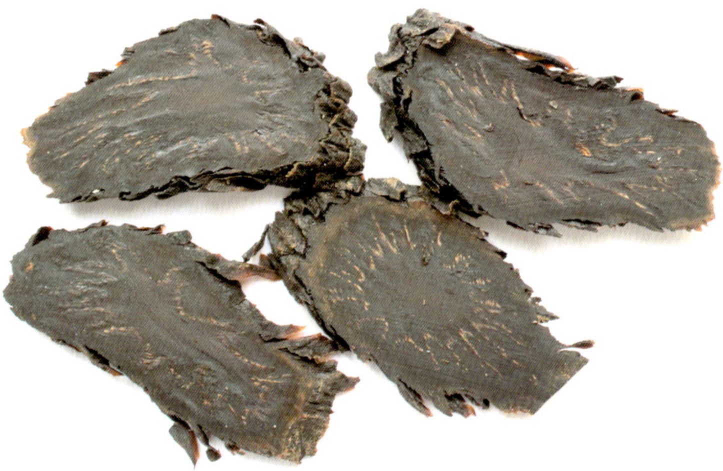

肉苁蓉

胶艾炖羊肉

原料 鲜嫩羊肉块250克，阿胶（打碎）12克，艾叶12克，生姜4片，沸水适量。

制法 将鲜嫩羊肉块、阿胶、艾叶、生姜，同入炖盅，加适量沸水，炖盅加盖，隔水文火炖3小时，调味服食。

功效 养血补肝，固崩止血。

适用 虚寒型无排卵型功能失调性子宫出血，症状特征为体倦乏力、腰膝酸软、月经不调、经行量多、色淡红、淋漓不止、头晕心悸、面色无华。

当归羊肉艾叶汤

原料 羊肉250克，当归15克，淮山药30克，祈艾叶10克，生姜5片，枣肉适量。

制法 将羊肉切块，用滚水去膻味，与当归、淮山药、祈艾叶、生姜、枣肉同入锅，加适量清水，武火煮沸后改文火煲3小时即成。

功效 补血养肝，温经止痛。

适用 慢性血虚寒湿型子宫颈炎，症见月经不调、经行量多、带下不止、质稀气腥、头晕眼花、手脚麻痹。

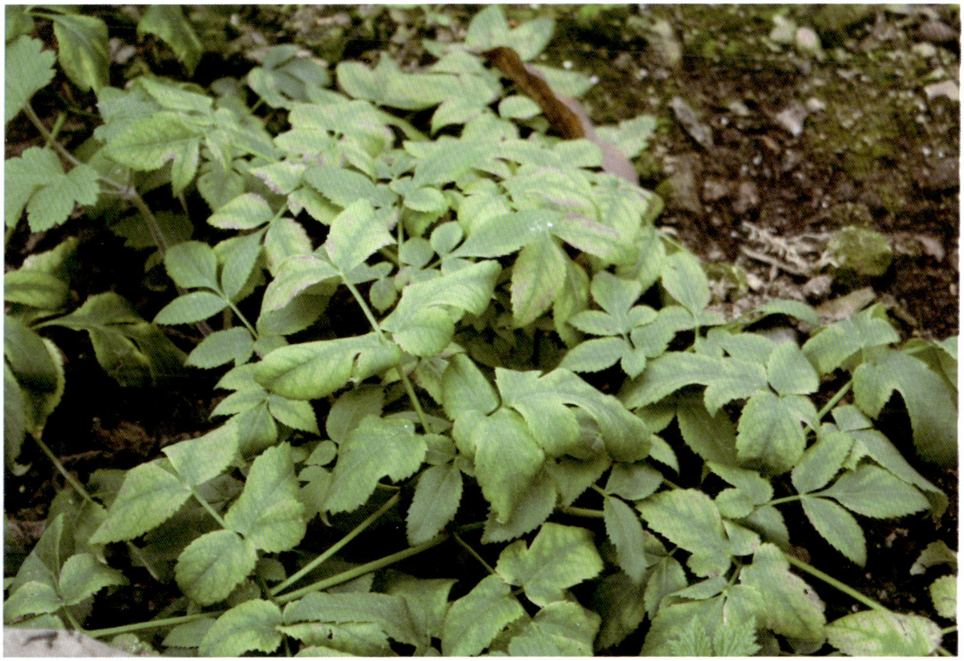

当归

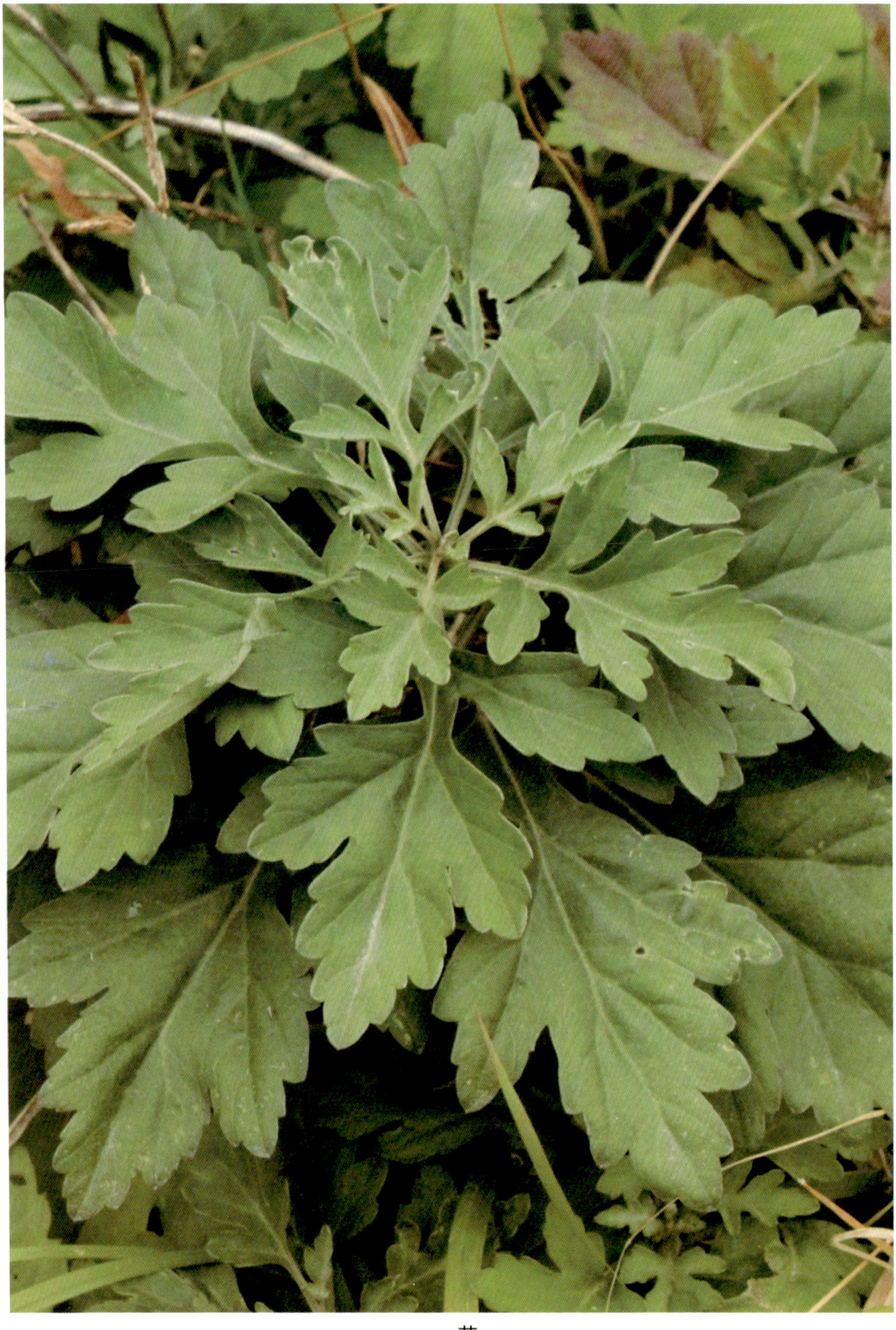

艾

鹿茸炖羊肾

原料 羊肾1对，鹿茸5克，菟丝子15克，小茴香9克，精盐、料酒、葱、姜、生油、胡椒粉适量。

制法 将鹿茸润透切片，烘干碾成末；菟丝子、小茴香装入纱布袋中，扎口；葱、姜拍碎；羊肾剖开，去臊膜，洗去尿臊味，切成片，放入油锅中稍煸一下。将药袋、葱、姜、料酒、盐同入锅中，注入清水，用武火烧沸，撇去浮沫后，改文火炖至羊肾熟。拣去药包、葱、姜，撒入鹿茸末，烧沸，用盐、胡椒粉调味即可。

功效 温肾补阳，益精填髓。

莲子核桃羊肾粥

原料 羊肾1个，莲子50克，核桃仁50克，枸杞子15克（也可用枸杞叶150克），大米60克，调料适量。

制法 将羊肾剖开，去筋膜，洗净，切碎；核桃仁切碎；生姜洗净，切片；葱白切段。先煮枸杞叶、生姜、花椒、葱白，去渣取汁，汁内加入莲子、核桃仁、羊肾、洗净的大米煮粥，粥成后入精盐、味精调匀。

功效 温补肾阳，益气血，祛寒。

适用 肾阳虚衰之阳痿等。

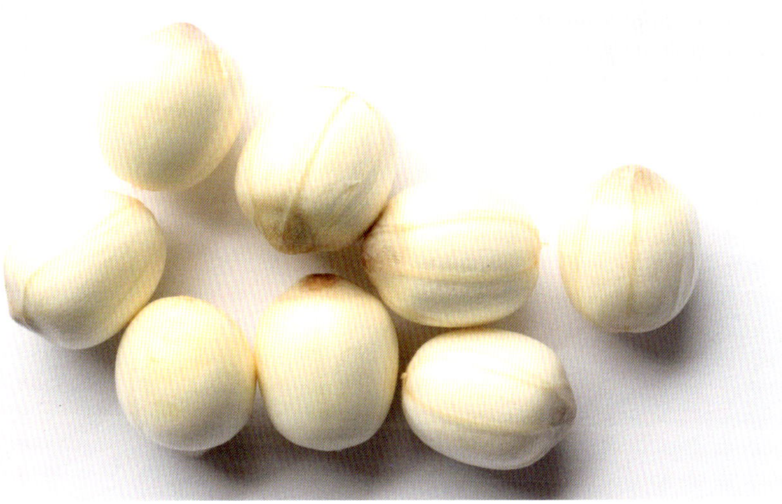

莲子

姜蒜炒羊肉丝

原料 净羊肉250克，嫩生姜50克，甜椒2个，青蒜苗50克。

制法 净羊肉、嫩生姜、甜椒洗净，切成丝；青蒜苗洗净切小段。炒锅置旺火上，下油烧至七成热，下姜丝、甜椒丝煸炒片刻，接着下羊肉丝煸炒5～7分钟，兑入芡汁，下蒜苗段，用小火焖至肉熟出锅。

用法 佐餐当菜，随意食用，当日吃完。

功效 滋补肾阳。

适用 肾阳虚弱型闭经。

豆豉羊肉汤

原料 羊肉100克，豆豉500克，生姜15克，食盐适量。

制法 将羊肉、豆豉、生姜共置砂锅中煮至熟烂，加盐调味。

用法 每次月经前1周开始服，连服1周。

功效 温经散寒，养血调经。

适用 血寒型月经不调。

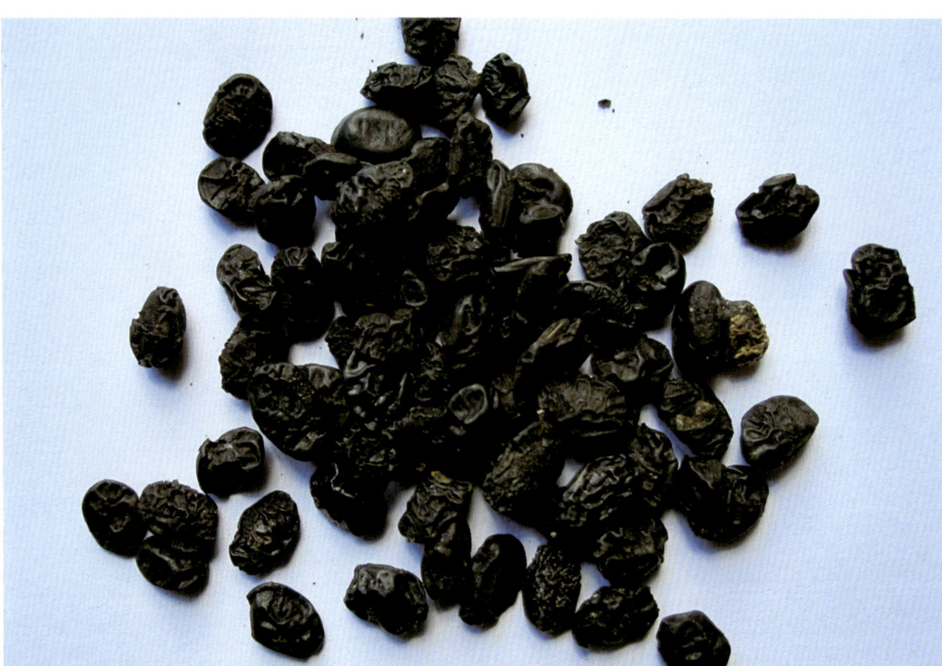

豆豉

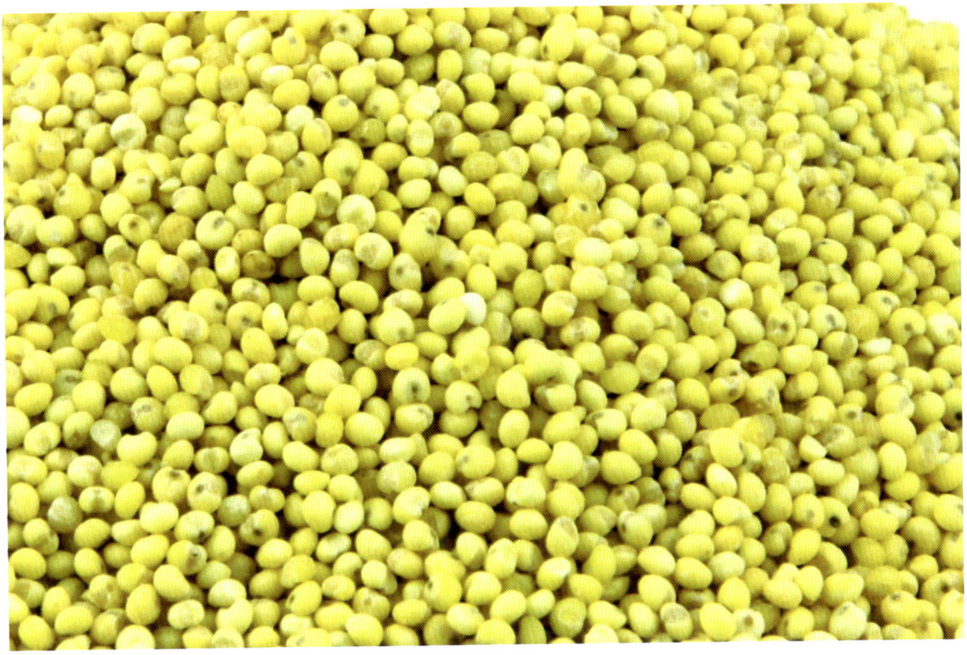

粟米

粟米羊肉粥

原料 瘦羊肉100克，粟米100克，生姜6克，葱白3根，花椒、食盐少许。

制法 先将瘦羊肉洗净切细，与小米共煮，待沸后再入生姜、葱白、花椒、食盐等煮为粥。

用法 空腹服食。

功效 益气，养血，温中。

适用 产后气血虚弱，精神萎靡，面黄肌瘦，食纳减少等。

大枣羊骨汤

原料 羊胫骨500克，大枣150克，红糖20克。

制法 将羊胫骨洗净，砸碎，加水煮1小时，然后放入洗净的大枣、红糖同煮20分钟即成。

用法 每日1次，分3次食完，10日为1疗程。

功效 补气血，强筋骨。

适用 血小板减少性紫癜、贫血辅助治疗。

枸杞羊骨粥

原料 净羊骨250克，枸杞子15克，黑豆30克，大枣10枚，粳米100克，料酒10毫升，姜5克，葱10克，盐3克，味精2克。

制法 将羊骨敲碎，与枸杞子、黑豆、大枣、粳米、料酒、姜、葱同入砂锅内加清水文火煮粥，粥熟加味精调味即成。

用法 隔日食用1次，可长期食用。

功效 补血，补肾。

适用 贫血，肾小球肾炎，肾病综合征辅助治疗。

海参羊肉粥

原料 羊肉、粳米各100克，海参20克，盐、姜、葱适量。

制法 将海参水发，切片，羊肉切片，粳米淘净后放入砂锅内，加水适量。将锅置武火上烧开，移文火上煎熬至熟，再放入海参、羊肉，稍煮至熟，加入调味品即成。

用法 宜秋冬季早晚空腹饮粥食用。

功效 补肾益精。

适用 肾虚所致的阳痿、性机能减退、小便频数等。

肥羊肉汤

原料 肥羊肉200克，调味料适量。

制法 肥羊肉洗净，切小块，开水浸泡1小时，捞出置于锅中，加清水500毫升，加黄酒、葱、姜、食盐、味精等，武火煮开3分钟，改文火煮30分钟。

用法 分次食用。

功效 补中益气。

适用 心脾两虚型早泄。

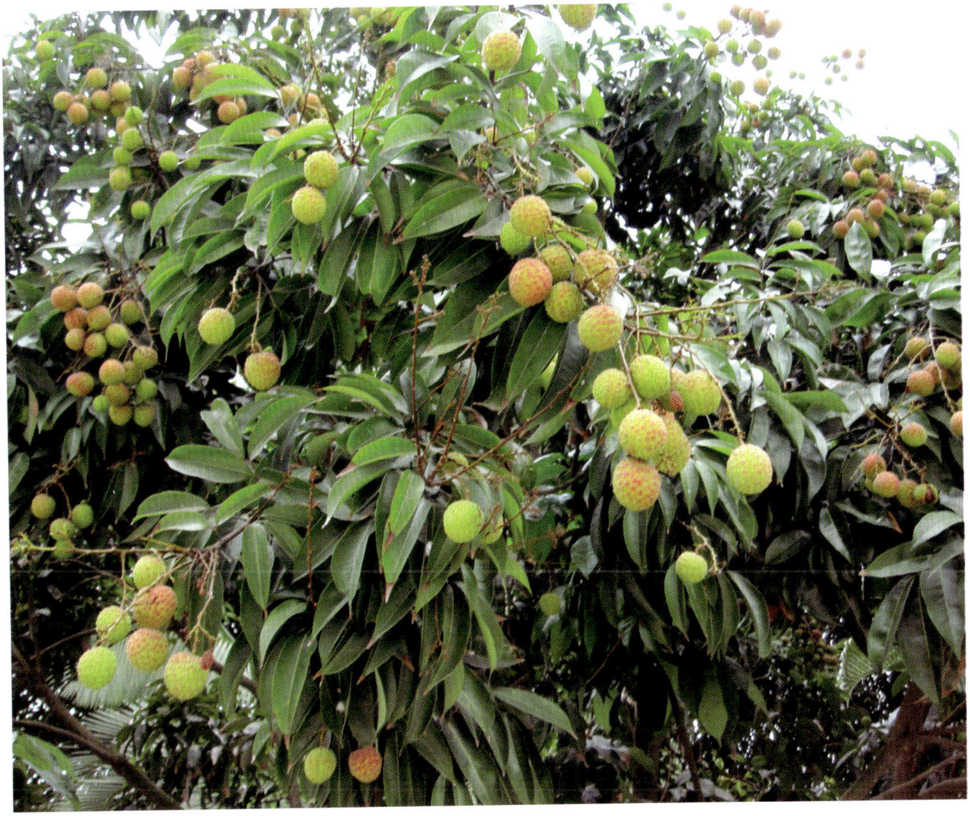

荔枝

荔枝羊肉

原料 羊肉400克，荔枝（去核）100克，精盐、精炼油、醋、水淀粉、料酒、白糖、香油适量。

制法 羊肉洗净，切小块，加水淀粉拌匀备用；荔枝切成两半。锅置火上，下油烧至六成热，下羊肉块炸成金黄色、内熟外酥时捞出，将锅内余油倒去，加清水、醋、白糖、盐、料酒烧开，倒入已炸好的羊肉及荔枝翻匀，用水淀粉勾芡，淋上少许香油即可。

功效 生津和胃，补气益血。

适用 胃弱者。

五子羊肉汤

原料 羊肉250克，枸杞子10克，菟丝子10克，女贞子10克，五味子10克，桑椹子10克，当归10克，生姜10克，肉桂5克，蜂蜜、生姜、米酒、花生油、盐适量。

制法 将原料洗净，菟丝子、女贞子、五味子、当归用纱布袋装好，羊肉切成片，热油锅，加入生姜，炒炙羊肉后，倒入砂锅内，放入余料，加水、盐适量，武火煮沸后，文火煎半小时，取出药袋加入蜂蜜适量即成。

功效 滋补肝肾，益气养血。

适用 肝肾亏虚型颈椎病、肌肉萎缩、腰膝酸软等。

百草霜羊胆蒸羊肝

原料 羊肝1副，百草霜6克，羊胆汁1.5毫升。

制法 羊肝切薄片，入百草霜、羊胆汁充分调匀，装入炖盅，加盖密封盅口，隔水炖熟。分数日服食完，2~3次每日。

功效 补肝明目。

适用 青少年近视眼。

羊肝菊花汤

原料 羊肝50克，谷精草10克，白菊花15克。

制法 将羊肝切细，与谷精草、白菊花共加适量水煎，去渣取汁饮。

功效 疏风清肝热。

适用 老年性青光眼，症见头痛眼胀、视物昏花，伴恶心呕吐。

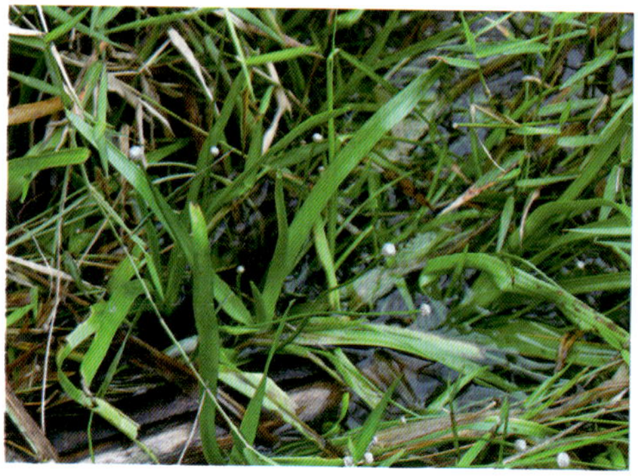

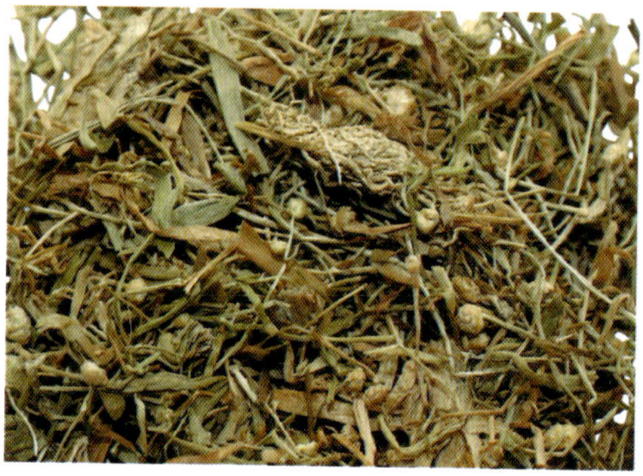

谷精草

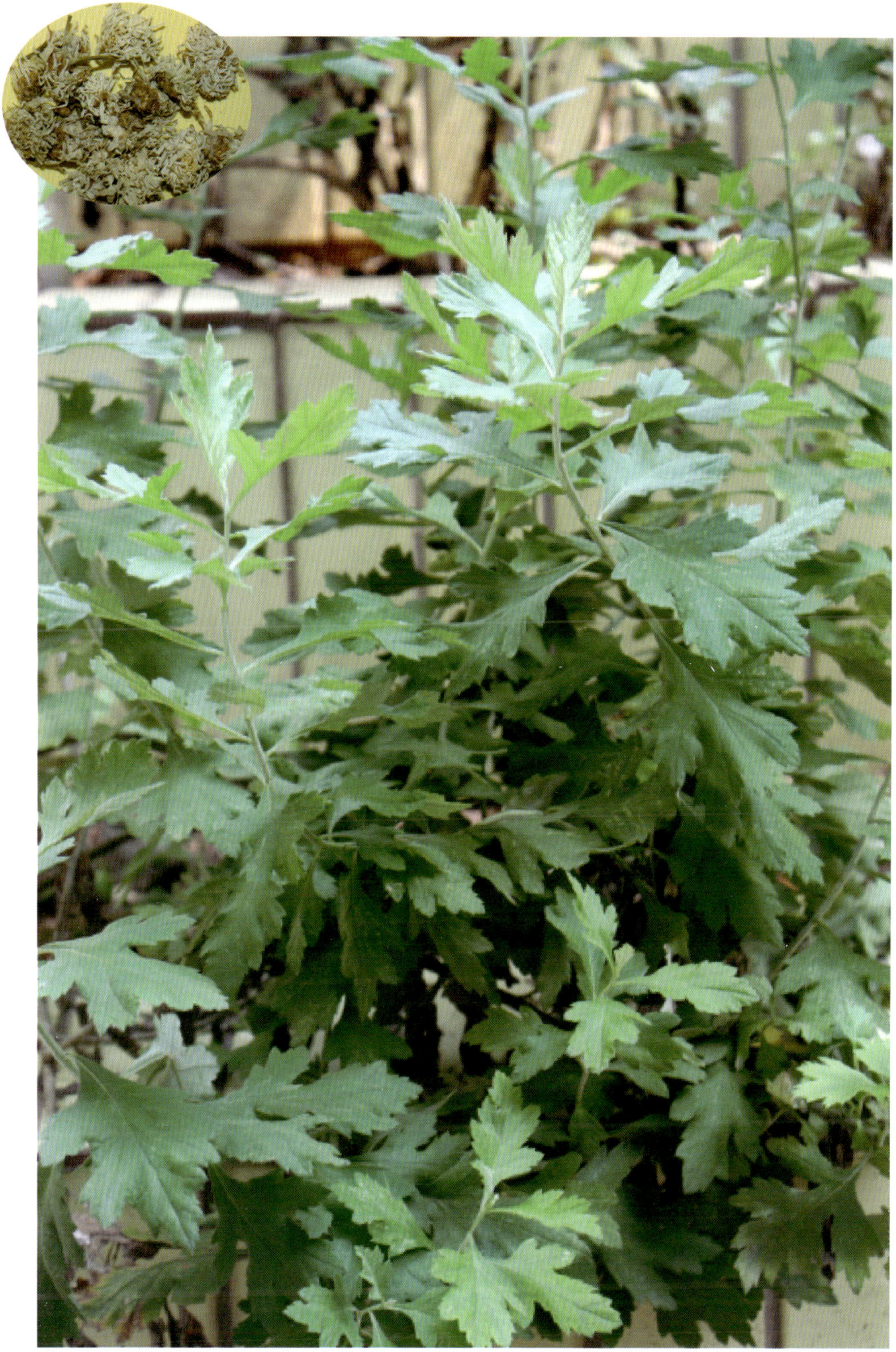

菊花

黄羊

《纲目》

释名｜羳羊，茧耳羊。

肉

气味｜甘，温，无毒。

主治｜补中益气，治劳伤虚寒。（时珍）

髓

主治｜补益功同羊髓。（《正要》）

别名｜无。

来源｜无。

形态特征｜无。

性味归经｜甘，温。归肺、肾经。

功能主治｜补中益气。主脾胃虚寒，虚劳羸瘦。

用法用量｜内服：煮食，适量。

实用药膳

清炖黄羊肉

原料 黄羊肉1 000克，料酒、精盐、胡椒粉、葱、姜适量。

制法 将黄羊肉洗净，入沸水中焯一下，捞出斩块。锅中放入肉块、料酒、盐、胡椒粉、葱、姜和适量清水。武火烧沸，撇去浮沫，文火炖至肉熟烂，盛出即成。

功效 补中益气，补虚劳。

适用 过劳而致虚弱的患者。健康人食之，能健体强身。

黄羊肉姜桂汤

原料 黄羊肉500克，姜15克，肉桂15克，盐适量。

制法 将黄羊肉洗净，切片，姜切片，肉桂切段。锅中放入适量水烧开，放入肉、姜、肉桂、盐共煮，煮至肉熟烂即成。

功效 补中益气，温中健胃。

适用 脾胃虚寒、消化不良、腹部隐痛等。

党参黄羊肉汤

原料 黄羊肉250克，党参50克，精盐、味精、料酒、姜丝、猪油适量。

制法 将黄羊肉洗净切片。党参润透洗净切片。先在锅内加油、姜丝、料酒、味精、盐及适量清水，烧沸后加入黄羊肉、党参共煮至肉熟烂，调味即成。

功效 补中益气，补气养血。

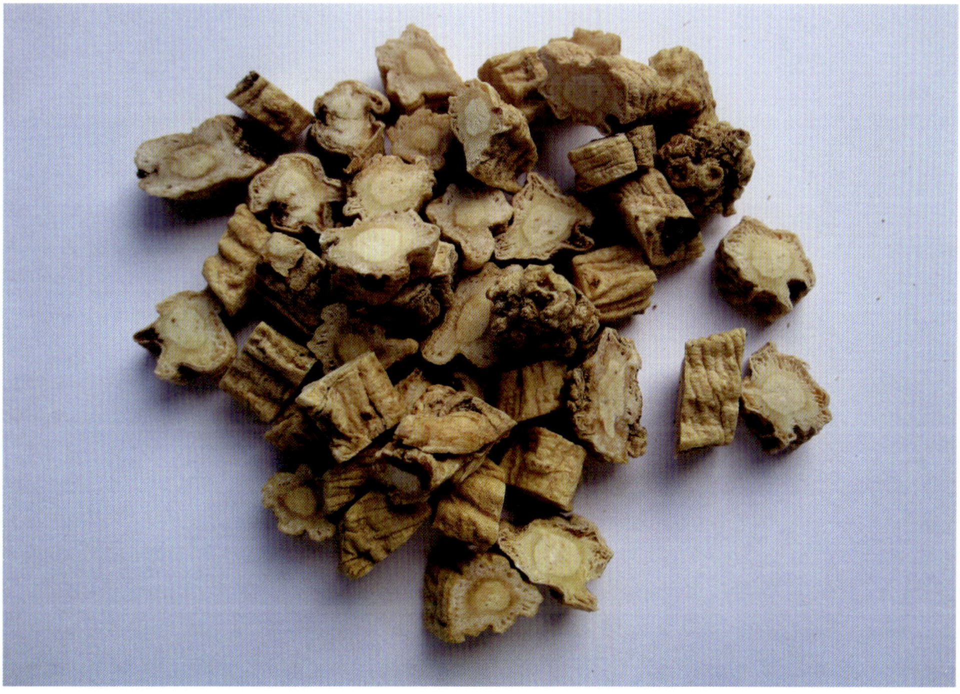

党参

适用 脾胃虚弱、虚弱羸瘦、食欲不振、消化不良等患者。健康人食用能增强食欲，强身少病。

黄羊肉粥

原料 黄羊肉150克，粳米250克，淮山药50克，扁豆25克，料酒、精盐、葱花、姜末、素油适量。

制法 将黄羊肉洗净切丝。粳米淘洗干净。将淮山药、扁豆洗净。锅内放油烧热，下葱、姜煸炒至香，加入黄羊肉煸炒，加入料酒、精盐炒至入味，出锅待用。将粳米、淮山药、扁豆同放入锅，加入适量水后煮沸，加入黄羊肉煮至成粥。

功效 暖脾胃，补肾益精。

牛

《本经·中品》

释名 时珍曰：按许慎言，牛，件也。牛为大牲，可以件事分理也。其文象角头三、封及尾之形。梵书谓之瞿摩帝。

黄牛肉

气味 甘，温，无毒。

主治 安中益气，养脾胃。（《别录》）补益腰脚，止消渴及垂涎。（孙思邈）

附方

腹中痞积 ◆ 牛肉四两切片，以风化石灰一钱擦上，蒸熟食。常食痞积自下。（《经验秘方》）

腹中癖积 ◆ 黄牛肉一斤，恒山三钱，同煮熟。食肉饮汁，癖必自消，甚效。（《笔峰杂兴》）

牛皮风癣 ◆ 每五更炙牛肉一片食，以酒调轻粉敷方。（《直指方》）

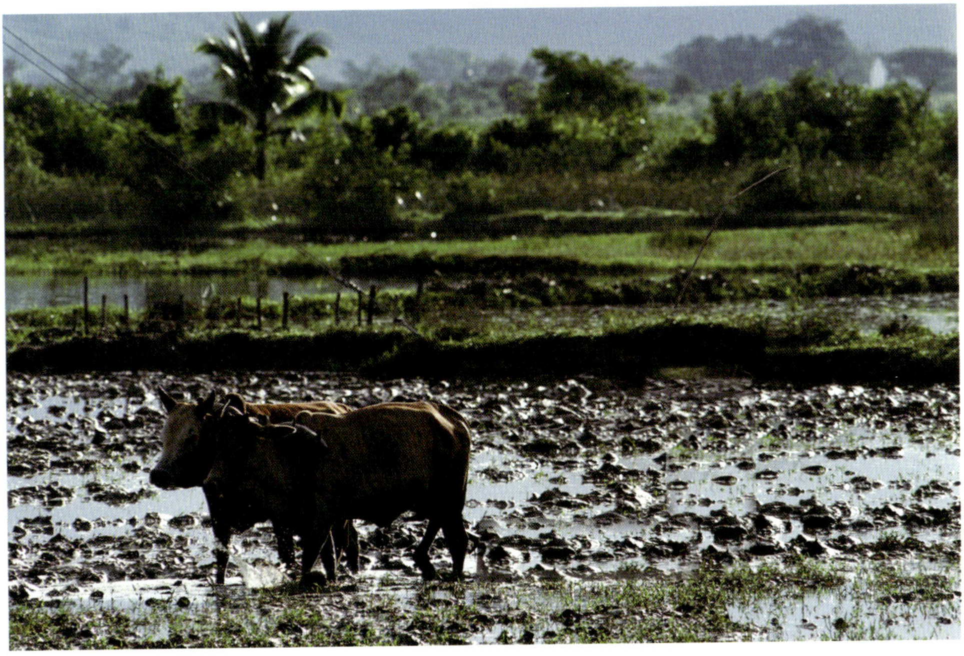

牛

水牛肉

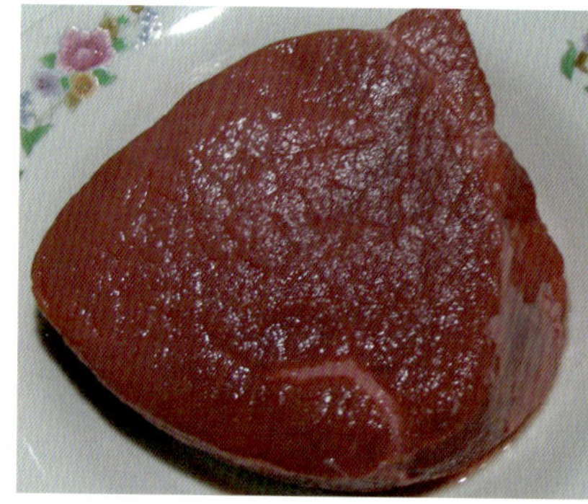
牛肉

| 气味 | 甘，平，无毒。

| 主治 | 消渴，止啘泄，安中益气，养脾胃。（《别录》）补虚壮健，强筋骨，消水肿，除湿气。（藏器）

| 附方 |

水肿尿涩 ◆ 牛肉一斤熟蒸，以姜、醋空心食之。（《心镜》）

手足肿痛（伤寒时气，毒攻手足，肿痛欲断） ◆ 牛肉裹之，肿消痛止。（《范汪方》）

头蹄（水牛者良）

| 气味 | 凉。

| 主治 | 下热风。（孟诜）

| 附方 |

水肿胀满，小便涩者 ◆ 用水牛蹄一具去毛，煮汁用羹，切食之。或以水牛尾一条，切作腊食。或煮食也佳。（《食医心镜》）

鼻（水牛者良）

| 主治 | 消渴，同石燕煮汁服。（藏器）治妇人无乳，作羹食之，不过两日，乳下无限，气壮人尤效。（孟诜）疗口眼㖞斜。不拘干湿者，以火炙热，于不患处一边熨之，即渐正。（宗奭）

皮（水牛者良）

| 主治 | 水气浮肿，小便涩少：以皮蒸熟，切入豉汁食之。（《心镜》）熬胶最良，详见阿胶。

乳

气味 甘，微寒，无毒。

主治 补虚羸，止渴。（《别录》）养心肺，解热毒，润皮肤。（《日华》）冷补，下热气。和蒜煎沸食，去冷气痃癖。（藏器）患热风人宜食之。（孟诜）老人煮食有益。入姜、葱，止小儿吐乳，补劳。（思邈）治反胃热哕，补益劳损，润大肠，治气痢，除疸黄，老人煮粥甚宜。（时珍）

附方

风热毒气◆煎过牛乳一升，生牛乳一升，和匀。空腹服之，日三服。（《千金方》）

下虚消渴（心脾中热，下焦虚冷，小便多者）◆ 牛羊乳，每饮三四合。（《广利方》）

病后虚弱◆取七岁以下、五岁以上黄牛乳一升，水四升，煎取一升，稍稍饮，至十日止。（《外台方》）

补益劳损◆用钟乳粉一两，袋盛，以牛乳一升，煎减三分之一，去袋饮乳，日三。又方：白石英末三斤和黑豆，与十岁以上生犊牸牛食，每日与一两。七日取牛乳，或热服一升，或作粥食。其粪以种菜食。百无所忌，能润脏腑，泽肌肉，令人壮健。（《千金翼》）

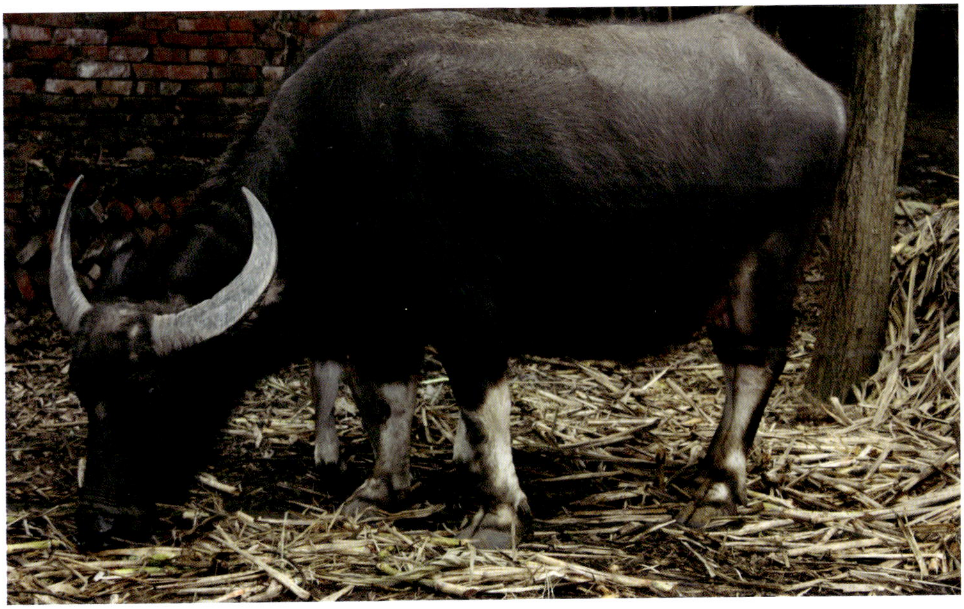

牛

脚气痹弱◆牛乳五升，硫黄三两，煎取三升，每服三盒。羊乳也可。或以牛乳五合，煎调硫黄末一两服，取汁尤良。（《肘后》）

蜘蛛疮毒◆牛乳饮之良。（《生生编》）

血

| **气味** | 咸，平，无毒。

| **主治** | 解毒利肠，治金疮折伤垂死，又下水蛭。煮拌醋食，治血痢便血。（时珍）

| **附方** |

误吞水蛭（肠痛黄瘦）◆牛血热饮一二升，次早化猪脂一升饮之，即下出也。（《肘后》）

脂（黄牛者良，炼过用）

| **气味** | 甘，温，微毒。

| **主治** | 诸疮疥癣白秃，亦入面脂。（时珍）

| **附方** |

消渴不止◆栝楼根煎，用生栝楼根（切）十片，以水三斗，煮至一斗，滤净，入炼净黄牛脂一合，慢火熬成膏，瓶收。每酒服一杯，日三。（《总录》）

腋下狐臭◆牛脂和胡粉涂之，三度永瘥。（姚氏）

食物入鼻（介介作痛不出）◆用牛脂一枣大，纳鼻中吸入，脂消则物随出也。（《外台方》）

走精黄病（面目俱黄，多睡，舌紫，甚面裂，若爪甲黑者死）◆用豉半两，牛脂一两，煮过，绵裹烙舌，去黑皮一重，浓煎豉饮之。（《三十六黄方》）

髓

| **气味** | 甘，温，无毒。

| **主治** | 补中，填骨髓。久服增年。（《本经》）安五脏，平三焦，续绝伤，益气

力，止泄利，去消渴，皆以清酒暖服之。（《别录》）平胃气，通十二经脉。（思邈）治瘦病，以黑牛髓、地黄汁、白蜜等分，煎服。（孟诜）润肺补肾，泽肌悦面，理折伤，擦损痛，甚妙。（时珍）

| **附方** |

补精润肺，壮阳助胃 ◆ 用炼牛髓四两，胡桃肉四两，杏仁泥四两，山药末半斤，炼蜜一斤，同捣成膏，以瓶盛汤煮一日。每服一匙，空心服之。（《瑞竹方》）

劳损风湿 ◆ 用牛髓、羊牛脂各二升，白蜜、姜汁、酥各三升，煎三上三下，令成膏。随意以温酒和服之。（《经心录》）

手足皴裂 ◆ 牛髓敷之。

脑（水牛、黄牛者良）

| **气味** | 甘，温，微毒。

| **主治** | 风眩消渴。（苏恭）脾积痞气。润皴裂，入面脂用。（时珍）

| **附方** |

吐血咯血（五劳七伤） ◆ 用水牛脑（涂纸上阴干）一枚，杏仁（煮去皮）、胡桃仁、白蜜各一斤，香油四两，同熬干为末。每空心烧酒服二钱匕。（《乾坤秘韫》）

气积成块 ◆ 用牛脑子（去筋）一个，雄鸡肫（连黄）一个，并以好酒浸一宿，捣烂，入木香、沉香、砂仁各三两，皮硝一碗，杵千下，入生铜锅内，文武火焙干为末，入轻粉三钱，令匀。每服二钱，空心烧酒服，日三服。（《圣济总录》）

胆（腊月黄牛、青牛者良）

| **气味** | 苦，大寒，无毒。

| **主治** | 可丸药。（《本经》）除心腹热渴，止下痢及口焦躁，益目精。（《别录》）腊月酿槐子服，明目，治疳湿弥佳。（苏恭）酿黑豆，百日后取出，每夜吞一枚，镇肝明目。（《药性》）酿南星末，阴干，治惊风有奇功（苏颂）。除黄杀虫，治痈肿。（时珍）

| 附方 |

谷疸食黄 ◆用牛胆（汁）一枚，苦参三两，龙胆草一两，为末，和少蜜丸梧子大。每姜汤下五十丸。

男子阴冷 ◆以食茱萸纳牛胆中，百日令干。每取二七枚，嚼纳阴中，良久如火。（《千金》）

痔瘘出水 ◆用牛胆、猬胆各一枚，腻粉五十文，麝香二十文，以三味和匀，入牛胆中，悬四十九日取出，为丸如大麦大。以纸捻送入疮内，有恶物流出为验也。（《经验》）

牛角䚡

| 释名 | 角胎。

| 气味 | 苦，温，无毒。

| 主治 | 下闭血瘀血疼痛，女人带下血。燔之，酒服。（《本经》）烧灰，主赤白痢。（藏器）黄牛者烧之，主妇人血崩，大便下血，血痢。（宗奭）水牛者烧之，止妇人血崩，赤白带下，冷痢泻血，水泄。（《药性》）治水肿。（时珍）《千金》徐王煮散用之。

| 附方 |

大肠冷痢 ◆沙牛角䚡烧灰，饮服二钱，日二次。

小儿滞下 ◆沙牛角胎烧灰，水服方寸匕。（《千金》）

大便下血 ◆黄牛角䚡一具，煅末。煮豉汁服二钱，日三，神效。（《近效方》）

赤白带下 ◆牛角䚡（烧令烟断）、附子（以盐水浸七度去皮）等分为末，每空心酒服二钱匕。（《孙用和方》）

角

| 气味 | 苦，寒，无毒。

| 主治 | 水牛者燔之，治时气寒热头痛。（《别录》）煎汁，治热毒风及壮热。（《日华》）沙牛者治喉痹肿塞欲死，烧灰，酒服一钱。小儿饮乳不快似

喉痹者，取灰涂乳上，咽下即瘥。（苏颂出《崔元亮方》）治淋破血。（时珍）

| 附方 |

石淋破血◆牛角烧灰，酒服方寸匕，日五服。（《总录》）

血上逆心（烦闷刺痛）◆水牛角烧末，酒服方寸匕。（《子母秘录》）

赤秃发落◆牛角、羊角烧灰等分，猪脂调涂。（《圣惠方》）

骨

| 气味 | 甘，温，无毒。

| 主治 | 烧灰，治吐血鼻洪，崩中带下，肠风泻血，水泻。（《日华》）治邪疟。烧灰同猪脂，涂疳疮蚀人口鼻，有效。（时珍出《十便》）

| 附方 |

鼻中生疮◆牛骨、狗骨烧灰，腊猪脂和敷。（《千金》）

水谷痢疾◆牛骨灰同六月六日曲（炒）等分为末，饮服方寸匕，乃御传方也。（《张文仲方》）

蹄甲（青牛者良）

| 主治 | 妇人崩中，漏下赤白。（苏恭）烧灰水服，治牛痫。和油，涂臁疮。研末贴脐，止小儿夜啼。（时珍出《集要诸方》）

| 附方 |

卒魇不寤◆以青牛蹄或马蹄临人头上，即活。（《肘后》）

损伤接骨◆牛蹄甲一个，乳香、没药各一钱为末，入甲内烧灰，以黄米粉糊和成膏，敷之。（《秘韫》）

牛皮风癣◆牛蹄甲、驴粪各一两，烧存性研末，油调，抓破敷之。五七日即愈。（《蔺氏经验方》）

臁胫烂疮◆牛蹄甲烧灰，桐油和敷。（《海上方》）

玉茎生疮◆牛蹄甲烧灰，油调敷之。（《奚囊》）

毛

| 主治 | 脐毛，治小儿久不行。（苏恭）耳毛、尾毛、阴毛，并主通淋闭。（时珍）

| 附方 |

卒患淋疾◆牛耳中毛烧取半钱，水服。尾毛亦可。（《集验方》）

小儿石淋◆特牛阴头毛烧灰，浆水服一刀圭，日再。（《张文仲方》）

邪气疟疾◆《外台》用黑牛尾烧末，酒服方寸匕，日三服。一用牯牛阴毛七根，黄荆叶七片，缚内关上。也效。

口涎（《日华》）

| 主治 | 反胃呕吐。（《日华》）水服二匙，终身不噎。（思邈）吮小儿，治客忤。灌一合，治小儿霍乱。入盐少许，顿服一盏，治喉闭口噤。

| 附方 |

小儿流涎◆取东行牛口中涎沫，涂口中及颐上，自愈。（《外台方》）

损目破睛◆牛口涎日点二次，避风。黑睛破者亦瘥。（《肘后》）

身面疣目◆牛口涎频涂之，自落。（《千金》）

耳垢（乌牛者良）

| 主治 | 蛇伤，恶蛓毒。（恭）治痈肿未成脓，封之即散。疳虫蚀鼻生疮，及毒蛇螫人，并敷之。（时珍）

| 附方 |

疔疮恶肿◆黑牛耳垢敷之。（《圣惠方》）

胁漏出水不止◆用乌牛耳垢敷之，即瘥。

鼻衄不止◆牛耳中垢、车前子末等分和匀，塞之良。（《总录》）

溺

| 气味 | 苦、辛，微温，无毒。

| **主治** | 水肿，腹胀脚满，利小便。（《别录》）

| **附方** |

水肿尿涩 ◆《小品》用乌犍牛尿半升，空腹饮。小便利，良。《肘后》用黄犍牛尿，每饮三升。老幼减半。

水气喘促，小便涩 ◆ 用沙牛尿一斗，诃黎皮（末）半斤。先以铜器熬尿至三升，入末熬至可丸，丸梧子大。每服茶下三十丸，日三服。当下水及恶物为效。（《普济方》）

风毒脚气 ◆以铜器，取乌犊牛尿三升，饮之。小便利则消。（《肘后》）

脚气胀满，尿涩 ◆ 取乌犊牛尿一升，一日分服，消乃止。（《杨炎南行方》）

久患气胀 ◆乌牛尿一升，空心温服，气散止。（《广济方》）

霍乱厥逆 ◆服乌牛尿二升。（《千金方》）

刺伤中水 ◆服乌牛尿二升，三服止。（《梅师》）

屎

| **气味** | 苦，寒，无毒。

| **主治** | 水肿恶气。干者燔之，敷鼠瘘恶疮。（《别录》）烧灰，敷炙疮不瘥。（藏器）敷小儿烂疮烂痘，及痈肿不合，能灭瘢痕。（时珍）绞汁，治消渴黄瘅，脚气霍乱，小便不通。（苏恭）

| **附方** |

水肿溲涩 ◆黄牛屎一升，绞汁饮，溲利瘥，勿食盐。（《梅师》）

湿热黄病 ◆黄牛粪日干为末，面糊丸梧子大。每食前，白汤下七十丸。（《简便方》）

霍乱吐下（不止，四肢逆冷） ◆ 《外台》用黄牛屎半升，水二升，煮三沸，服半升止。《圣惠》用乌牛粪绞汁一合，以百日儿乳汁一合和，温服。

卒阴肾痛 ◆牛屎烧灰，酒和敷之，良。（《梅师》）

脚跟肿痛（不能着地） ◆ 用黄牛屎，入盐炒热，罨之。（王永辅《惠济方》）

妊娠腰痛 ◆牛屎烧末，水服方寸匕，日三。（《外台》）

小儿口噤 ◆白牛粪涂口中取瘥。（《总录》）

小儿夜啼 ◆牛屎一块安席下，勿令母知。（《食疗》）

小儿头疮 ◆野外久干牛屎（不坏者）烧灰，入轻粉，麻油调搽。（《普济》）

小儿白秃◆牛屎厚封之。（《秘录》）

小儿烂疮◆牛屎烧灰封之。灭瘢痕。（《千金》）

疮伤风水（痛剧欲死者）◆牛屎烧灰，熏令汁出即愈。（《外台秘要》）

跌磕伤损◆黄牛屎炒热封之，裹定即效。（《简便》）

汤火烧灼◆湿牛屎捣涂之。（姚和众）

恶犬咬伤◆洗净毒，以热牛屎封之，即时痛止。（《千金》）

蜂虿螫痛◆牛屎烧灰，苦酒和敷。（《千金方》）

背疮溃烂◆黄黑牛粪多年者，晒干为末，入百草霜匀细，糁之。（《谈野翁方》）

黄犊子脐屎（新生未食草者，收干之）

| 主治 | 九窍四肢指歧间血出，乃暴怒所为。烧此末，水服方寸匕，日四五服，良。（藏器出《姚僧坦方》）主中恶霍乱，及鬼击吐血。以一升，和酒三升，煮汁服。（时珍出《肘后》）

屎中大豆（洗晒收用）

| 主治 | 小儿惊痫，妇人难产。（苏恭）

| 附方 |

小儿牛痫◆白牛屎中豆，日日服之，良。（《总微论》）

齿落不生◆牛屎中大豆十四枚，小开豆头，以注齿根，数度即生。（《千金方》）

齝草（音痴）

| 主治 | 绞汁服，止哕。（藏器）疗反胃霍乱，小儿口噤风。（时珍）

| 附方 |

反胃噎膈◆牛转草、杵头糠各半斤，糯米一升，为末，取黄母牛涎和，丸龙眼大，煮熟食之。入砂糖二两，尤妙。（《医学正传》）

霍乱吐利（不止）◆用乌牛齝草一团，人参、生姜各三两，甜浆水一升半，煮汁五合服。（《刘涓子鬼遗方》）

小儿流涎◆用牛噍草绞汁，少少与服。(《普济方》)

初生口噤（十日内者）◆用牛口龄草绞汁灌之。(《圣惠》)

|别名| 无。

|来源| 无。

|形态特征| 无。

|性味归经| 甘，水牛肉性凉，黄牛肉性温。归脾、胃经。

|功效主治| 补脾胃，益气血，强筋骨。主脾胃虚弱，气血不足，虚劳羸瘦，腰膝酸软，消渴，吐泻，痞积，水肿。

|用法用量| 内服：煮食、煎汁，适量，或入丸剂。外用：适量，生裹或作丸摩。

|使用禁忌| 牛自死、病死者，禁食其肉。

|实用药膳|

牛肉茸粥

原料 粳米50克，牛肉25克，干米粉20克，香菜、葱花、植物油、酱油、盐、白糖、淀粉适量。

制法 粳米加入清水烧开，煮至粳米开花；把洗净的牛肉剁成茸，加入酱油、盐、白糖、淀粉拌匀；米粉用热油炸香，捞出备用。将粳米粥熬好后，放入调过味的牛肉茸，在煮至肉熟软后再煮沸即可。装碗食用时，再加入熟油、香菜、葱花及炸香的米粉即成。

功效 补充蛋白质、铁质，强健骨骼。

牛肉汤

原料 新鲜牛肉250克，姜、葱、盐、胡椒粉适量。

制法 将新鲜牛肉剁碎，加入姜、葱、盐、胡椒粉共煮成汤。

功效 养血升压。

适用 低血压。

参芪牛肉汤

原料 牛肉500克，党参10克，生黄芪15克，白术5克，红枣10个，生姜5克。

制法 将牛肉洗净，入滚水中煮3分钟捞起，切成小块。生姜切片。黄芪、党参、白术洗净后切片，放入纱布袋中。汤锅中加水约1 500毫升，放入牛肉，煮沸后加进药袋及姜片、红枣，继续煮30分钟后，改用小火炖2小时，至牛肉熟透，调味后即可食用。

功效 益气补肺，养心安神，强身健体。

适用 平时易患感冒，夜晚或白天不自觉地出汗，既怕冷又怕热，体质虚弱的人可以常服，久服后可以增强免疫力，预防感冒和疾病的发生。

何首乌牛肉汤

原料 何首乌15克，牛肉150克，龙眼肉9克，红枣10枚，竹笋30克，乌豆90克。

制法 先把乌豆浸一夜，用水煮开，水滚后把水倒去，再加6碗水煮；牛肉切成小块，竹笋和姜片也要切细，一起放进煲内与乌豆同煮；水滚时去除泡沫，再加入洗净的何首乌、龙眼肉和红枣，待煮软后加油盐调味便可。

用法 分2～3次吃肉饮汤，每日或隔日1料。

功效 补脾胃，益气血，强筋骨，消痰祛风，黑发。

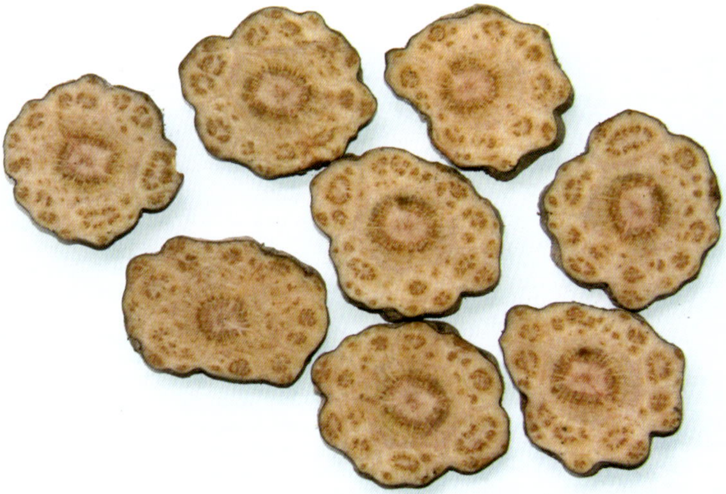

何首乌

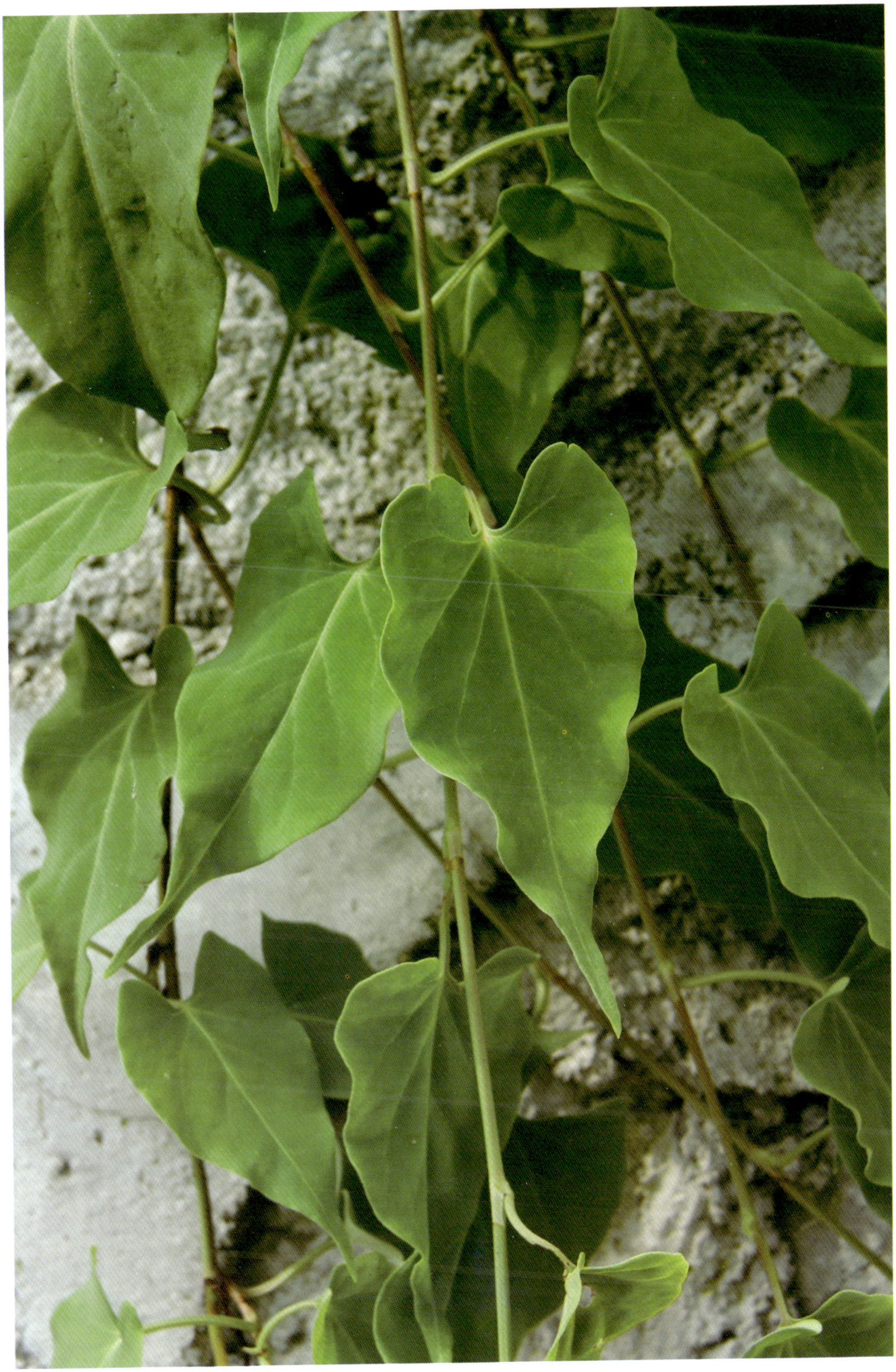

何首乌

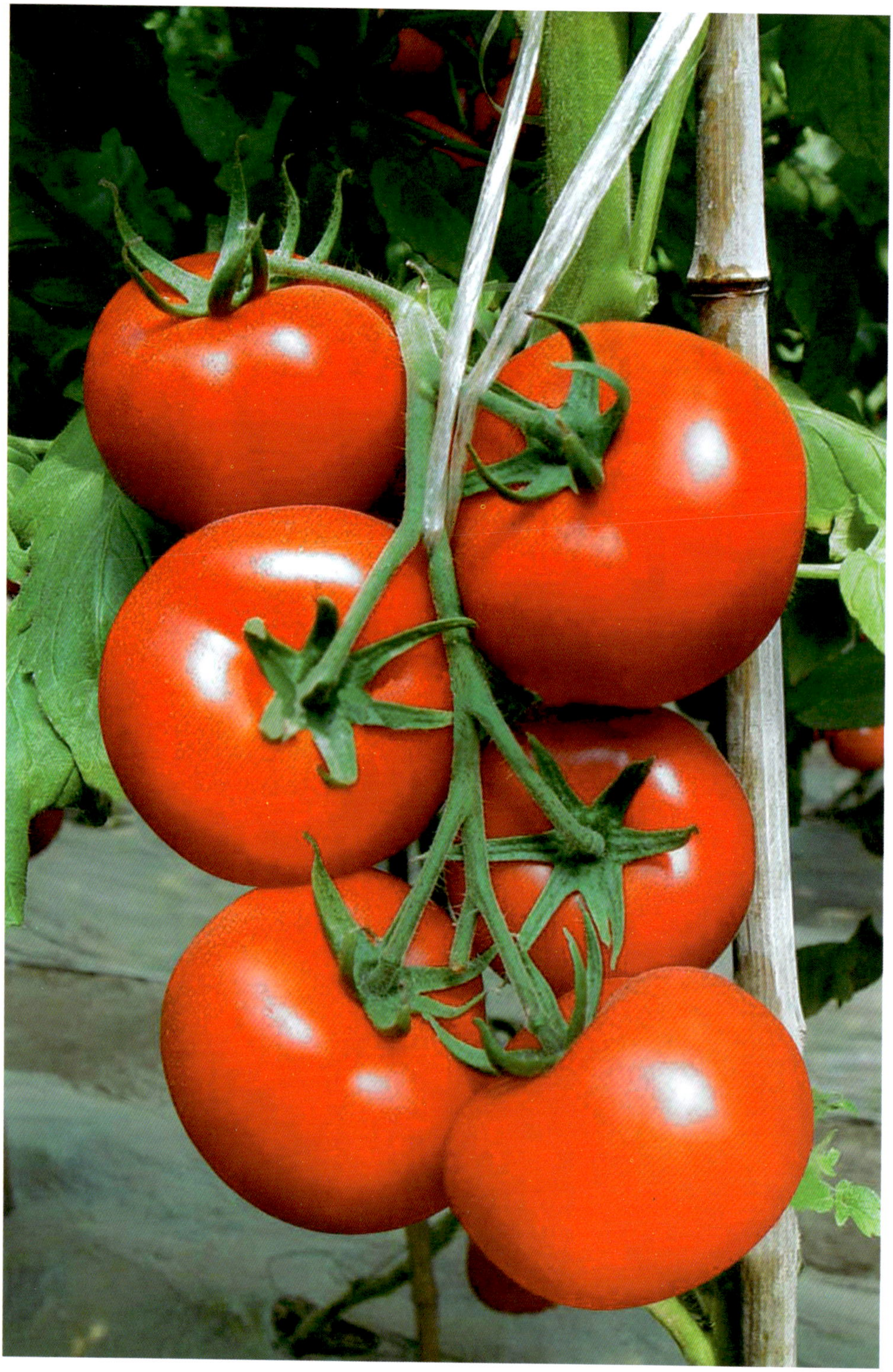

番茄

番茄炒牛肉

原料 番茄240克，牛肉40克，油、淀粉、酱油、盐、料酒、姜、葱适量。

制法 牛肉切片，用酱油、淀粉、料酒调汁泡好。番茄去皮，切块。油烧热后先炒肉片，用余油炒番茄，加盐，加入牛肉片，用武火快炒加入淀粉，炒熟即成。

功效 生津止渴，健胃，消食，凉血，平肝，清热解毒。

适用 热病烦渴或胃热口渴、口干、高血糖病。

清炖萝卜牛肉

原料 牛肉500克，萝卜500克，植物油、料酒、盐、葱、姜适量。

制法 将牛肉洗干净，切块；萝卜切块，待用。将油锅烧热，倒入牛肉煸炒，烹入料酒，炒出香味，盛起待用。砂锅中加适量热水，放入葱、姜、料酒烧沸，加入牛肉煮20分钟，转用小火炖至牛肉熟烂，加盐调味，放入萝卜炖至入味，即可出锅。

功效 补脾胃，益气血，抗疲劳，强筋骨，减肥，防止胆结石。

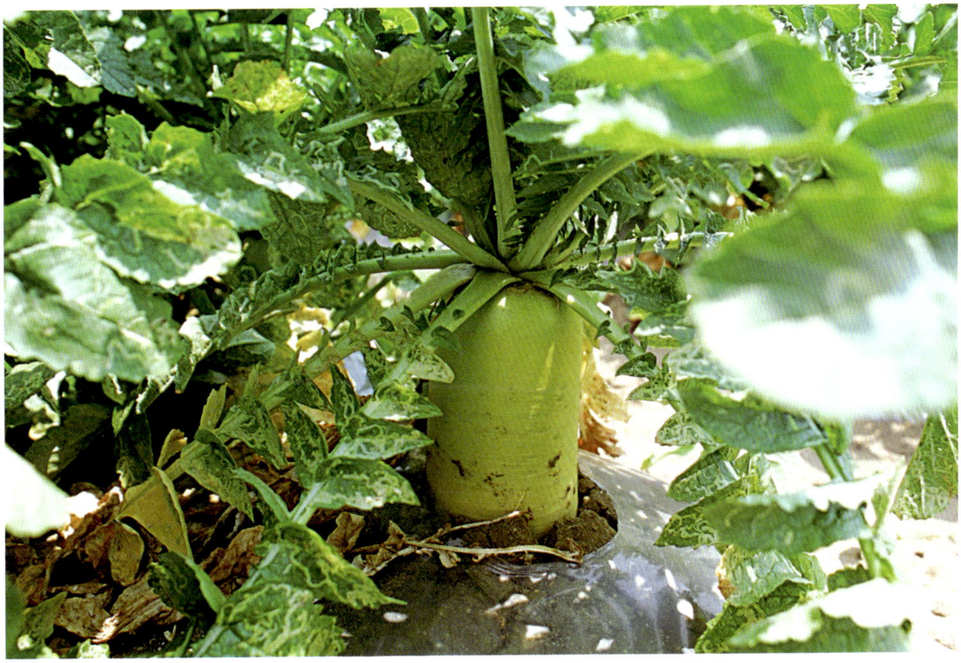

萝卜

黄芪牛肉

原料 牛肉750克，黄芪20克，陈皮6克，姜、葱、酱油、料酒、胡椒粉、白糖、豆瓣、味精、菜油适量。

制法 将牛肉洗净切大条，沸水氽去血水，入锅炸2分钟，捞起，与其他药料一起下锅，加水适量，用文火炖至熟烂，拣去葱、姜、黄芪、陈皮，入味精调味，收汁装盘。

功效 健脾养胃，补气养血。

适用 体弱消瘦者。

女贞子牛肉汤

原料 牛肉500克，女贞子50克，黑枣6颗，精盐、姜片适量。

制法 将牛肉洗净，切成片，在开水锅中烫氽一下，捞出待用。女贞子洗净；黑枣洗净，去核。将牛肉、女贞子、黑枣、姜片放入砂锅内，加入适量清水，先用旺火烧开后，撇去浮沫，再改用小火煨炖约3小时，加精盐调味即成。

功效 补肝肾，乌须发。

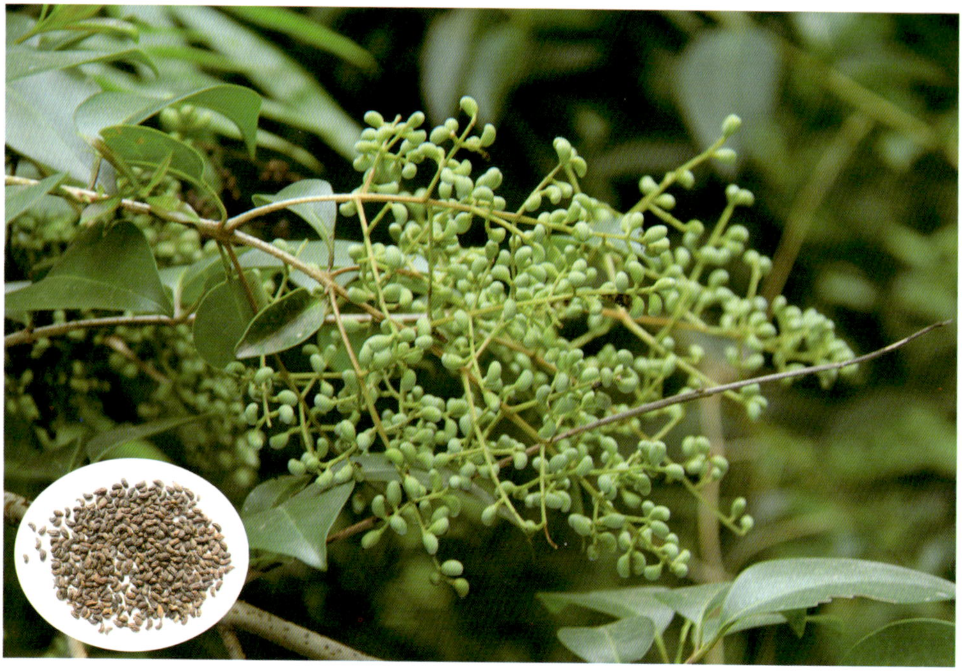

女贞子

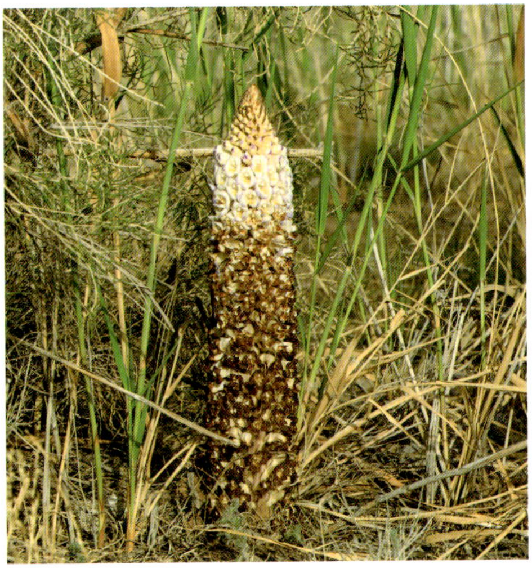

肉苁蓉

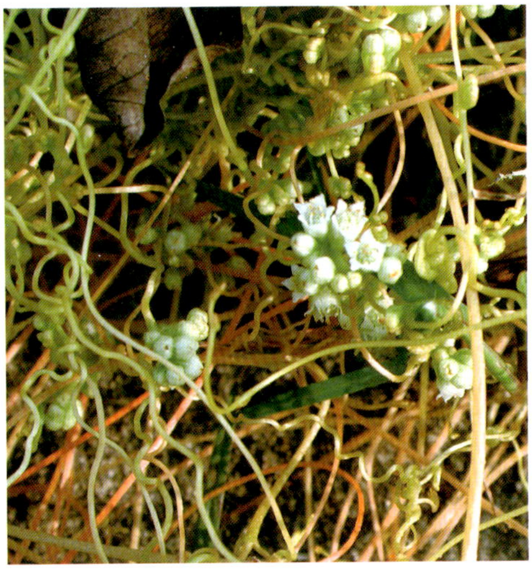

菟丝子

肉苁蓉炖牛肉

原料 牛肉60克，肉苁蓉30克，菟丝子15克，生姜2片。

制法 先将牛肉洗净，切片，用开水洗去腥味；将肉苁蓉浸淡，切片；将菟丝子、生姜洗净。把全部用料放入炖盅内，加适量开水，炖盅加盖，隔开水文火炖2～3小时，调味即可食用。

功效 补肾益精，降脂延寿。

党参牛排汤

原料 牛排100克，党参、桂圆肉各20克，姜1片，盐少许，冷水适量。

制法 将牛排洗净，切块；将党参、桂圆肉、生姜分别洗净，将上述材料一起放入锅内，加适量水，武火煮沸后，文火煲3小时，调味即可。

功效 温补肾阳，壮腰益精，缓解疲劳。

适用 肾虚腰酸、阳痿遗精等。

驴

《唐本草》

释名｜时珍曰：驴，胪也。胪，腹前也。马力在膊，驴力在胪也。

肉

气味｜甘，凉，无毒。

主治｜解心烦，止风狂。酿酒，治一切风。（《日华》）主风狂，忧愁不乐，能安心气。同五味煮食，或以汁作粥食。（孟诜）补血益气，治远年劳损，煮汁空心饮。疗痔引虫。（时珍）野驴肉功同。（《正要》）

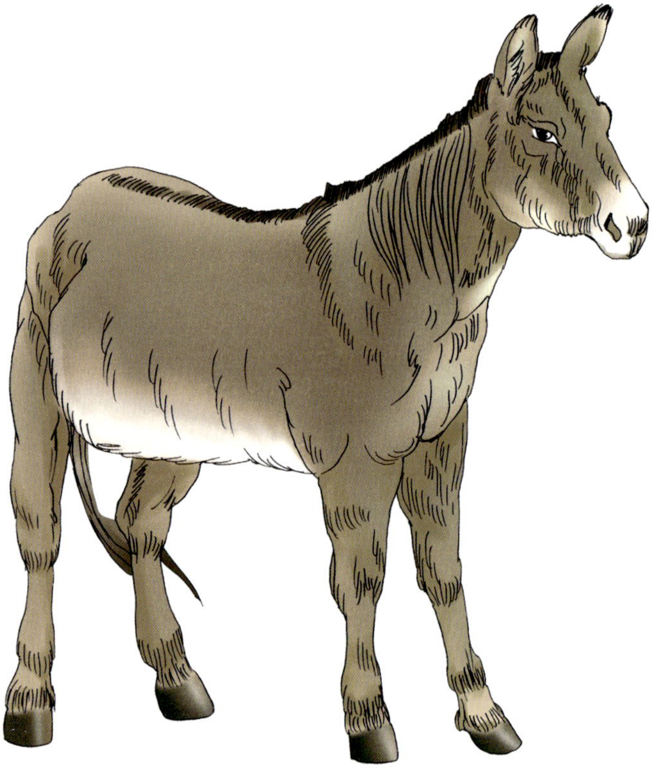

驴

头肉

|主治| 煮汁，服二三升，治多年消渴，无不瘥者。又以渍曲酝酒服，去大风动摇不休者。（孟诜）也洗头风风屑。（《日华》）同姜齑煮汁日服，治黄疸百药不治者。（时珍出《张文仲方》）

|附方|

中风头眩（心肺浮热，肢软骨疼，语謇身颤）◆ 用乌驴头一枚，如食法，豉汁煮食。（《心镜》）

脂

|主治| 敷恶疮疥癣及风肿。（《日华》）和酒服三升，治狂癫，不能语，不识人。和乌梅为丸，治多年疟，未发时服二十丸。又生脂和生椒捣熟，绵裹塞耳，治积年聋疾。（孟诜）和酒等分服，治卒咳嗽。和盐、涂身体手足风肿。（时珍出《千金》）

|附方|

滴耳治聋◆ 乌驴脂少许，鲫鱼胆一个，生油半两，和匀，纳楼葱管中，七日取滴耳中，日二。（《圣惠》）

眼中息肉◆ 驴脂、白盐等分，和匀，注两目眦头，日三次，一月瘥。（《千金方》）

髓

|气味| 甘，温，无毒。

|主治| 耳聋。（时珍）

|附方|

多年耳聋（重者用三两度，初起者一上便效）◆ 用驴前脚胫骨打破，向日中沥出髓，以瓷盒盛收。每用棉点少许入耳内，侧卧候药行。其髓不可多用，以白色者为上，黄色者不堪。又方：驴髓以针砂一合，水二合，浸十日。取清水少许，和髓搅

匀，滴少许入耳中。外以方新砖半个烧赤，泼醋，铺磁石末一两在砖上，枕之至晚。如此三度，即通。（《普济方》）

血

｜气味｜ 咸，凉，无毒。

｜主治｜ 利大小肠，润燥结，下热气。（时珍）

乳

｜气味｜ 甘，冷利，无毒。

｜主治｜ 小儿热急黄。多服使利。（《唐本》）疗大热，止消渴。（孙思邈）小儿热，急惊邪赤痢。（萧炳）小儿痫疾，客忤天吊风疾。（《日华》）频热饮之，治气郁，解小儿热毒，不生痘疹。浸黄连取汁，点风热赤眼。（时珍出《千金》诸方）

｜附方｜

心热气痫◆黑驴乳，暖服三合，日再服。（《广利方》）

小儿口噤◆驴乳、猪乳各二升，煎一升五合服。（《千金》）

重舌出涎◆驴乳、猪乳各二升，煎一升五合服。（《千金》）

撮口胎风（先灸两乳中三壮，后用此方大验）◆ 用乌驴乳一合，以东引槐枝（三寸长）十根，火煨，一头出津，拭净，浸乳中。取乳滴口中甚妙。（《圣惠方》）

皮

｜主治｜ 煎胶食之，治一切风毒，骨节痛，呻吟不止。和酒服更良。（孟诜）煎胶食，主鼻洪吐血，肠风血痢，崩中带下。其生皮，覆疟疾人良。（《日华》）

｜附方｜

中风㖞僻（骨疼烦躁者）◆ 用乌驴皮㷉毛，如常洗净蒸熟，入豉汁中，和五味煮食。（《心镜》）

牛皮风癣 ◆ 生驴皮一块，以朴硝腌过，烧灰，油调搽之。名一扫光。（《李楼奇方》）

毛

| 主治 | 头中一切风病，用一斤炒黄，投一斗酒中，渍三日。空心细饮令醉，暖卧取汗。明日更饮如前。忌陈仓米、面。（孟诜）

| 附方 |

小儿客忤 ◆ 剪驴膊上旋毛一弹子大，以乳汁煎饮。（《外台》）

襁褓中风 ◆ 取驴背前交脊中毛一拇指大，入麝香豆许，以乳汁和，铜器中慢炒为末。乳汁和，灌之。（《千金》）

骨

| 主治 | 煮汤，浴历节风。（孟诜）牝驴骨煮汁服，治多年消渴，极效。（时珍）

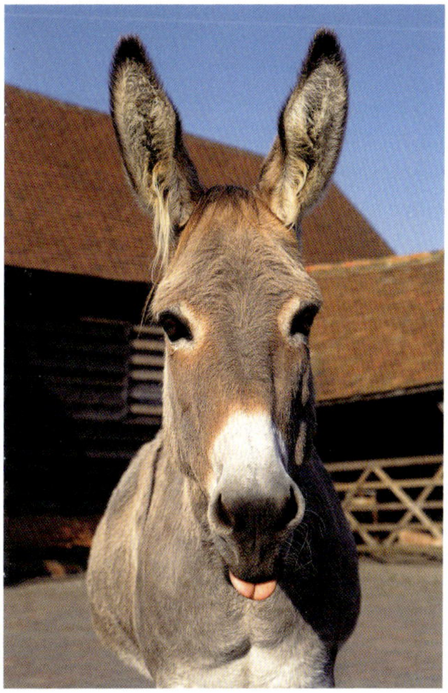

驴

头骨

| 主治 | 烧灰和油，涂小儿颅解。（时珍）

悬蹄

| 主治 | 烧灰，敷痈疽，散脓水。和油，敷小儿解颅，以瘥为度。（时珍）

| 附方 |

肾风下注（生疮） ◆ 用驴蹄（烧灰）二十片，密陀僧、轻粉各一钱，麝香半钱，为末，敷之。（《奇效方》）

天柱毒疮（生脊大椎上，大如钱，赤色，出水） ◆ 驴蹄二片，胡粉（熬）一分，麝香少许，为末。醋和涂之。干则掺之。（《圣惠》）

饮酒穿肠（饮酒过度，欲至穿肠者）◆ 用驴蹄硬处削下，水煮浓汁，冷饮之。襄州散将乐小蛮，得此方有效。（《经验方》）

鬼疟不止◆用白驴蹄（锉炒）、砒霜各二分，大黄四分。绿豆三分，雄黄一分，朱砂半分，研，丸梧子大。未发平旦冷水服二丸，即止。七日忌油。（《肘后》）

溺

| 气味 | 辛，寒，有小毒。

| 主治 | 浸蜘蛛咬疮，良。（藏器）治反胃噎病，狂犬咬伤，癣疠恶疮，并多饮取瘥。风虫牙痛，频含漱之，良。（时珍出《千金诸方》）

| 附方 |

狐尿刺疮◆驴尿顿热渍之。（《千金》）

白癜风◆ 驴尿、姜汁等分，和匀频洗。（《圣济录》）

耳聋◆ 人中白一分，干地龙一条，为末，以乌驴驹尿一合和匀，瓷器盛之。每滴少许入耳。（《圣惠》）

小儿眉疮◆黑驴屎烧研，油调涂，立效。（《圣惠方》）

耳垢

| 主治 | 刮取涂蝎螫。（崔氏）

尾轴垢

| 主治 | 新久疟无定期者。以水洗汁，和面如弹丸二枚，作烧饼。未发前食一枚，发时食一枚，效。（恭）

溺上泥

| 主治 | 敷蜘蛛伤。（藏器）

溺下泥

主治 小儿拗哭不止，令三姓妇人抱儿卧之，移时即止，勿令人知。（藏器）

别名 无。

来源 无。

形态特征 无。

性味归经 甘、酸，平。归心、肝经。

功效主治 补血益气。主劳损，风眩，心烦。

用法用量 内服：适量，煮食。

实用药膳

驴肉芪归汤

原料 当归15克，黄芪30克，驴肉250克。

制法 将当归、黄芪装用纱布袋中，与驴肉同煮，至驴肉烂熟即成。

功效 调益气血，活血托毒。

适用 气血两虚型、血栓闭塞性脉管炎。

人参驴肉汤

原料 驴肉250克，人参5克，黄芪5克，枸杞5克，芡实5克，茯苓3克，白术3克，熟地黄3克，肉苁蓉3克，肉桂3克，白芍3克，益智仁3克，仙茅3克，泽泻3克，枣肉3克，淮山药3克，远志3克，当归3克，菟丝子3克，怀牛膝3克，淫羊藿3克，生姜3克，葱、胡椒粉、精盐适量。

制法 中药用纱布袋装好，扎口；驴肉洗净切块，驴骨头拍碎待用。砂锅洗净，放入驴肉、驴骨、药袋、葱，加水适量，用大火烧开，撇去浮沫，再改用小火煨炖3小时，最后调入精盐、胡椒粉即可。

用法 食肉喝汤。

功效 大补元阳，填精补肾。

适用 体虚、羸瘦、肤色萎黄、四肢厥冷、腰膝酸痛、阳痿早泄等。

酱驴肉

原料 驴肉500克，甜酱、精盐、白糖、味精、鸡精、胡椒粉、料酒、姜、葱、八角、山柰、桂皮、小茴、花椒、香叶、鲜汤适量。

制法 驴肉放入盆内，加入姜、葱、盐、白糖、味精、鸡精、胡椒粉、料酒及上述几种香料和用鲜汤稀释的甜酱拌匀，腌渍3天后待用。将码好味的驴肉放入锅中，去掉姜、葱及香料，将码味的原汁全部倒入锅中，再掺入适量鲜汤，用小火将驴肉卤熟即成。

功效 补气血，益脏腑。

适用 气血亏虚、短气乏力、倦怠羸瘦、食饮不振、心悸失眠。

海马枸杞卤驴肉

原料 驴肉500克，海马1个，枸杞子20克，白糖15克，小茴香6克，生姜5克，葱10克，桂皮10克，山柰10克，盐5克，鸡精3克，味精2克，草果2个，大茴香2粒，酱油10毫升，素油50毫升，料酒20毫升。

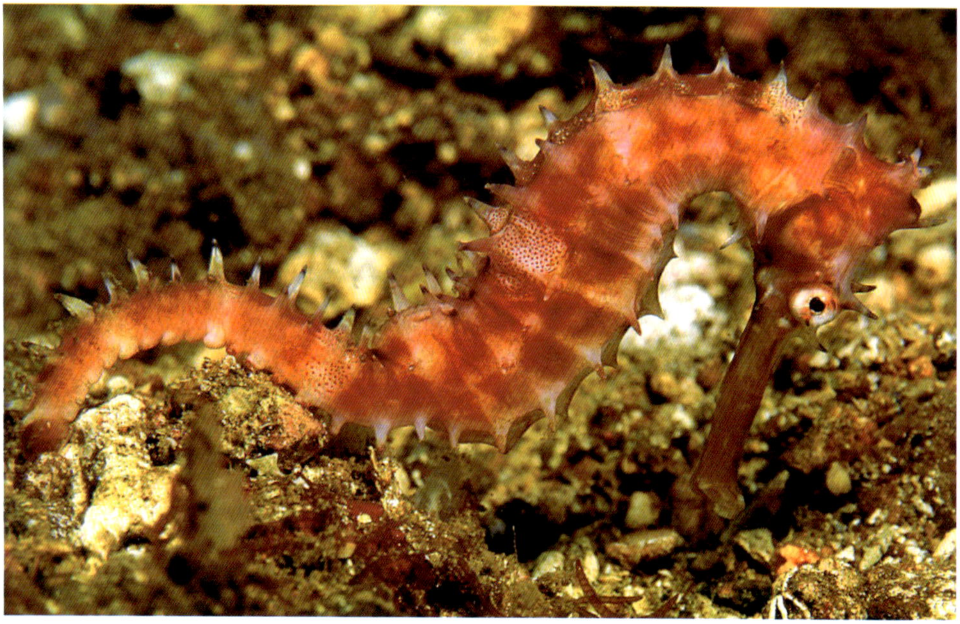

海马

制法 将驴肉洗净，用沸水焯去血水，海马用料酒浸泡2小时，枸杞去果柄、杂质，大茴香等香料洗净，生姜切片，葱切段，驴肉与海马鲜煮12分钟。将炒锅置武火上烧热，加入素油，烧六成热时，下入生姜、盐、大茴香、白糖、酱油，烧成枣红色，加入盐、味精及清水约2 800毫升，煮40分钟，下入驴肉、海马、枸杞子卤35分钟，加入味精即成。

功效 补气，养血，益肾，壮阳。

适用 气血不足、阳痿不举、举而不坚等。

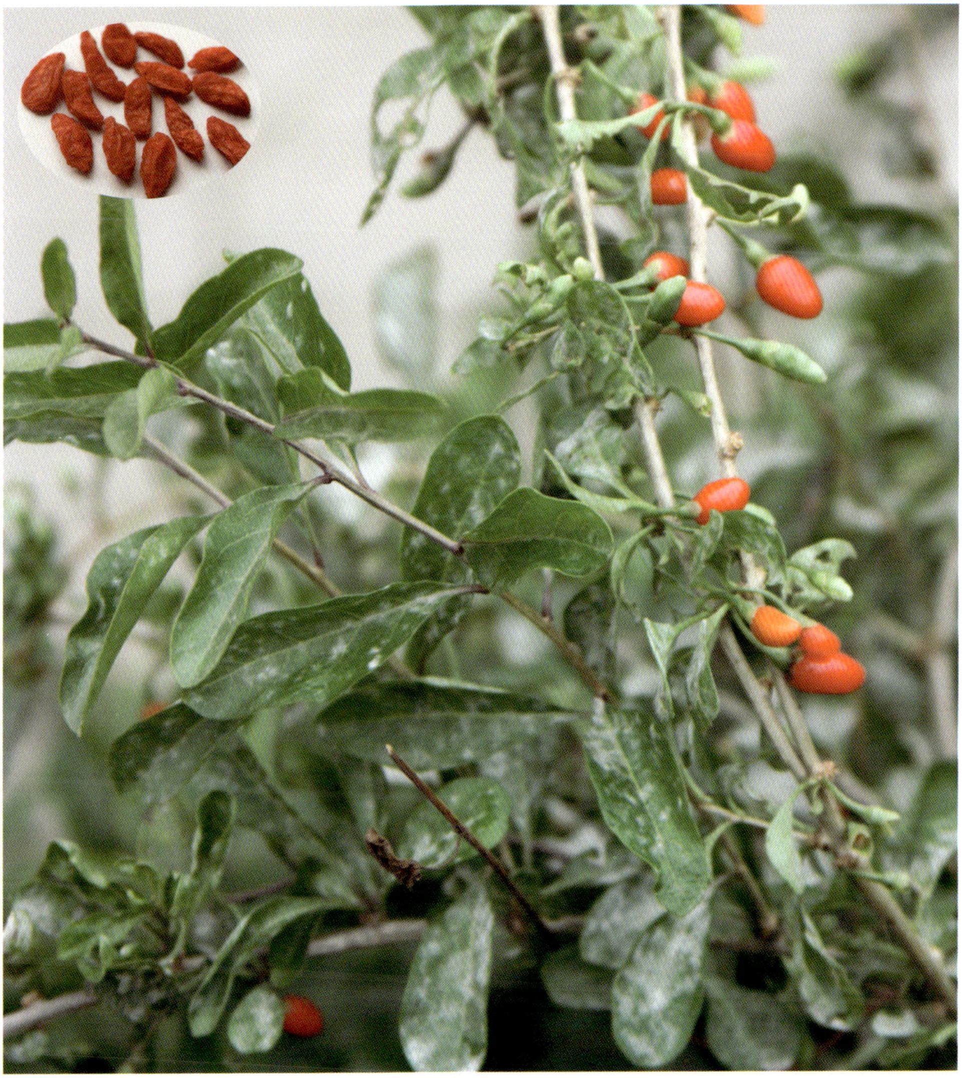

枸杞子

莲子煲驴肉

原料 驴肉200克，莲子50克，淮山药50克，枸杞子10克，红枣10粒，桂圆肉20克，清水1 500克，料酒1汤匙，姜、精盐、生抽、鸡粉、胡椒粉适量。

制法 将驴肉洗净，切块，吸干水分，加料酒拌匀腌过；莲子等药材浸洗干净。将全部材料放入汤煲内，煲至驴肉、莲子熟烂，调入味料，拌匀即成。

功效 健脾养胃，益气补血，滋阴补虚。

适用 阴虚、气血不足、脾胃虚弱等。

参芪驴肉汤

原料 驴肉片300克，党参20克，黄芪20克，红枣5枚，姜、黄酒、精盐、味精、麻油适量。

制法 将驴肉、党参、黄芪、红枣（去核）同放于砂锅中注入500毫升清水，烧开后，撇去浮沫，加入姜片和黄酒，转用小火炖酥烂，下精盐、味精，淋麻油即可。

用法 趁热食驴肉和枣，喝汤，1～2次服完。

功效 补气养血。

适用 气血两亏、体形消瘦、四肢乏力者。

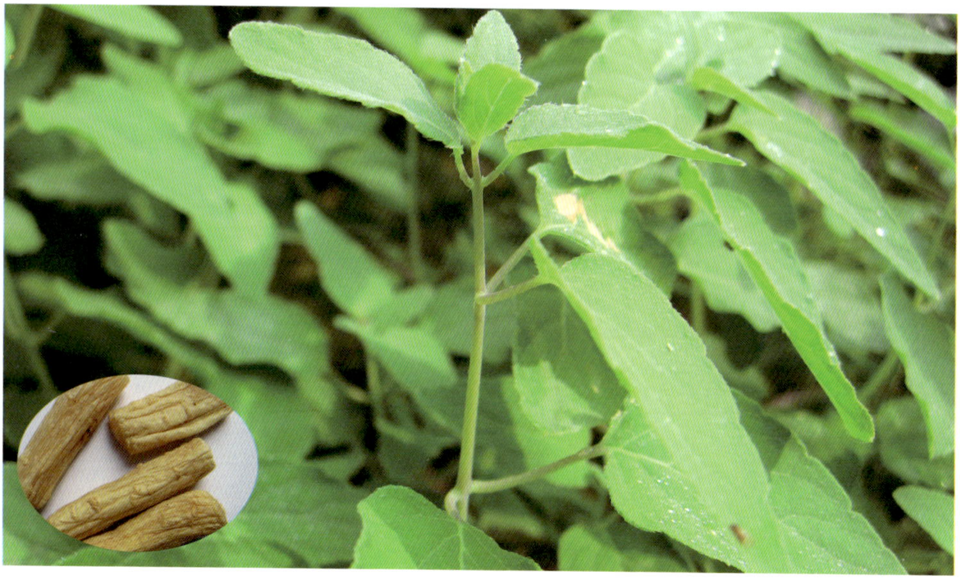

党参

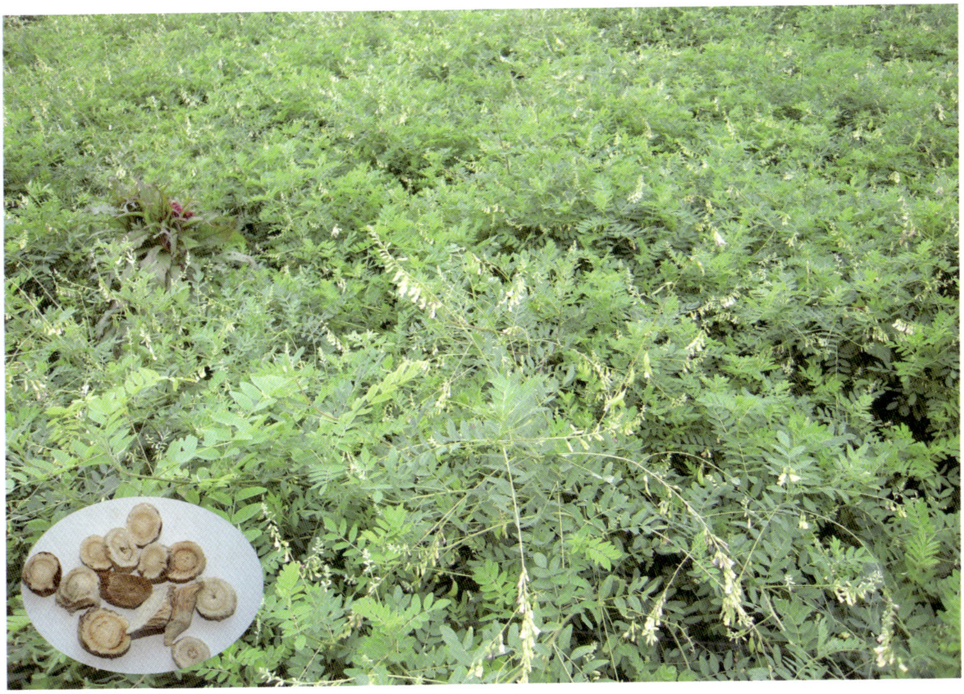

黄芪

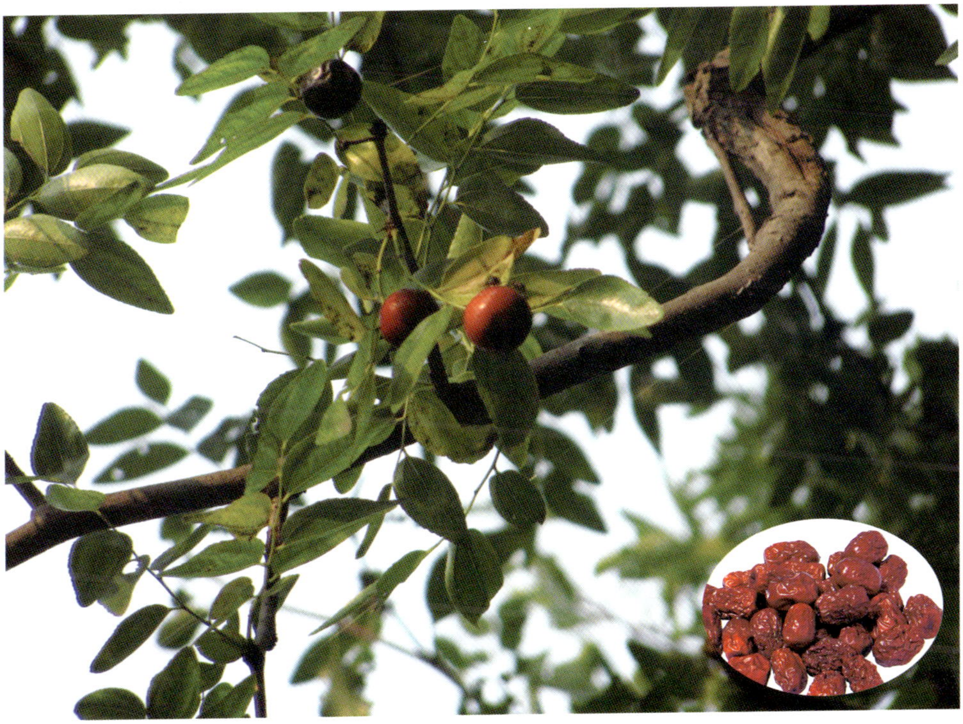

大枣

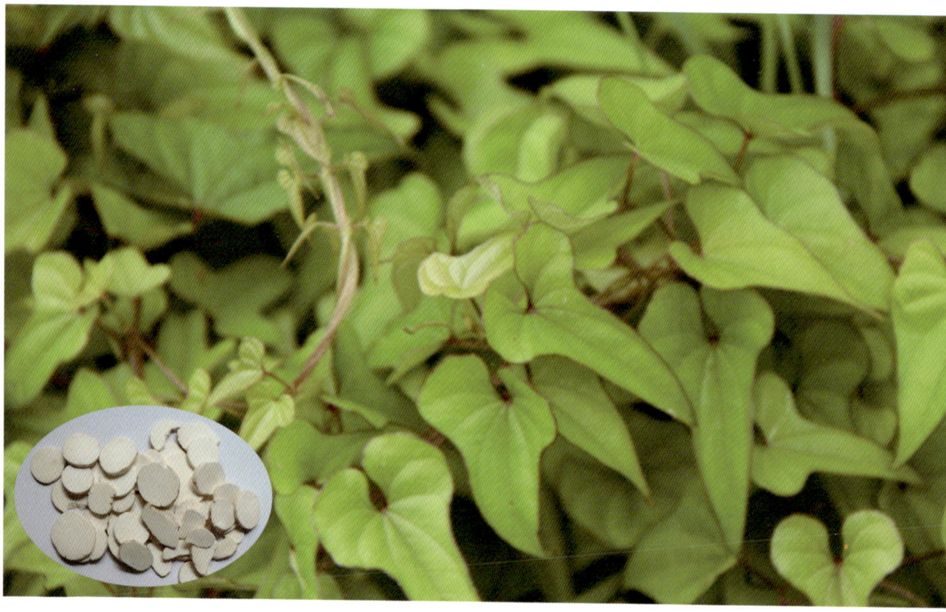

山药

山药驴肉汤

原料 驴肉250克，山药150克，大枣10枚，调料适量。

制法 将驴肉洗净，切块，入沸水中略烫，捞出切片；山药去皮，洗净切片；生姜洗净，切片；大枣洗净，将驴肉、山药、生姜、大枣共置锅内，加水煮至熟烂，调味服食。

用法 每日1剂。

功效 益气补血，健脾生精。

适用 气血亏虚型精子活力低下症。

乌驴皮汤

原料 乌驴皮500克。

制法 先将驴皮剔毛，洗净，上笼蒸熟，起锅后，切成细条，再放入盛有豉汁的砂锅中，加无味佐料，煮至皮烂汤浓即可。

用法 每3日1剂，分次于空腹时饮汤食皮。

功效 养血填精，强筋壮骨。

适用 精血亏虚、肝肾不足之口眼㖞斜、半身不遂、手足麻木、骨节隐疼、心烦失眠、妇女崩中漏下等，今可用于卒中后遗症、面神经麻痹、妇女更年期综合征、功能性子宫出血等，亦可用于女性日常保健。

赤小豆驴胫骨汤

原料 驴胫骨300克，赤小豆230克，料酒10克，姜3克，葱10克，盐3克，鸡精3克，鸡油30克，胡椒粉3克，冷水2 800毫升。

制法 将赤小豆去泥沙，洗净；驴胫骨洗净，捶破；姜切片；葱切段，将赤小豆、驴胫骨、料酒、姜、葱同放炖锅内，加入冷水2 800毫升，置武火烧沸，再用文火炖煮43分钟，加入盐、鸡精、鸡油、胡椒粉即成。

功效 滋阴壮阳，养气补气，养血补血。

适用 贫血症。

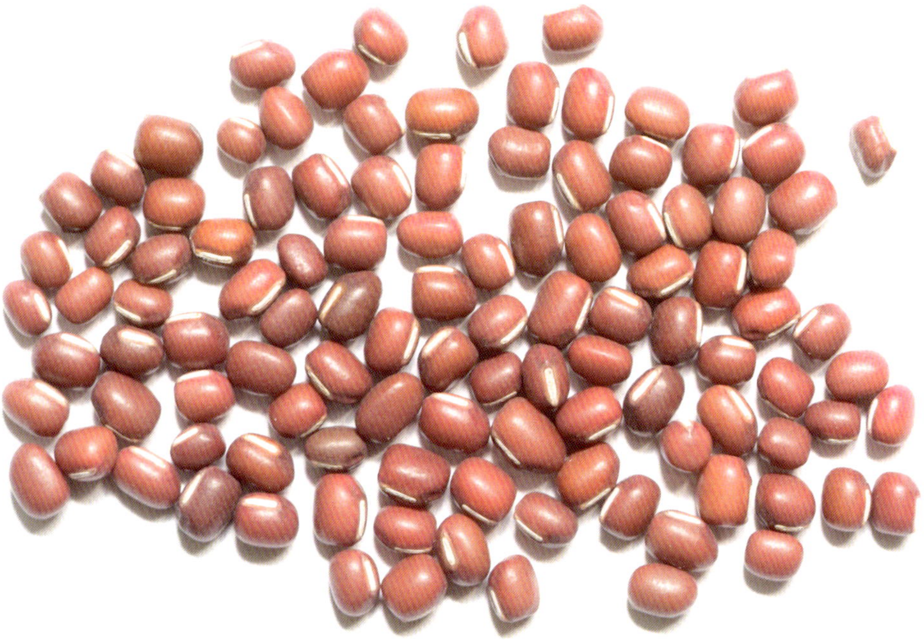

赤小豆

驴头汤

原料 驴头1个，豆豉、葱、姜、花椒、大料、桂皮、酱油、精盐、白糖、料酒少许。

制法 将驴头洗净，去毛，剁开，放入锅内，加水烧开，撇去血沫，放入以上调料，改用微火煮至驴头熟烂，剔去骨即可。

用法 分次食肉喝汤，每次200～300克。

功效 祛风平肝。

适用 肝风内动之头晕目眩、心悸烦热、手足无力、筋骨麻痛、言语謇涩、肌肉动摇等。

五香驴肉

原料 驴肉500克，豆豉、五香粉、盐适量。

制法 先将驴肉洗净，切小块，同豆豉、五香粉一起放入锅内加水炖，先以武火后改文火，1小时后捞出驴肉，晾凉食用即可。

功效 养血安神。

适用 劳损体弱及心烦不安。

驴鞭汤

原料 驴鞭（驴阴茎）10～15克。

制法 将上味煎汤内服。

功效 滋肾壮阳。

适用 阳痿不举、筋骨酸软、骨结核、骨髓炎等。

地芍归芪驴肉汤

原料 驴肉700克，当归15克，白芍10克，熟地黄30克，黄芪30克，生姜3片，红枣5枚，大葱、食盐适量。

制法 驴肉洗净，切块，用开水焯过；红枣、当归、白芍、熟地黄、黄芪洗净，把全部用料放入锅内，加清水适量，武火煮沸后，文火煲3小时，加盐调味供用。

功效 气血双补，固本养颜。

适用 气血两虚所致的面黄而枯、皮色不润，或有黄褐斑等。

首乌杜仲驴肉汤

原料 驴肉500克，首乌60克，白茯苓30克，杜仲15克，红枣10枚。

制法 驴肉洗净，切横纹厚片，用开水脱过；首乌、白茯苓、杜仲、红枣（去核）分别洗净，将以上用料全部放入砂煲内，加清水适量，武火煮沸后，改用文火煲2～3小时，调味供用。

功效 养血益肾，驻颜黑发。

适用 脾肾两虚、精血亏损所致的头晕眼花、须发早白、面色萎黄、形容憔悴、腰膝酸软等。

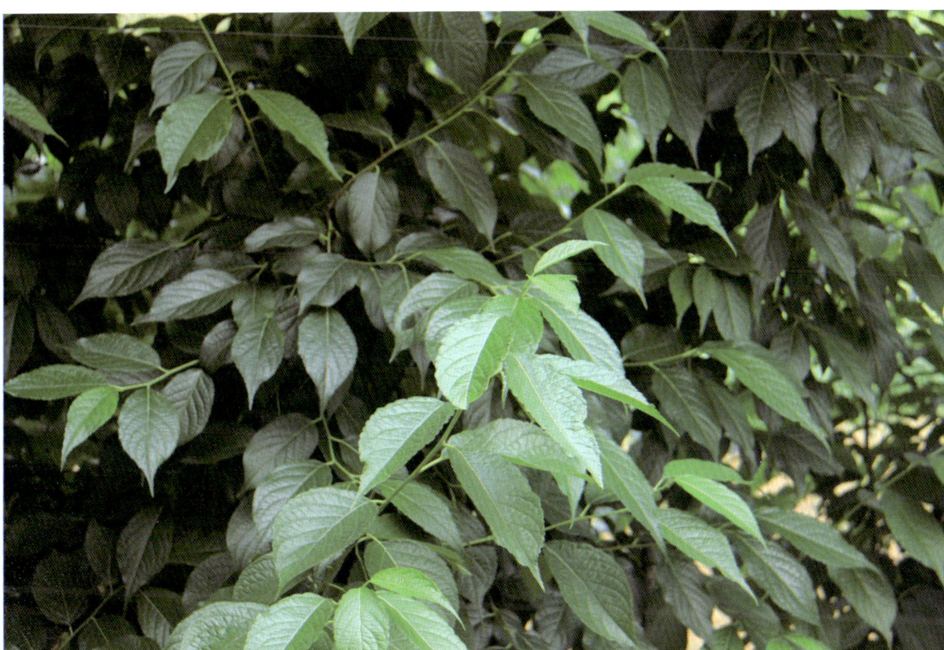

杜仲

阿胶

《本经·上品》

释名 敷致胶（《本经》）。

气味 甘，平，无毒。

主治 颂曰：止泻痢，得黄连、蜡尤佳。疗吐血衄血，血淋尿血，肠风下痢。女人血痛血枯，经血不调，无子，崩中带下，胎前产后诸疾。男女一切风病，骨节疼痛，水气浮肿，虚劳咳嗽喘急，肺痿唾脓血，及痈疽肿毒。和血滋阴，除风润燥，化痰清肺，利小便，调大肠，圣药。（时珍）

附方

老人虚秘◆阿胶（炒）二钱，葱白三根，水煎化，入蜜二匙，温服。

胞转淋闭◆阿胶三两，火二升，煮七合，温服。（《千金方》）

赤白痢疾（黄连阿胶丸，治肠胃气虚，冷热不调，下痢赤白，里急后重，腹痛，小便不利）◆用阿胶（炒过，水化成膏）一两，黄连三两，茯苓二两，为末，捣丸梧子大。每服五十丸，粟米汤下，日三。（《和剂局方》）

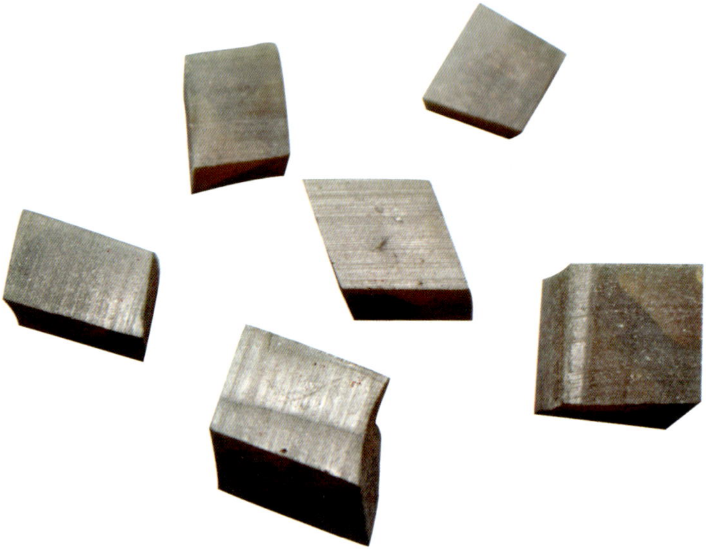

阿胶

吐血不止（治大人、小儿吐血）◆《经验》用阿胶（炒）、蛤粉各一两，辰砂少许，为末。藕节捣汁，入蜜调服。《千金翼》用阿胶（炒）二两，蒲黄六合，生地黄三升，水五升，煮三升，分服。

月水不调◆阿胶一钱，蛤粉炒成珠，研末，热酒服即安。一方入辰砂末半钱。

月水不止◆阿胶炒焦为末，酒服二钱。（《秘韫》）

妊娠尿血◆阿胶炒黄为末，食前粥饮下二钱。（《圣惠》）

妊娠血痢◆阿胶二两，酒一升半，煮一升，顿服。

妊娠下血（不止）◆　阿胶三两炙为末，酒一升半煎化，一服即愈。又方：用阿胶末二两，生地黄半斤捣汁，入清酒二升，分三服。（《梅师方》）

妊娠胎动◆《删繁》用阿胶（炙研）二两，香豉一升，葱一升，水三升，煮取一升，入胶化服。《产宝》用阿胶（炒），熟艾叶二两，葱白一升，水四升，煮一升，分服。

实用药膳

阿胶糯米粥

原料 阿胶30克，糯米50克，水500毫升。

制法 阿胶捣碎，炒黄。糯米加水煮粥，粥熟后下阿胶末搅匀食。

功效 补益气血。

适用 气血虚弱型病，症见经前或经后下腹隐隐空痛、平素体虚、面色偏白、肢体麻木、头晕健忘、少气懒言、食欲不振。

艾叶阿胶汤

原料 艾叶15克，阿胶粒20克，水适量。

制法 艾叶入锅加清水，武火煮沸后改文火熬1～2小时，加入捣碎的阿胶粒，边煮边搅匀至阿胶溶化后服。

功效 温经祛寒，养血止血。

适用 虚寒型月经过多、崩漏，症状特征为月经量多、色淡红质稀薄，或夹清稀白带、腰酸腹痛、得温痛减、下腹空坠感、畏寒、四肢发冷、喜食热饮、口干不渴、大便溏薄、小便清长、疲倦喜卧等。

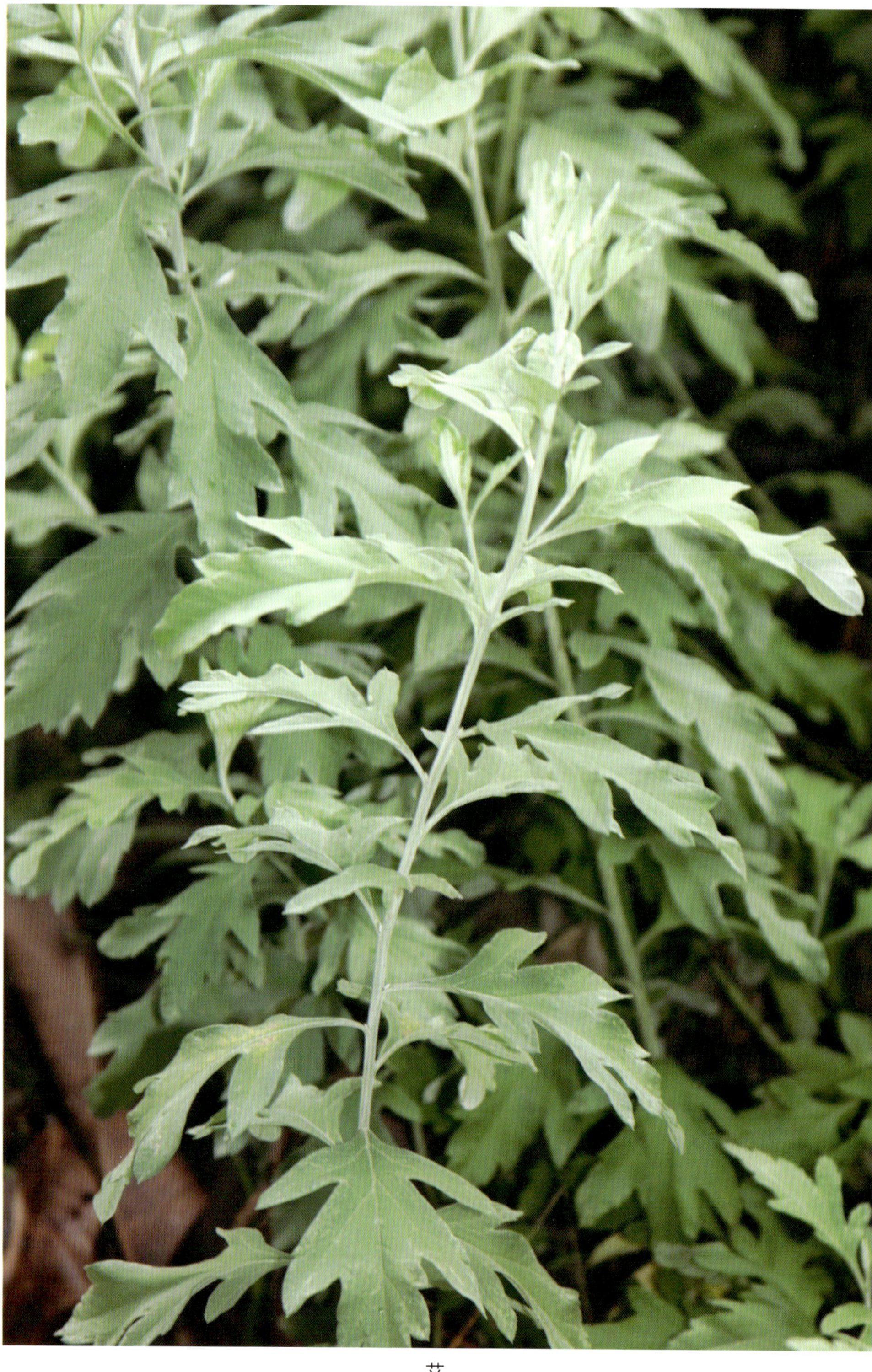

艾

阿胶五味子粥

原料 五味子10克，大米50克，阿胶10克。

制法 将五味子、大米同入锅，煮粥，沸后加入阿胶，再煮沸食。

功效 补血止血。

适用 产后出血不止、日久血虚。

阿胶贝母鸡

原料 阿胶12克，川贝母20克，桔梗15克，天门冬15克，藕节20克，白芨20克，母鸡1只，盐5克，葱20克，姜10克，绍酒20克，上汤800毫升。

制法 将鸡宰杀后，去毛及内脏；将阿胶、贝母、桔梗、天门冬、藕节、白英、葱、姜洗净后装入鸡腹内，把鸡放入蒸盆内，加绍酒、盐、上汤。把鸡盆放入蒸笼内，用大气蒸1小时即成。

功效 补肺肾，止咳嗽。

适用 肺结核者。

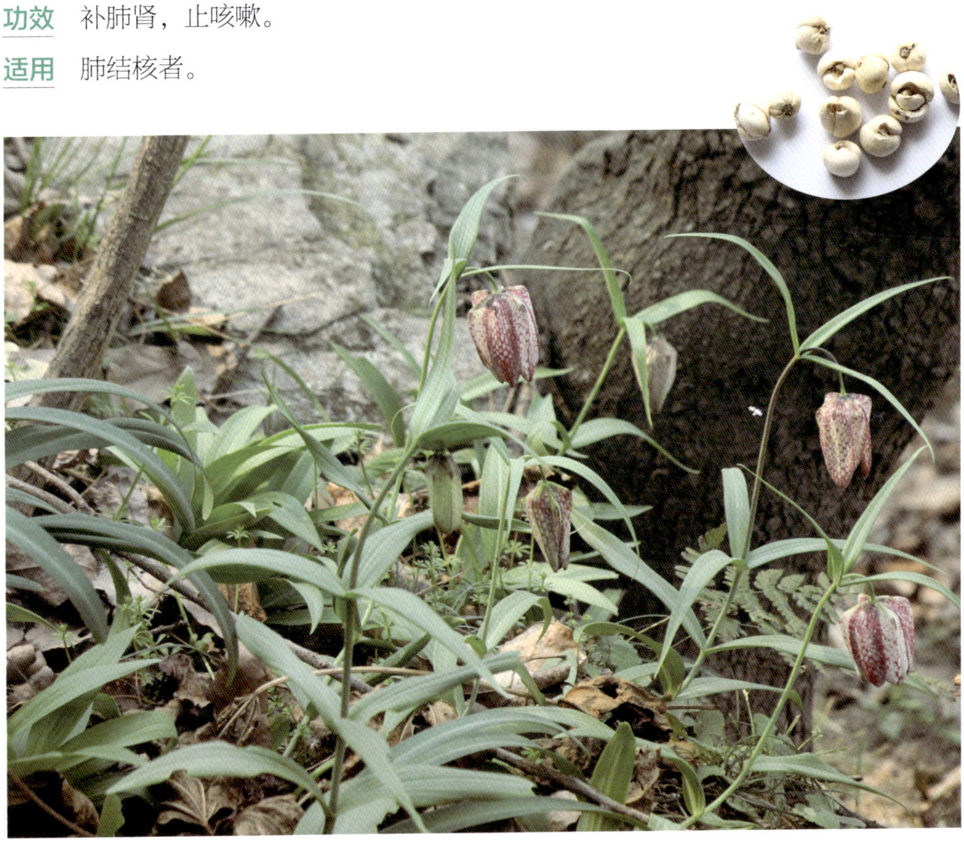

川贝母

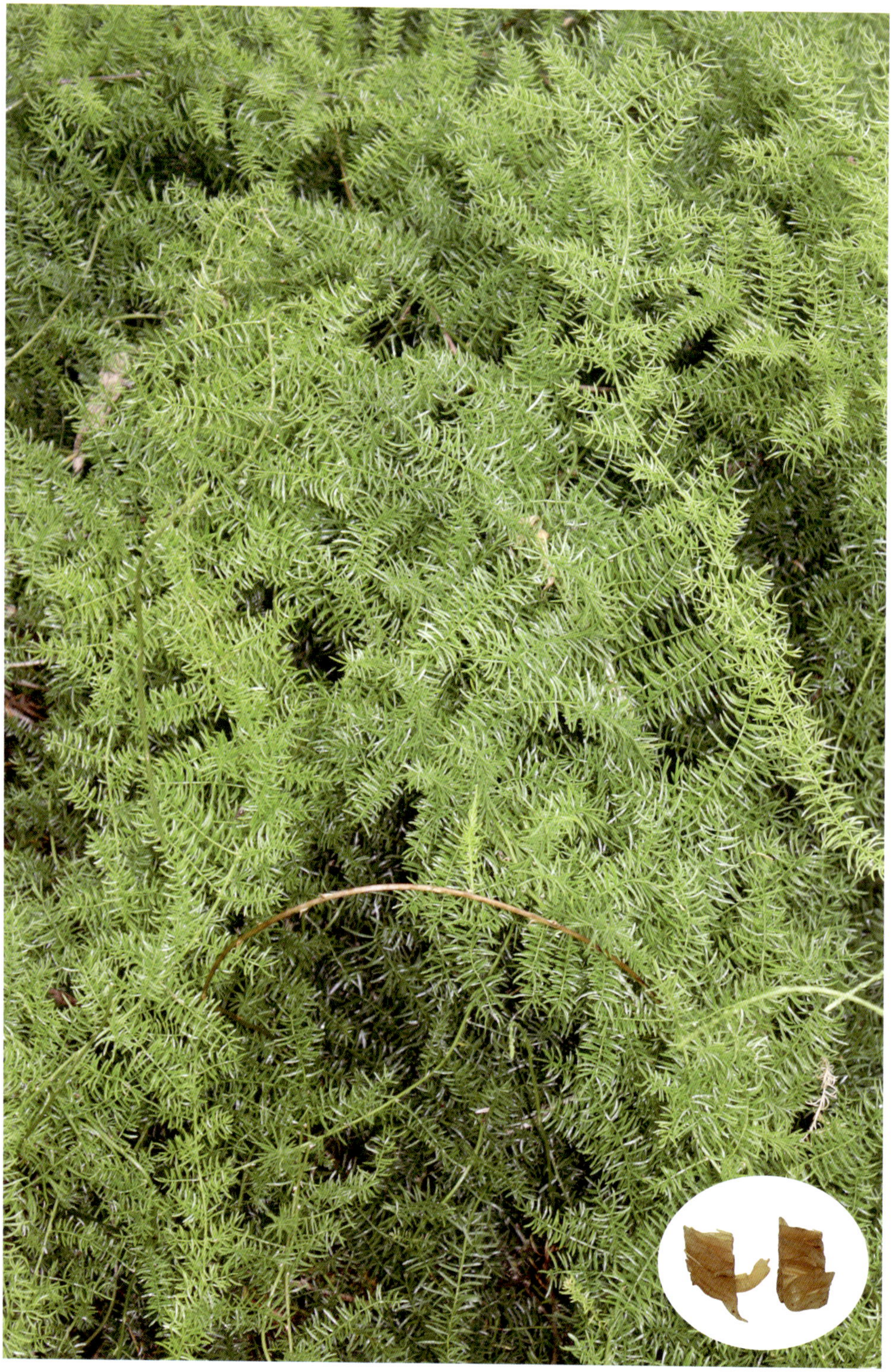

天冬

核桃阿胶膏

原料 取红枣（去核）500克，核桃肉150克，黑芝麻（炒熟）150克，桂圆肉150克，阿胶250克，冰糖250克，黄酒500克。

制法 先将红枣、核桃肉、桂圆肉、黑芝麻研成细末；阿胶浸于黄酒中10天，然后与酒一起置于陶瓷器中隔水蒸，使阿胶完全溶化，再加入红枣、胡桃、桂圆肉、黑芝麻末调匀，放入冰糖再蒸至冰糖溶化，即成护肤美容珍品，制成后盛于干净容器装好封严。

功效 补肾美血，润肤美容。

阿胶粥

原料 阿胶15克，糯米100克。

制法 将阿胶捣碎，将糯米煮粥，候熟，入阿胶，稍煮，搅令烊化即成。

用法 每日早、晚餐温热服食。

功效 养血止血，滋阴润肺，安胎。

适用 血虚萎黄、眩晕心悸、虚血咯血、吐血尿血、便血等多种血症。

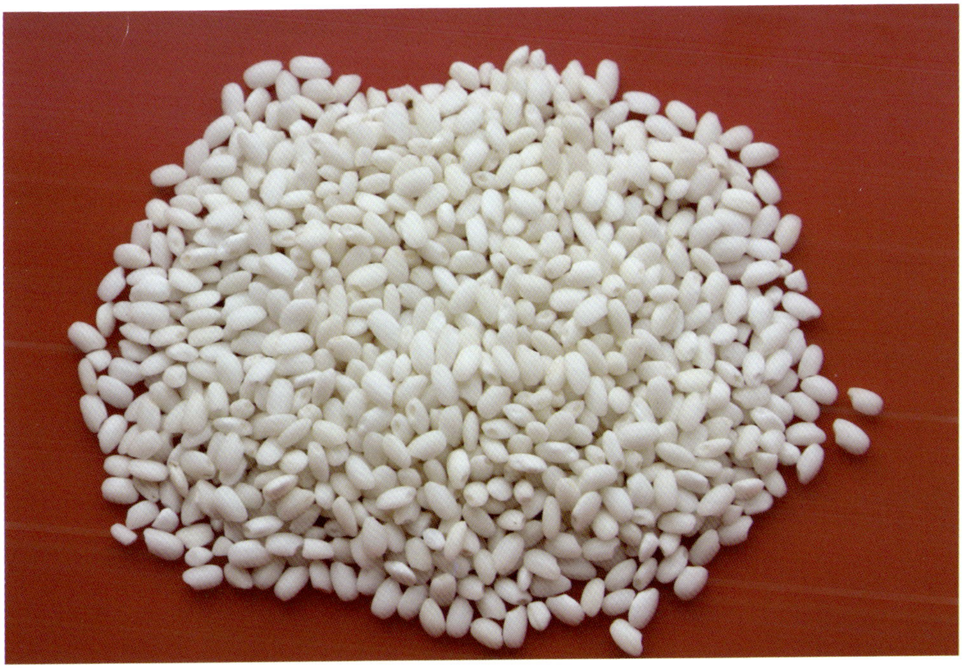

糯米

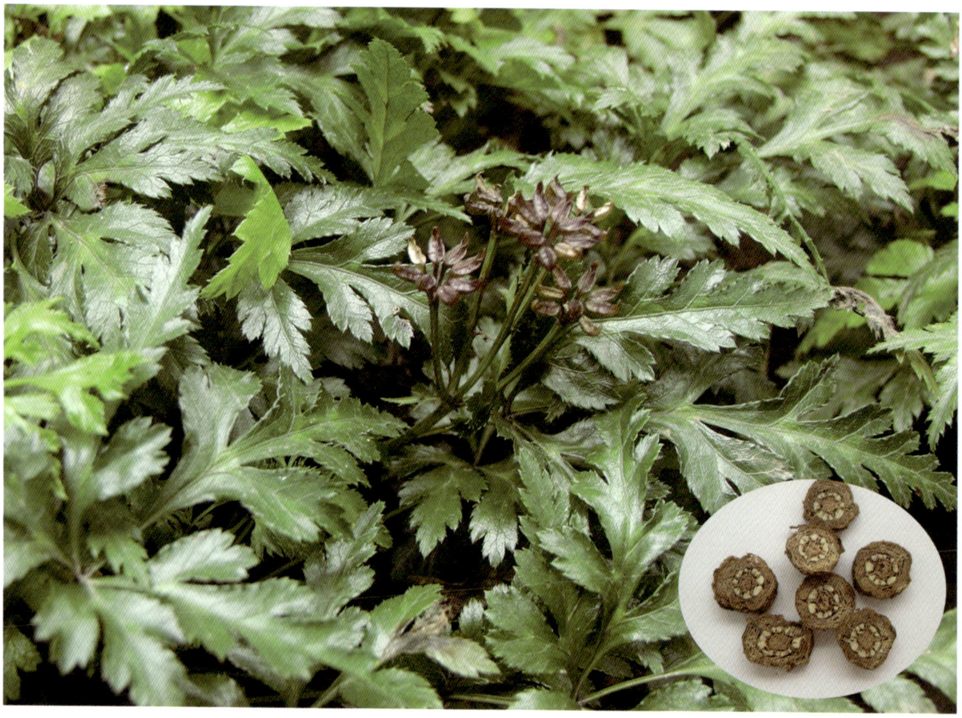

黄连

黄连阿胶汤

原料 阿胶10克，白芍12克，黄连5克，黄芩10克，鸡蛋黄2枚。

制法 将白芍、黄连、黄芩水煎取汁，阿胶烊化入内，待稍冷，再入鸡子黄（即鸡蛋黄）搅拌均匀。

用法 分2次温服。

功效 滋阴清热安神。

适用 阴虚火旺所致心烦不宁、失眠多梦、头晕耳鸣、身热口干、唇舌干燥、舌烂生疮、梦交遗精等；神经衰弱、复发性口疮、慢性痢疾便脓血等属阴虚火旺者。

阿胶酒

原料 阿胶500克，黄酒200毫升。

制法 先将阿胶置于少量黄酒中用文火隔水煮化，再将剩余黄酒全部加入，再煮沸3分钟，冷却瓶装备用。

用法 每次50毫升，每日3次，空腹温服。饮完不愈可再依上法制酒。

功效 滋阴补血，活血止咳。

适用 虚劳咯血、阴虚咳嗽、眩晕心悸、吐血、崩漏。

鸡蛋阿胶酒

原料 鸡蛋黄4只，阿胶40克，米酒500毫升，盐适量。

制法 将酒置文火上煮沸，下阿胶，化开后加蛋黄、盐搅匀，再煮沸。

用法 冷却后贮入净器中，每日早晚各1次，温饮。

功效 安神镇静，滋阴养神。

阿胶牛肉汤

原料 阿胶15克，牛肉100克，米酒20毫升，生姜10克。

制法 将牛肉去筋，切片，与生姜、米酒一起放入砂锅内，加水适量，用文火煮30分钟，加入阿胶及调料，溶解即可。

用法 每日1剂，吃肉喝汤。

功效 滋阴养血，温中健脾。

适用 月经不调、经期延后、头昏眼花、心悸少寐、面色萎黄者，或胎动不安者。

牦牛

《纲目》

释名｜犛牛（《尔雅》），犏牛。

喉靥

｜主治｜项下瘿气。（时珍）

｜别名｜无。

｜来源｜无。

｜形态特征｜无。

｜性味归经｜酸、咸，凉，无毒。归心、肝、胃经。

｜功效主治｜凉血止血、清热解毒。治吐血、下血、血证；惊痫，热毒，诸血病。

｜用法用量｜内服：煎汤，25～50克。

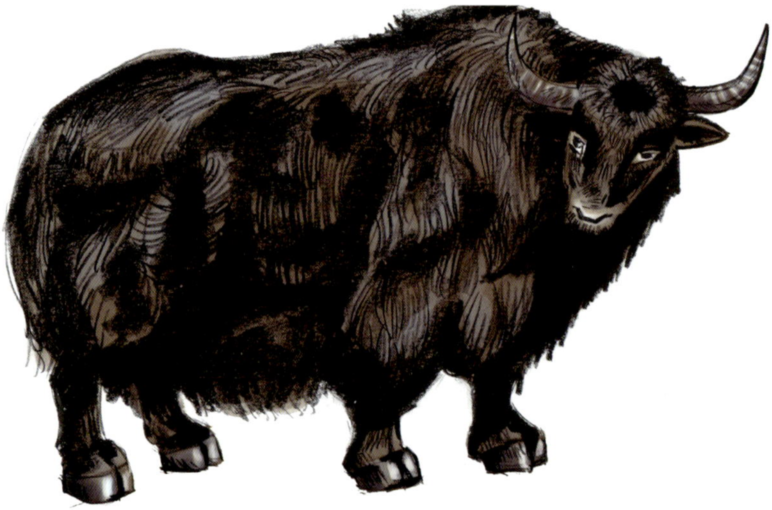

牦牛

实用药膳

聚宝滋补肠

原料 精选牛食管6条，牛心1个，牛冲1个，虫草10克，党参10克，萝卜500克。备葱、姜、蒜等常用调料若干。

制法 将辅料剁碎加盐、葱、味精、蛋清等拌成馅料，将馅料装入牛食管蒸熟，切为5厘米长的段装盘即成。

功效 生津止渴，补元气，滋阴壮阳。

杞鞭壮阳汤

原料 黄牛鞭1 000克，肥母鸡肉500克，枸杞15克，肉苁蓉50克，花椒3克，猪油20克，料酒20克，味精1克，食盐3克，生姜10克。

制法 将牛鞭用热水发胀，顺剖成两块，刮洗干净，用凉水漂30分钟。枸杞拣去杂质。肉苁蓉洗净，用适量酒润透，蒸2小时取出，漂洗干净，切片备用。用砂锅加入清水，放入牛鞭烧开，打去浮沫，放入姜、花椒、料酒和鸡肉，用旺火烧沸，移小火炖，每小时翻动一次，炖至六成熟时，用干净纱布滤去汤中的姜、花椒，再置武火上烧沸，加入用纱布袋装好的枸杞、肉苁蓉，移苁火上炖至牛鞭八成熟时，取出牛鞭，切成3厘米的条块，放入砂锅炖熟。鸡肉取出作他用，取出药包，加味精、盐、猪油等调味即成。

功效 滋补肝肾，益精润燥。

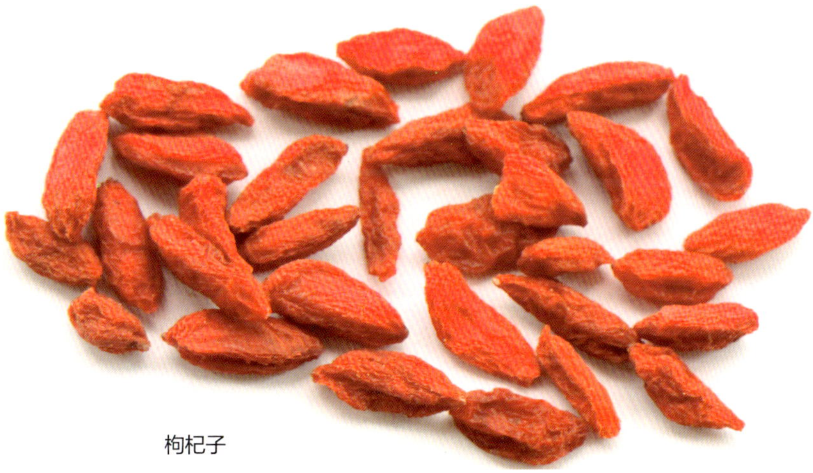

枸杞子

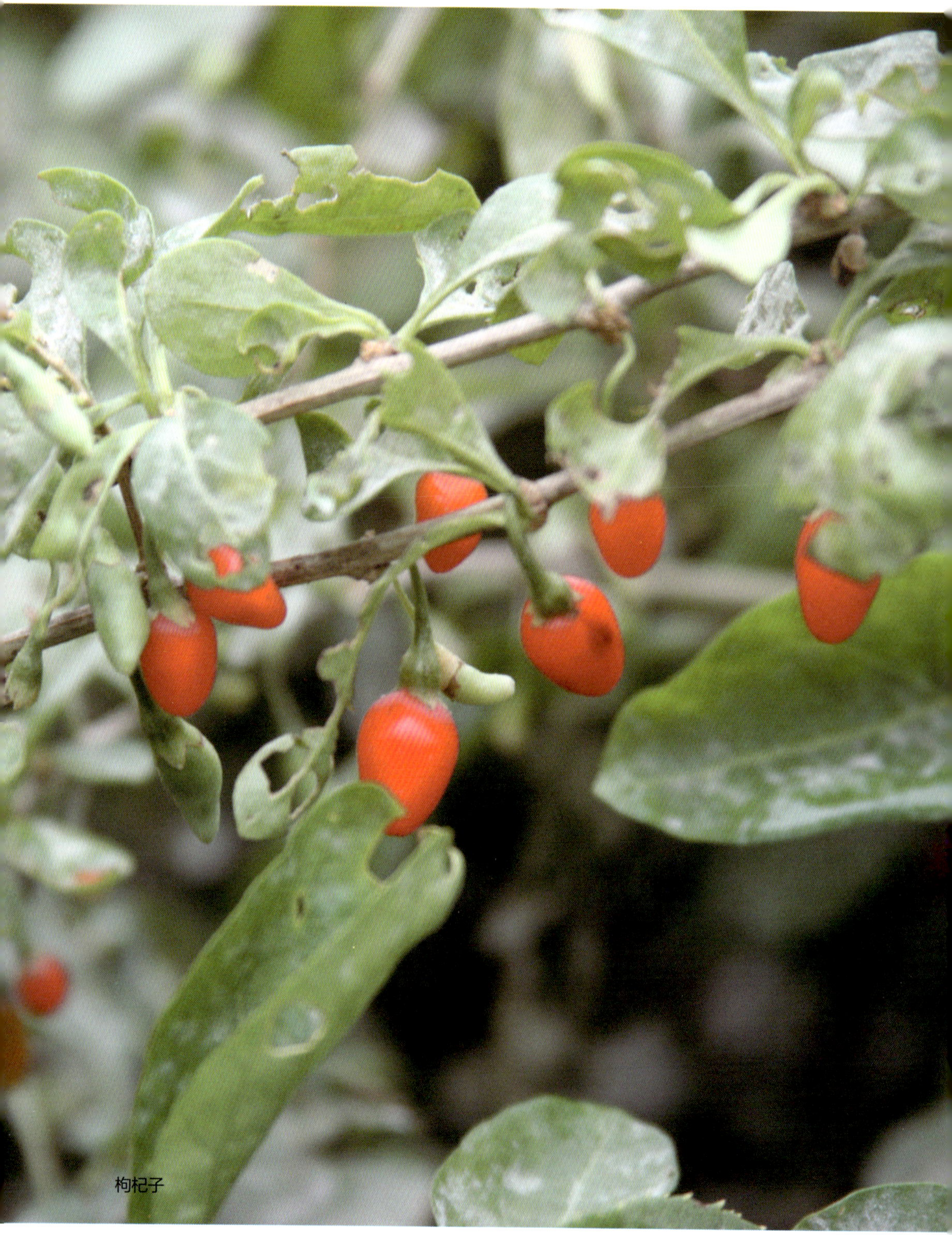
枸杞子

小炒牦牛肉

原料 牦牛牛柳250克，西芹80克，鲜辣椒80克，生姜、大蒜、料酒、鸡精、醋、酱油、食用盐、油少许。

制法 把主料切成丝，大火烧油热后放入牦牛肉丝和各种辅料，大火热炒2分钟出锅，再炒西芹和鲜辣椒七成熟加适量调料，再把已炒好的牦牛牛柳倒入锅内炒拌1分钟即可出锅。

功效 健脾补肾，生髓益精，强身健体。

枸杞菊花牦牛鞭

原料 牦牛鞭，鸡腿1只，枸杞、葱、姜、料酒、植物油、鸡汤、精盐适量。

制法 将鲜牛鞭用清水煮至柔嫩取出，顺尿道剖成两片，除掉尿道膜刮洗干净，剞上菊花刀后改成段。鸡腿、葱、姜、料酒等和改刀后的牛鞭一同放入水锅中加热煨制。勺内添植物油烧至六成熟，投入煨好的牛鞭走油捞出，勺内留底油，葱、姜丝炝锅，烹料酒，添鸡汤，加处理好的枸杞，放入精盐等调味品烧开，撇去浮沫，下入牛鞭花，烧至入味后勾芡，淋明油出勺装盘即可。

功效 滋肾润肺，强筋壮骨。

山羊

《日用》

释名 | 野羊（《图经》），羱羊。

肉

| 气味 | 甘，热，无毒。

| 主治 | 男人食之，肥软益人，治冷劳山岚疟痢，妇人赤白带下。（苏颂）疗筋骨急强、虚劳，益气，利产妇，不利时疾人。（吴瑞）

| 别名 | 无。

| 来源 | 无。

| 形态特征 | 无。

| 性味归经 | 甘，热。归肾经。

| 功效主治 | 补虚损，助肾阳，壮筋骨。主虚劳内伤，筋骨痹弱，腰脊酸软，阳痿精寒，赤白带下，血冷不孕。

| 用法用量 | 内服：煮食，适量。

| 使用禁忌 | 热病时疫患者禁服。孕妇慎服。

| 实用药膳 |

山羊血三七末方

原料　山羊血50克，三七10克。

制法　山羊血、三七共研细末。

用法　服用时，每次0.3克，黄酒适量冲服，2次每日。

功效　活血化瘀，消肿止痛。

适用　外伤瘀血肿痛。

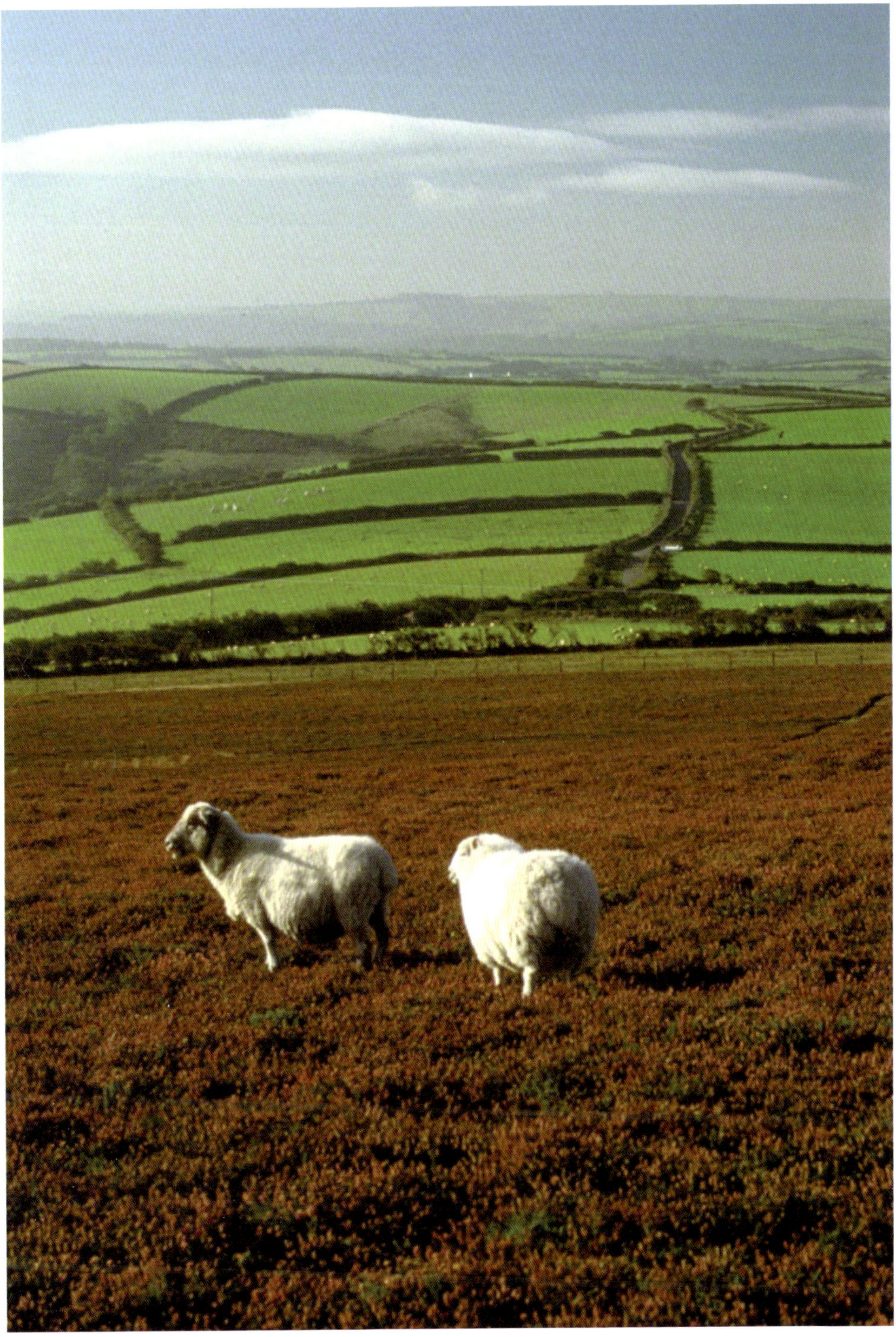

山羊

山羊角汤

原料 山羊角50克，钩藤（中药）15克。

制法 将羊角切片，水煎2小时后加入钩藤，再煎半小时即可。

用法 日2或3次，分服。

功效 平肝熄风。

适用 流行性乙型脑炎之高热神昏、谵语抽风。

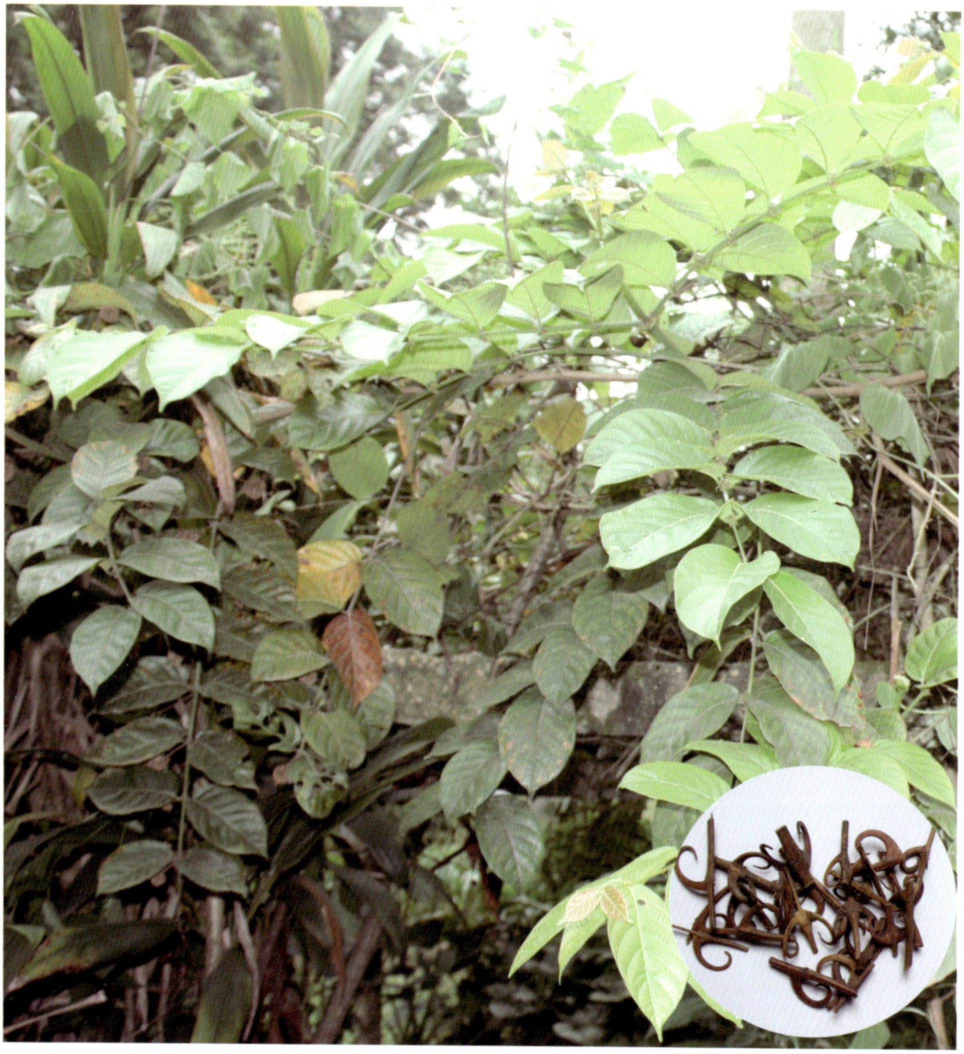

钩藤

山羊肉脯

原料 山羊肉一斤，黄酒及胡椒、精盐适量。

制法 将上味洗净，切片，用酒煮烂，和胡椒、精盐做成脯。

用法 随意食之。

功效 补虚助阳。

适用 男子精寒髓乏、阳事不振，或妇人积年淋带、腰脊痿软、血冷不育等。

山羊油酒

原料 山羊（青羊、野羊）油、白酒各适量。

制法 山羊油，不落水者，用荷叶包裹，挂风处阴干，不可着雨。

用法 取三、五钱放入小碗内，冲入热酒化而服之。

功效 温中，理气。

适用 心疝，诸疝。

鹿

《本经·中品》

释名 | 斑龙。

鹿茸

| **气味** | 甘，温，无毒。

| **主治** | 漏下恶血，寒热惊痫，益气强志，生齿不老。（《本经》）疗虚劳，洒洒如疟，羸瘦，四肢酸疼，腰脊痛，小便数利，泄精溺血，破瘀血在腹，散石淋痈肿，骨中热疽，养骨，安胎下气，杀鬼精物，久服耐老。不可近丈夫阴，令痿。（《别录》）壮筋骨。（《日华》）生精补髓，养血益阳，强筋健骨，治一切虚损，耳聋目暗，眩晕虚痢。（时珍）

| **附方** |

诸虚 ◆ 用鹿茸（酥炙或酒炙亦可）、鹿角胶（炒成珠）、鹿角霜、阳起石（煅红，酒淬）、肉苁蓉（酒浸）、酸枣仁、柏子仁、黄芪（蜜炙）各一两，当归、黑附子（炮）、地黄（九蒸九焙）各八钱，辰朱砂半钱，各为末，酒糊丸梧子大。每空心

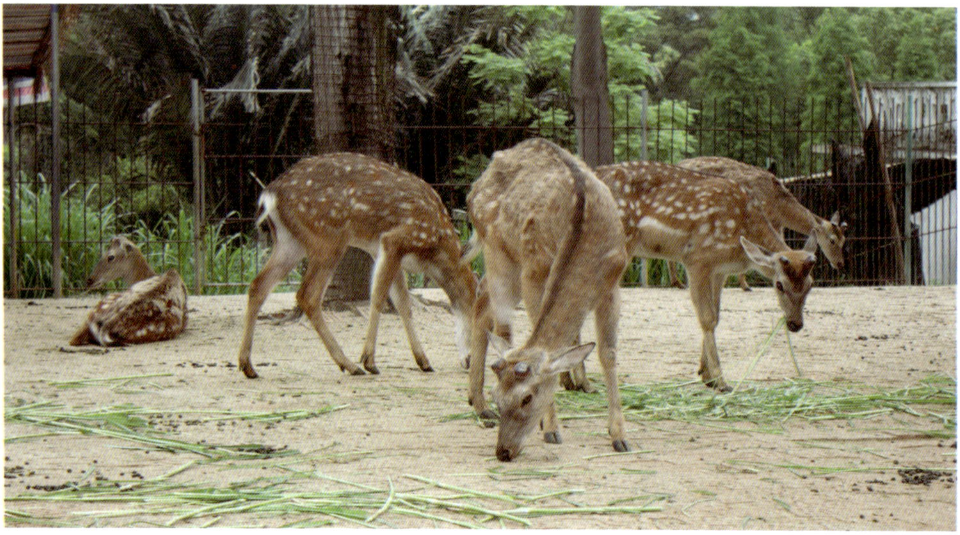

梅花鹿

温酒下五十丸。（《澹寮》）

阳事虚痿，小便频数，面色无光◆用嫩鹿茸一两（去毛切片），山药（末）一两，绢袋裹，置酒坛中，七日开瓶，日饮三盏。将茸焙作丸服。（《普济方》）

肾虚腰痛（不能反侧）◆鹿茸（炙）、菟丝子各一两，舶茴香半两，为末，以羊肾二对，去酒煮烂，捣泥和，丸梧子大，阴干。每服三五十丸，温酒下，日三服。（《本事方》）

精血耗涸（面色黧黑，耳聋目昏，口渴腰痛，白浊，上燥下寒，不受峻补者）◆鹿茸（酒蒸）、当归（酒浸）各一两，焙为末，乌梅肉煮膏捣，丸梧子大。每米饮服五十丸。（《济生方》）

腰膝疼痛（伤败者）◆鹿茸涂酥炙紫为末，每酒服一钱。（《续十全方》）

小便频数◆鹿茸一对，酥炙为末。每服二钱，温酒下，日三服。（《郑氏家传方》）

虚痢危困（因血气衰弱者）◆鹿茸酥炙一两为末，入麝香五分，以灯心煮枣肉，和丸梧子大。每空心米饮下三五十丸。（《济生方》）

饮酒成泄（骨立不能食，但饮酒即泄）◆用嫩鹿茸（酥炙）、肉苁蓉（煨）一两，生麝香五分，为末，陈白米饮丸梧子大。每米饮下五十丸。名香茸丸。（《普济方》）

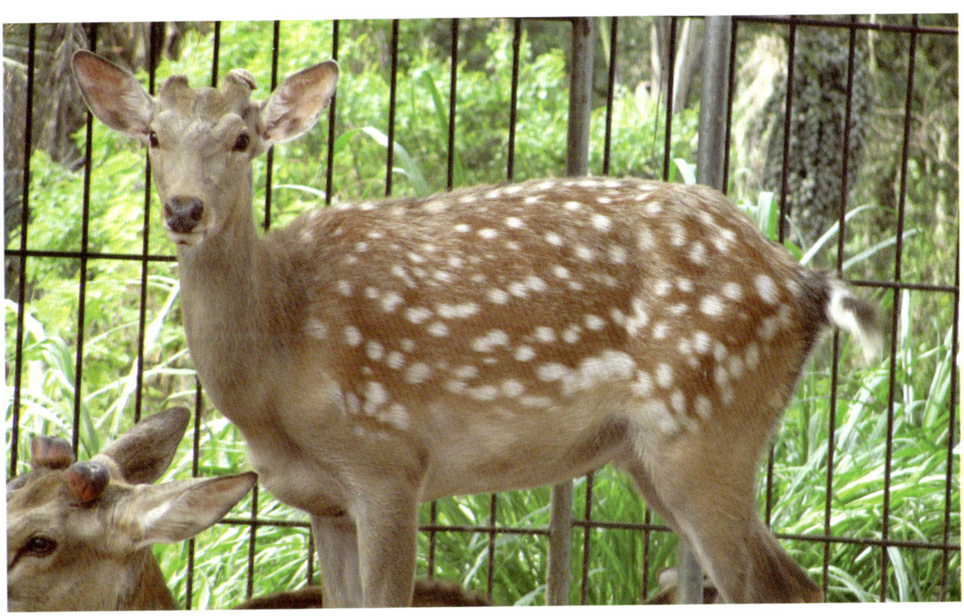

梅花鹿

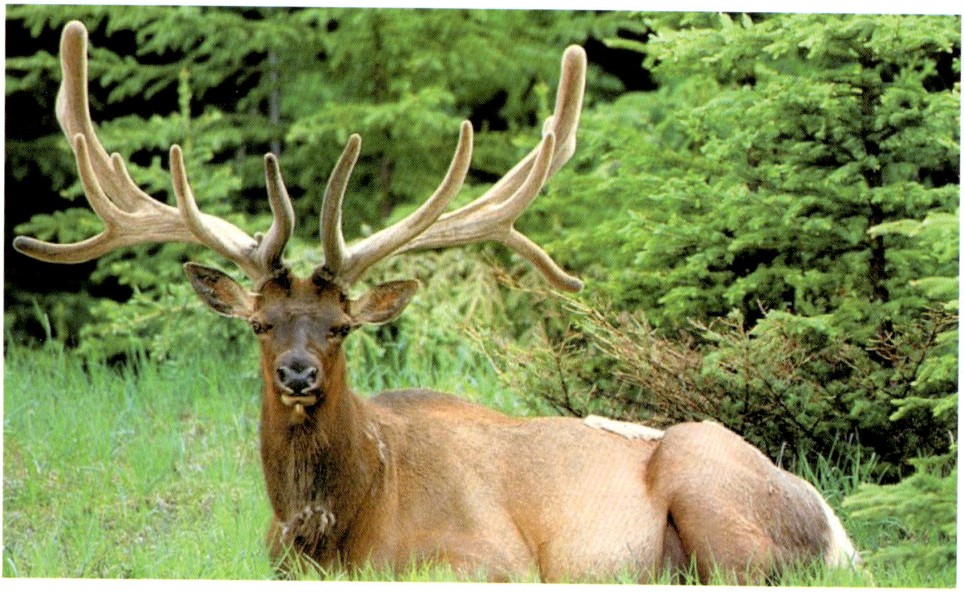

鹿角

室女白带（因冲任虚寒者）◆ 鹿茸（酒蒸焙）二两，金毛狗脊、白敛各一两，为末，用艾煎醋，打糯米糊丸梧子大。每温酒下五十丸，日二。（《济生》）

角

| 气味 | 咸，温，无毒。

| 主治 | 恶疮痈肿，逐邪恶气，留血在阴中。除少腹血痛，腰脊痛，折伤恶血，益气（《别录》）。猫鬼中恶，心腹疼痛（苏恭）。蜜炙研末酒服，轻身强骨髓，补阳道绝伤。

| 附方 |

肾消尿数◆鹿角一具，炙捣筛。温酒每服方寸匕，日二。（《外台》）

骨虚劳极（面肿垢黑，脊痛不能久立，血气衰惫，发落齿枯，甚则喜唾）◆用鹿角二两，牛膝（酒浸焙）一两半，为末，炼蜜丸梧子大。每服五十丸，空心盐酒下。（《济生》）

肾虚腰痛（如锥刺不能动摇）◆ 鹿角屑三两，炒黄研末。空心温酒服方寸匕，日三。（《肘后方》）

卒腰脊痛（不能转侧）◆ 鹿角五寸烧赤，投二升酒中，浸一宿饮。（《梅师》）

妇人腰痛 ◆ 鹿角屑熬黄研，酒服方寸匕，日五六服。（《杨氏产乳》）

妊娠腰痛 ◆ 鹿角截五寸长，烧赤，投一升酒中。又烧又浸，如此数次，细研。空心酒服方寸匕。（《产宝》）

产后腹痛（血不尽者） ◆ 鹿角烧研，豉汁服方寸匕，日二。（《子母秘录》）

妊娠下血不止 ◆ 鹿角屑、当归各半两，水三盏，煎减半，顿服。不过二服。（《普济方》）

胎死腹中 ◆ 鹿角屑三寸匕，煮葱豉汤和服，立出。（《百一方》）

堕胎血瘀（不下，狂闷寒热） ◆ 用鹿角屑一两为末，豉汤服一钱，日三。须臾血下。（《圣惠方》）

胞衣不下 ◆ 鹿角屑三分为末，姜汤调下。（《产乳》）

产后血运 ◆ 鹿角一段，烧存性，出火毒，为末，酒调，灌下即醒。（杨拱《医方摘要》）

妇人白浊（滑数虚冷者） ◆ 鹿角屑炒黄为末，酒服二钱。（《妇人良方》）

筋骨疼痛 ◆ 鹿角烧存性，为末。酒服一钱，日二。

小儿哕疾 ◆ 鹿角粉、大豆末等分，相和乳调，涂乳上饮之。（《古今录验》）

小儿疟疾 ◆ 鹿角生研为末，先发时以乳调一字服。（《千金》）

小儿滞下赤白者 ◆ 用鹿角灰、发灰等分，水服三钱，日二。（《千金方》）

小儿重舌 ◆ 鹿角末涂舌下，日三。（《姚和众方》）

小儿流涎（脾热也） ◆ 鹿角屑末，米饮服一字。（《普济方》）

咽喉骨鲠 ◆ 鹿角为末。含之咽津。（《斗门方》）

五色丹毒 ◆ 鹿角烧末，猪脂和敷。（《肘后方》）

乳发初起（不治杀人） ◆ 鹿角磨浓汁涂之，并令人嗍去黄水，随手即散。（《梅师方》）

疖毒肿毒 ◆ 鹿角尖磨浓汁涂之，甚妙。（《濒湖方》）

白胶，一名鹿角胶（《本经》），粉名鹿角霜

| **气味** | 甘，平，无毒。

| **主治** | 伤中劳绝，腰痛羸瘦，补中益气。妇人血闭无子，止痛安胎。久服，轻身延年。（《本经》）疗吐血下血，崩中不止，四肢作痛，多汗淋露，折跌

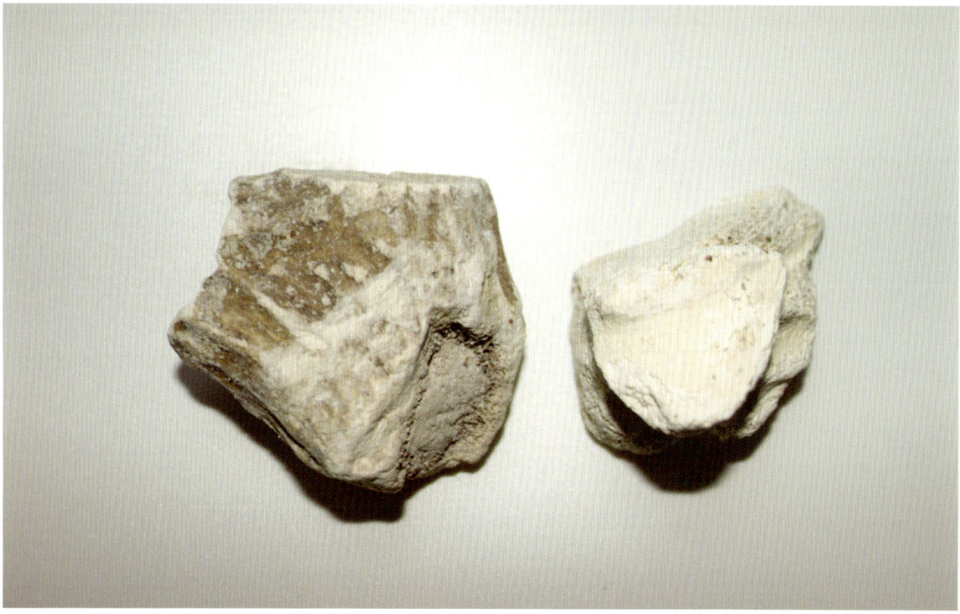

鹿角霜

伤损。（《别录》）炙捣酒服，补虚劳，长肌益髓，令人肥健，悦颜色；又治劳嗽，尿精尿血，疮疡肿毒。（时珍）

| 附方 |

盗汗遗精 ◆ 鹿角霜二两，生龙骨（炒）、牡蛎（煅）各一两，为末，酒糊丸梧子大。每盐汤下四十丸。（《普济》）

虚劳尿精 ◆ 白胶二两炙为末，酒二升和，温服。（《外台》）

虚损尿血 ◆ 白胶（炙）三两，水二升，煮一升四合，分再服。（《外台》）

小便不禁（上热下寒者） ◆ 鹿角霜为末，酒糊和丸梧桐子大。每服三四十丸，空心温酒下。（《普济》）

小便频数 ◆ 鹿角霜、白茯苓等分为末，酒糊丸梧子大。每服三十丸，盐汤下。（《梁氏总要》）

汤火灼疮 ◆ 白胶水煎，令稀稠得所，待冷涂之。（《斗门方》）

齿

| 主治 | 鼠瘘，留血，心腹痛。不可近丈夫阴。（苏恭）

骨

气味 甘，微热，无毒。

主治 安胎下气，杀鬼精物，久服耐老，可酒浸服之。（孟诜）作酒，主内虚，续绝伤，补骨除风。（思邈）烧灰水服，治小儿注下痢。（时珍）

附方

补益虚羸◆用鹿骨一具，枸杞根二升，各以水一斗，煎汁五升，和匀，共煎五升，日二服。（《千金》）

肉

气味 甘，温，无毒。

主治 补中，盖气力，强五脏。生者疗中风口僻，割片薄之。（《别录》）华佗云：中风口偏者，以生肉同生椒捣贴，正即除之。补虚瘦弱，谓血脉。（孟诜）养血生容，治产风虚邪僻。（时珍）

头肉

气味 平。

主治 消渴，夜梦鬼物，煎汁服，作胶弥善。（苏恭）宗奭曰：头可酿酒，须于作浆时，稍益葱、椒。

附方

老人消渴◆鹿头一个，去毛煮烂，和五味。空心食，以汁咽之。（《鄙事》）

蹄肉

气味 平。

主治 诸风，脚膝骨中疼痛，不能践地，同豉汁、五味煮食。（孙思邈）

脂

主治 痈肿死肌，温中，四肢不随，头风，通腠理。不可近阴。（苏恭）时珍曰：此乃《本经》麋脂正义，而苏氏以注鹿脂，二脂功或同耶?

髓（炼净入药）

气味 甘，温，无毒。

主治 丈夫女子伤中绝脉，筋急痛，咳逆，以酒和，服之良。（《别录》）同蜜煮服，壮阳道，令有子。同地黄汁煎膏服，填骨髓，壮筋骨，治呕吐。（《日华》）补阴强阳，生精益髓，润燥泽肌。（时珍）

附方

肺痿咳嗽，伤中脉绝◆ 用鹿髓、生地黄汁各七合，酥、蜜各一两，杏仁、桃仁各三两，去皮炒，酒一升，同捣取汁，先煎杏仁、桃仁、地黄汁减半，入三味煎如稀饧。每含一匙，咽下，日三。（《圣惠》）

脑

主治 入面脂，令人悦泽。（苏颂）刺入肉内不出，以脑敷之，燥即易，半日当出。（《深师》）

精

主治 补虚羸劳损。（时珍）

血

主治 阳痿、补虚，止腰痛、鼻衄，折伤，狂犬伤。（苏恭）和酒服，治肺痿吐血，及崩中带下。（《日华》）大补虚损，益精血，解痘毒、药毒。（时珍）

| 附方 |

斑龙丸 ◆ 用驯养牡鹿一二只，每日以人参一两煎水与饮，将滓拌土产草料米豆，以时喂之，勿杂他水草。百日之外。露筋可用矣。宴法：夜前减其食，次早空心，将布缚鹿于床，首低尾昂。令有力者抱定前足，有角者执定角，无角者以木囊头拘之，使头不动。用三棱针刺其眼之大眦前毛孔，名天池穴。以银管长三寸许插向鼻梁，坐定，咂其血，饮药酒数杯。再咂再饮，以醉为度。鼻中流出者，亦可接和酒饮。饮毕避风，行升降工夫，为一宴也。用生肌药敷鹿穴，养之。月可一度，一鹿可用六七年。不拘男女老少，服之终身无疾而寿，乃仙家服食丹方二十四品之一也。药酒以八珍散加沉香、木香煮之。

阴阳二血丸（治小儿痘疮，未出者稀，已出者减） ◆ 用鹿血、兔血（各以青纸盛，置灰上，晒干）、乳香、没药各一两，雄黄、黄连各五钱，朱砂、麝香各一钱，为末，炼蜜丸绿豆大。每服十丸，空心酒下。儿小者减之。（《孙氏集效方》）

鼻血时作 ◆ 干鹿血炒枯，将酒浮熏二三次，仍用酒浮半杯和服之。

肾

| 气味 | 甘，平，无毒。

| 主治 | 补肾气。（《别录》）补中，安五脏，壮阳气，作酒及煮粥食之。（《日华》）

| 附方 |

肾虚耳聋 ◆ 用鹿肾一对，去脂膜切，以豉汁入粳米二合煮粥食。也可作羹。（《圣惠方》）

胆

| 气味 | 苦，寒，无毒。

| 主治 | 消肿散毒。（时珍）

筋

| 主治 | 劳损续绝。（苏恭）尘沙眯目者，嚼烂挼入目中，则粘出。（时珍）

附方

骨鲠◆鹿筋渍软，搓索令紧，大如弹丸。持筋端吞至鲠处，徐徐引之，鲠着筋出。（《外台》）

靥

主治 气瘿，以酒渍，炙干，再浸酒中，含咽汁，味尽更易，十具乃愈。（《深师》）

皮

主治 一切漏疮，烧灰和猪脂纳之，日五六易，愈乃止。（时珍）

别名 无。

来源 无。

形态特征 无。

性味归经 甘，咸，温。归肾、肝经。

功效主治 壮肾阳，益精血，强筋骨，托疮毒。主治肾阳虚衰，阳痿滑精，宫冷不孕，虚劳羸瘦，神疲畏寒，眩晕，耳鸣耳聋，腰背酸痛，筋骨痿软，小儿五迟，女子崩漏带下，阴疽。

用法用量 内服：研粉冲服，1～3克；或入丸剂，也可浸酒服。

使用禁忌 凡阴虚阳亢者，血分有热，胃火盛或肺有痰热以及外感热病者均禁服。

实用药膳

附子鹿筋汤

原料 鹿筋90克，猪脚2只，熟附子9克，生姜、大枣少许，水适量。

制法 将鹿筋、猪脚、熟附子、生姜、红枣，同入瓦锅，加适量清水，文火煮2～3小时，到口尝无麻辣感，调味即成。

功效 温肾逐寒，强筋健骨，除寒散痹。

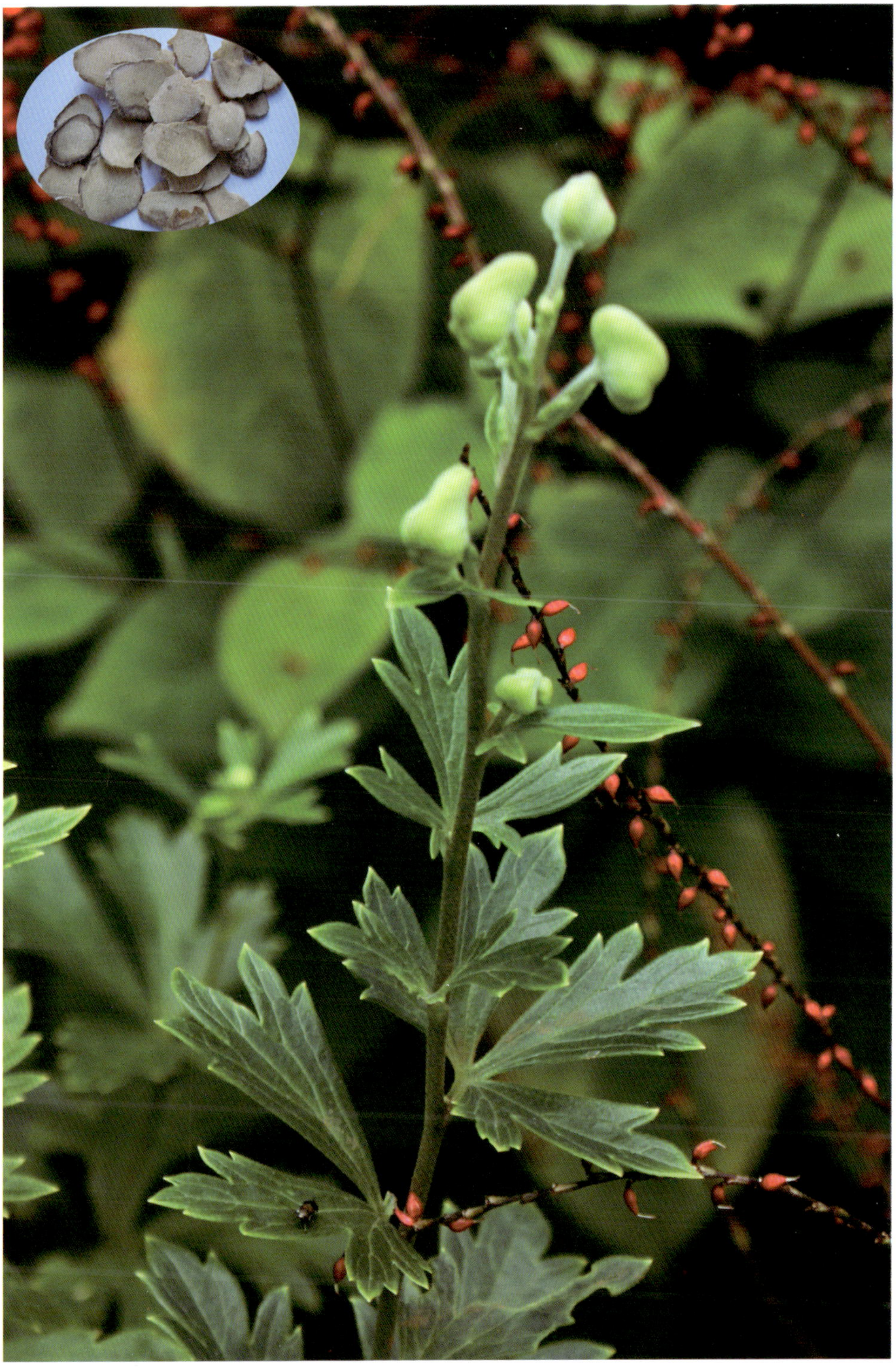

附子

鹿头肉粥

原料 鹿头肉150克，蔓荆子15克，高良10克，姜香子（炒）10克，粳米100克。

制法 将蔓荆子、良姜、香子捣末。先煮鹿肉，熟后下粳米与药末同煮粥。临熟少加佐料调和即成。

用法 分作3次食，1日食尽。

功效 益气健脾，利湿消肿。

适用 妇女妊娠四肢虚肿、喘急胀满。

鹿鞭苁蓉粥

原料 鹿鞭1对，肉苁蓉100克，粳米100克。

制法 将鹿鞭去膜，洗净切细；肉苁蓉酒浸一宿，刮去皱皮，切细。粳米煮粥，粥将熟时，下入鹿鞭、肉苁蓉，以及适量葱白、花椒、盐、味精等调味食用。

功效 补肾壮阳，益精活血。

适用 辅助治疗不育症。

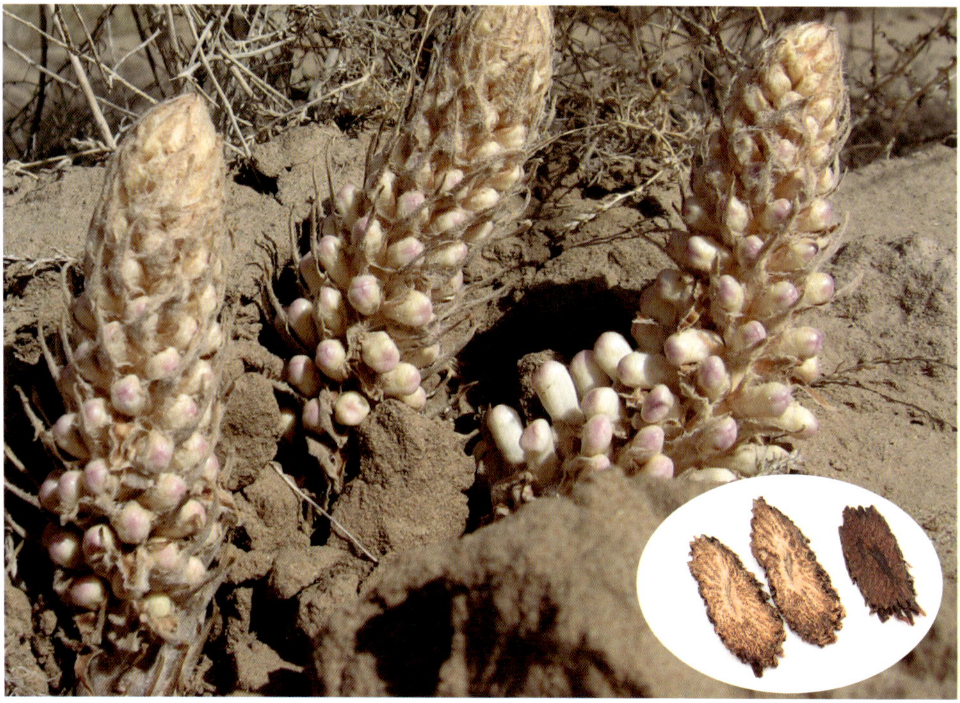

肉苁蓉

鹿茸人参酒

原料 鹿茸20克，海马20克，人参30克，熟地黄30克，肉苁蓉40克，白酒2 000毫升。

制法 将人参、鹿茸共同中研为末，再与其他药物一起用白酒密封浸泡30日后即可。

用法 每日2次，每次10毫升。

功效 益气补血，补肾壮阳。

适用 气虚及肾阳虚出现的腰膝酸软、性功能衰退、耳鸣或由于肾阳虚而致的男性不育症。

鹿茸虫草酒

原料 鹿茸20克，冬虫夏草90克，高粱酒1 500毫升。

制法 将酒坛用清水冲洗干净，控尽水分；把鹿茸、冬虫夏草分别洗净，将鹿茸切成片，冬虫夏草切成碎末。将茸片和冬虫夏草放入酒坛内，加入高粱酒1 500毫升，密封浸泡10～15天，过滤后即可饮用。

功效 温肾壮阳，益精养血。

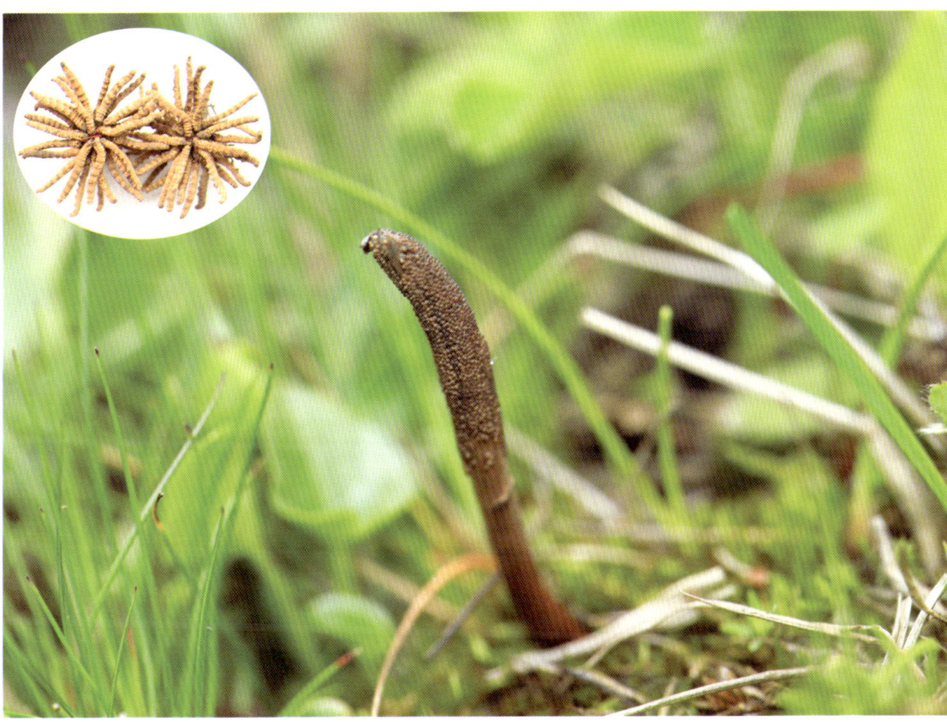

冬虫夏草

鹿肉芪枣汤

原料 鹿肉150克，黄芪50克，大枣50克，盐、生油、肉汤适量。

制法 鹿肉洗净，切片；大枣去核；黄芪洗净，加水与鹿肉、大枣同煮熟，去黄芪。

功效 补益气血，丰肌。

适用 虚劳，形体消瘦。

鹿髓汤

原料 鹿髓100克，党参15克，菟丝子15克，熟地5克，盐及味精少许。

制法 取鹿的骨髓与党参等三味中药同放入炖盅内，注入八成满的开水，盖上盅盖，隔水炖4小时，便可调味吃饮。

功效 补阳益阴，生精润燥。

狼

《拾遗》

释名 | 毛狗。

肉

| 气味 | 咸，热，无毒。味胜狐、犬。

| 主治 | 补益五脏，厚肠胃，填精髓，腹有冷积者宜食之。（时珍出《饮膳正要》）

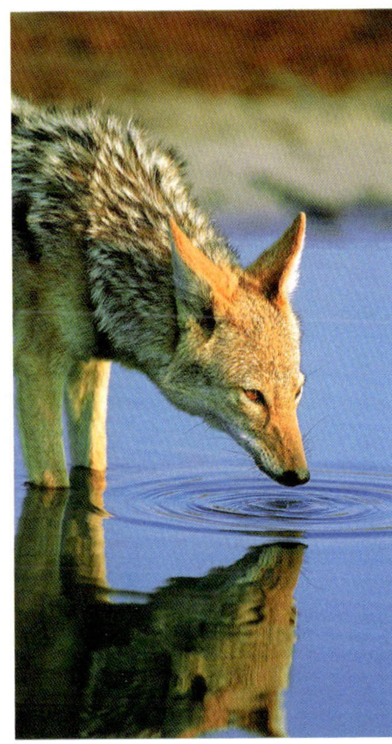

狼

膏

| 主治 | 补中益气，润燥泽皱，涂诸恶疮。（时珍）

牙

| 主治 | 佩之，辟邪恶气。刮末水服，治猘犬伤。烧灰水服方寸匕，治食牛中毒。（时珍出《小品诸方》）

喉靥

| 主治 | 噎病，日干为末，每以半钱入饭内食之，妙。（《圣惠》）

皮

| 主治 | 暖人，辟邪恶气。嗉下皮，搓作条，勒头，能祛风止痛。（《正要》）《淮南万毕术》载：狼皮当户，羊不敢出。

尾

主治 系马胸前，辟邪气，令马不惊。（《正要》）

别名 无。

来源 无。

形态特征 无。

性味归经 咸，热。归肾、脾经。

功效主治 补五脏，厚肠胃，填精髓，御风寒。主虚劳，冷积腹痛，风湿痹痛，竣痪。

用法用量 内服：煮食，适量。

使用禁忌 阴虚内热者忌食。

实用药膳

清炖狼肉

原料 狼肉500克，精盐、味精、葱、生姜适量。

制法 将狼肉洗净，切块，放入砂锅内，浇入清汤适量，撒上葱、姜丝，先用武火烧沸，后改用文火炖至肉熟烂，调入精盐、味精即可。

用法 食肉饮汤。日服1剂。

功效 补益五脏，厚肠胃，御风寒，壮阳填髓。

适用 虚劳，腹有冷积，阳痿遗精等。

兔

《别录·中品》

释名 明视。梵书谓兔为舍迦。

肉

气味 辛，平，无毒。

主治 补中益气。（《别录》）热气湿痹，止渴健脾。炙食，压丹石毒。（《日华》）腊月作酱食，去小儿豌豆疮。（《药性》）凉血，解热毒，利大肠。（时珍）

附方

消渴羸瘦 ◆用兔一只，去皮、爪、五脏，以水一斗半煎稠，去滓澄冷，渴即饮之。极重者不过二兔。（《海上方》）

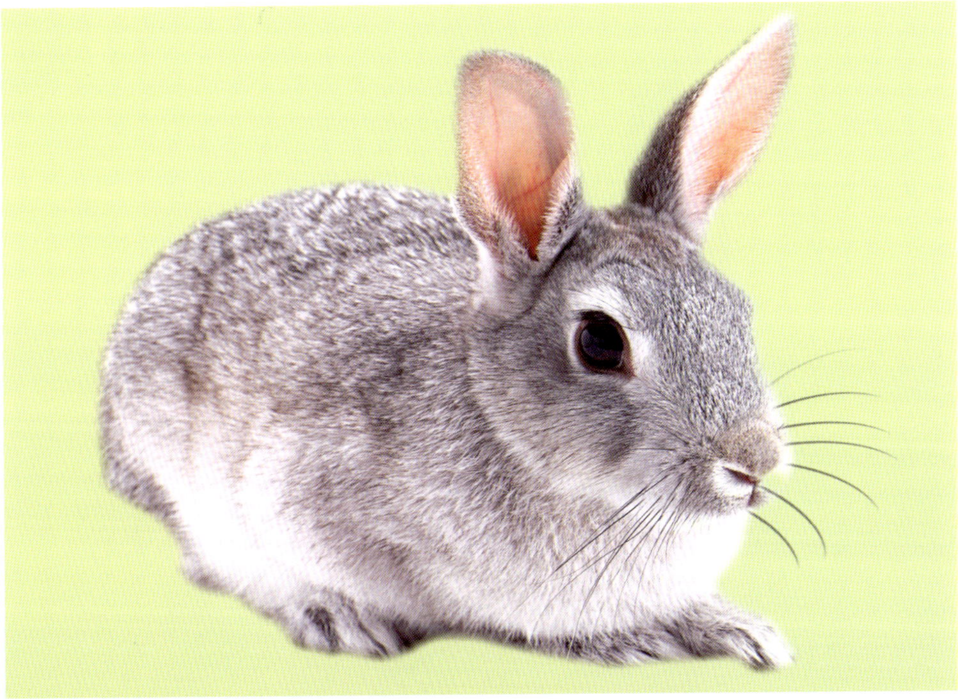

兔

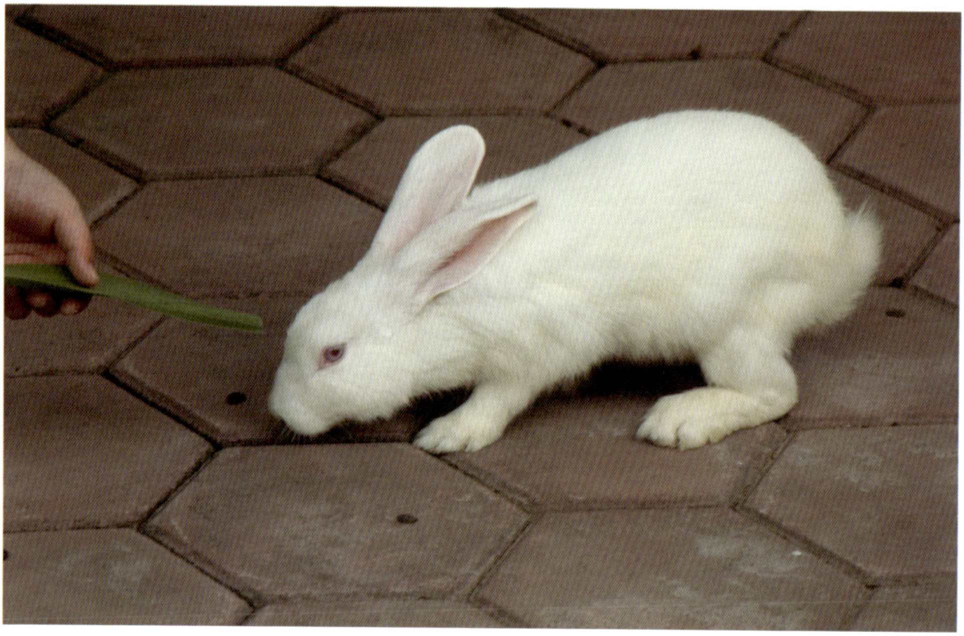

兔

血

| 气味 | 咸，寒，无毒。

| 主治 | 凉血活血，解胎中热毒，催生易产。（时珍）

| 附方 |

小儿胎毒（遇风寒即发痘疹，服此可免，虽出亦稀）◆ 用兔二只，腊月八日刺血于漆盘内，以细面炒熟和，丸绿豆大。每服三十丸，绿豆汤下。每一儿食一剂，永安甚效。（《杨氏经验方》）加朱砂三钱，酒下。

催生丹（治产难）◆ 腊月兔血，以蒸饼染之，纸裹阴干为末。每服二钱，乳香汤下。（《指迷方》）

心气痛◆ 用腊兔血和茶末四两，乳香末二两，捣丸芡子大。每温醋化服一丸。（《瑞竹堂方》）

脑

| 主治 | 涂冻疮。（《别录》）催生滑胎。（时珍）同髓治耳聋。（苏恭）

附方

催生散◆用腊月兔脑髓一个，摊纸上令匀，阴干剪作符子，于面一书生字一个。候母痛极时，用钗股夹定，灯上烧灰，煎丁香酒调下。（《博济方》）

手足皲裂◆用兔脑髓生涂之。（《圣惠》）

发脑发背（及痈疽热疖恶疮）◆用腊月兔头捣烂，入瓶内密封，唯久愈佳。每用涂帛上厚封之，热痛即如冰也。频换取瘥乃止。（《胜金》）

骨

主治 热中，消渴，煮汁服。（《别录》）兔骨和大麦苗煮汁服，极效。煮汁服，止霍乱吐痢。（时珍）

头骨（腊月收之）

气味 甘、酸，平，无毒。

主治 头眩痛，癫疾。（《别录》）连皮毛烧存性，米饮服方寸匕，治天行呕吐不止，以瘥为度。（苏颂）陆氏用葱汤下。烧末，敷妇人产后阴脱，痈疽恶疮。水服，治小儿疳痢。煮汁服，治消渴不止。（时珍）

附方

预解痘毒◆十二月取兔头煎汤浴小儿，除热去毒，令出痘稀。（《饮善正要》）

产后腹痛◆兔头炙热摩之，即定。必效。

肝

主治 目暗。（《别录》）明目补劳，治头旋眼眩。（《日华》）和决明子作丸服，甚明目。切洗生食如羊肝法，治丹石毒发上冲，目暗不见物。（孟诜）

附方

风热目暗◆肝肾气虚，风热上攻，目肿暗。用兔肝一具，米三合，和豉汁，如常煮粥食。（《普济》）

皮毛（腊月收之）

|主治| 烧灰，酒服方寸匕，治产难及胞衣不出，余血抢心，胀刺欲死者，极验。（苏恭）煎汤，洗豌豆疮。（《药性》）头皮灰：主鼠瘘，及鬼疰毒气在皮中如针刺者。毛灰：主灸疮不瘥。（藏器）皮灰：治妇人带下。毛灰：治小便不利。（时珍）

|附方|

妇人带下◆兔皮烧烟尽，为末。酒服方寸匕，以瘥为度。（《外台》）

火烧成疮◆兔腹下白毛贴之。候毛落即瘥。（《百一方》）

|别名| 无。

|来源| 无。

|形态特征| 无。

|性味归经| 甘，寒。归肝、大肠经。

|功效主治| 健脾补中，凉血解毒。主治胃热消渴，反胃吐食，肠热便秘，肠风便血，湿热痹，丹毒。

|用法用量| 内服煎汤或煮食，50～150克。

|使用禁忌| 妊娠不可食，令子唇缺；其肉不可和白鸡肉食之，面发黄；合獭肉食之，令人病遁尸。久食弱阳，令人色痿；与姜同食，令人心痛。八月到十月其肉酒炙吃，与丹石人甚相宜。大都绝人血脉，损房事，令人萎黄。又二月食之伤神。

|实用药膳|

杞子兔肉汤

原料 兔肉块250克，枸杞子30克，精盐、味精适量。

制法 将枸杞子、兔肉块同入砂锅，武火煮沸后改文火煮2～3小时至肉烂，调精盐、味精食。

功效 补肝肾，调经。

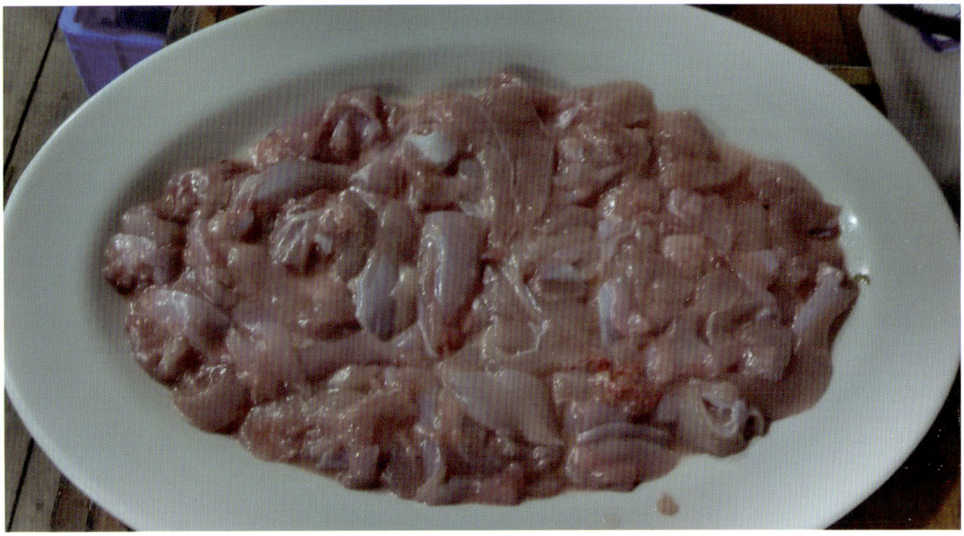

兔肉

适用 肝肾不足型闭经，症见月经不能正常来潮，腰膝酸痛，心烦易怒，失眠梦多。

冬瓜苡仁兔肉汤

原料 兔肉200克，冬瓜200克（均切块），生薏苡仁30克。

制法 将兔肉、冬瓜、生薏苡仁同入锅内，加适量水小火慢煮至烂，调味服食。

功效 补中益气，健脾利湿。

适用 高脂血症出现的痰多、疲倦乏力等。

人参灵芝煲兔肉

原料 兔肉100克，人参10克，灵芝10克，绍酒10毫升，素油30毫升，上汤400毫升，葱10克，姜5克，盐5克。

制法 人参、灵芝润透、切片；兔肉切3厘米见方的块；葱切段；姜拍松。将人参、灵芝、兔肉入碗，加绍酒、盐拌匀，腌渍30分钟。将锅置中火上，加入生素油烧至六成熟，加入兔肉，加上汤，然后放入人参、灵芝片、姜、葱，武火烧沸后改文火煲25分钟即成。

功效 滋阴养心，补益气血，疏肝行气。

适用 心肝失调型冠心病。

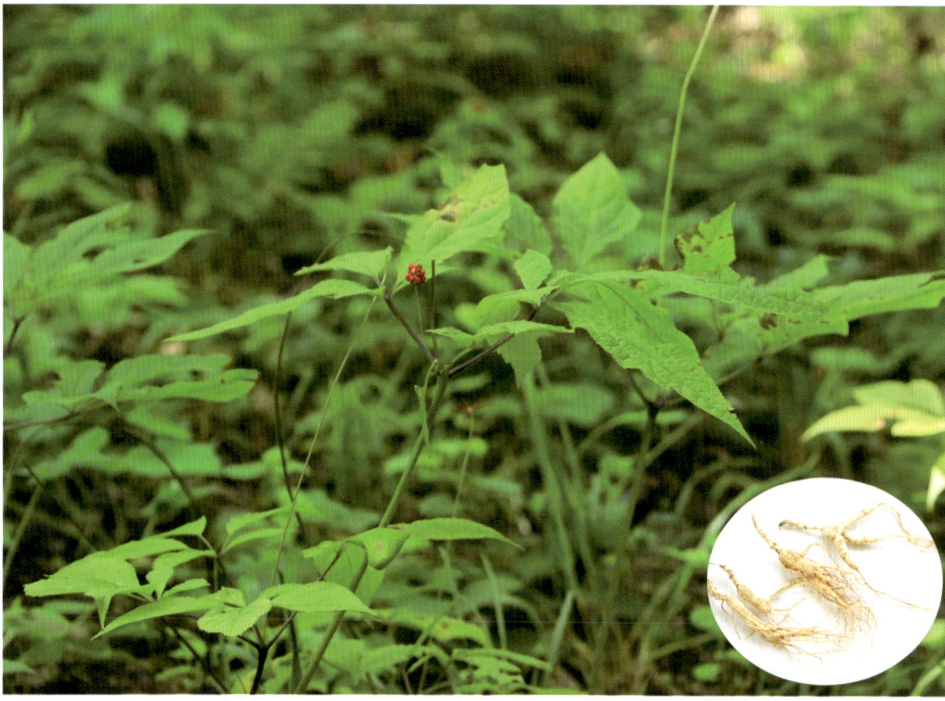
人参

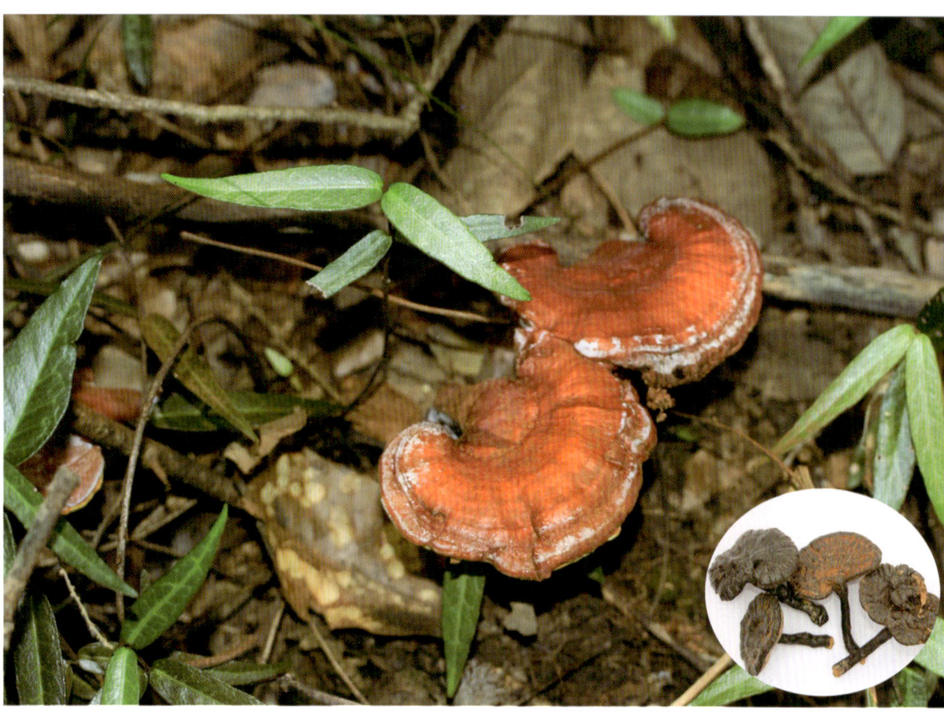
灵芝

兔肉健脾汤

原料 兔肉200克，山药30克，大枣30克，枸杞子15克，党参15克，黄芪15克，香橼9克。

制法 将山药、大枣、枸杞子、党参、黄芪、香橼，共装入纱布袋，扎口，与兔肉共煮熟，去药袋，调味即成。

功效 健脾益气，疏肝化湿。

适用 脾气虚弱型脂肪肝。

麦冬党参兔肉汤

原料 党参15克，麦冬30克，兔肉60克。

制法 将党参、麦冬、兔肉同置瓦锅内，加适量清水，武火煮沸后改文火煮至兔肉熟烂，调味随量食。

功效 清养肺胃，生津止渴。

适用 小儿糖尿病，症状特征为口渴多饮、善食易饥、形体消瘦、神疲乏力、小便频多。

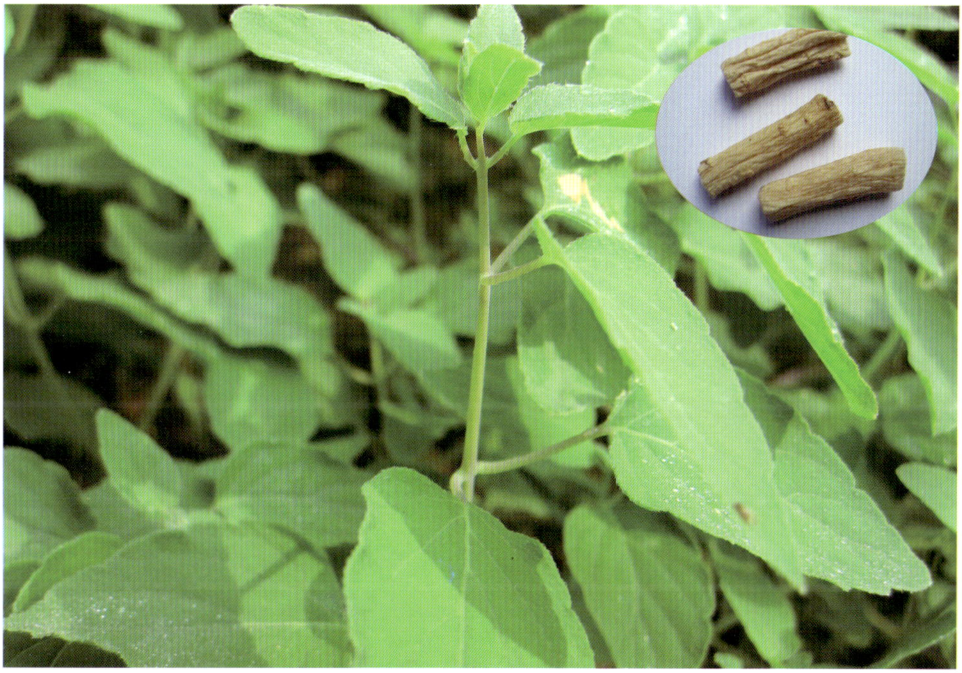

党参

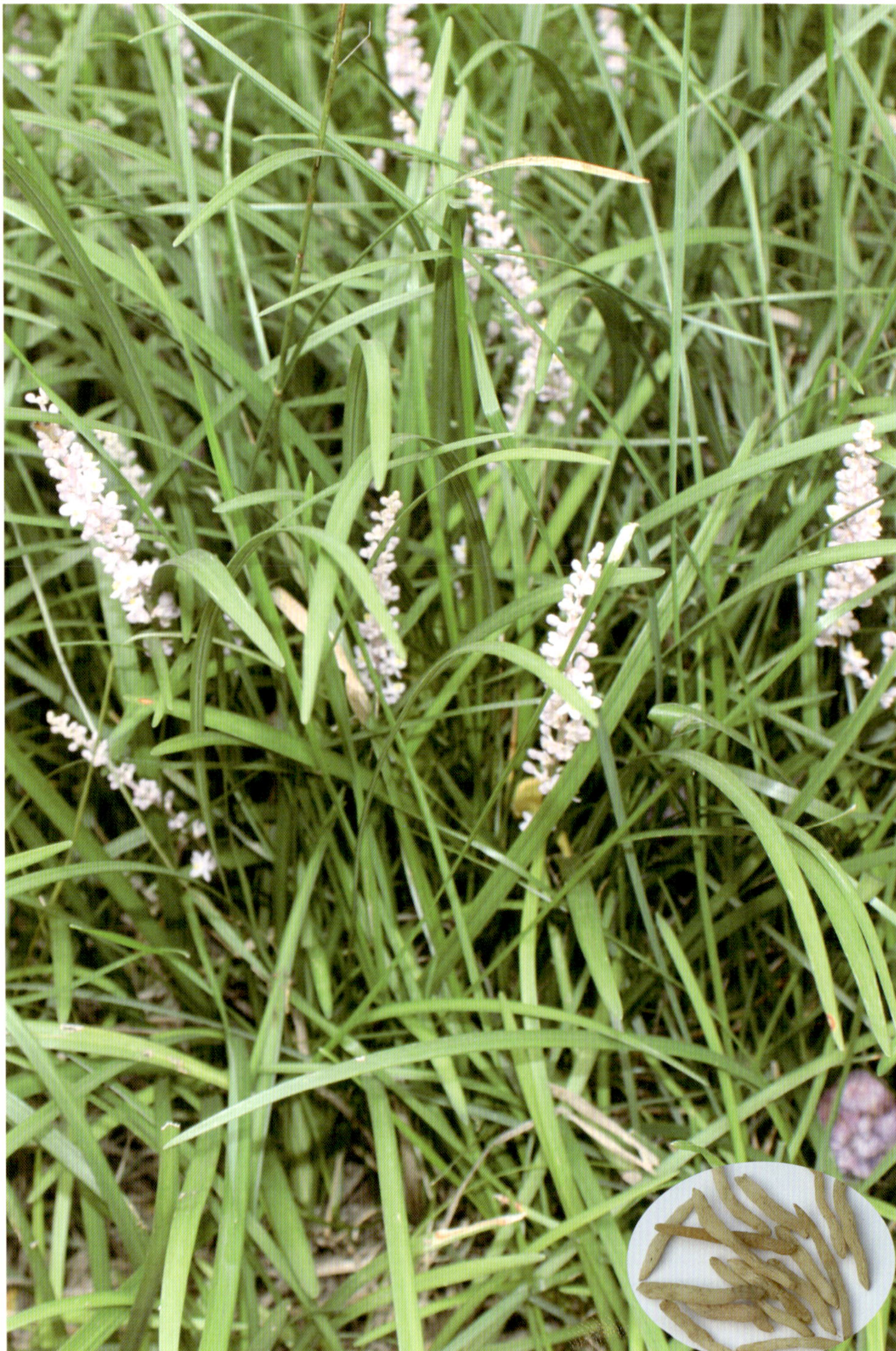

麦冬

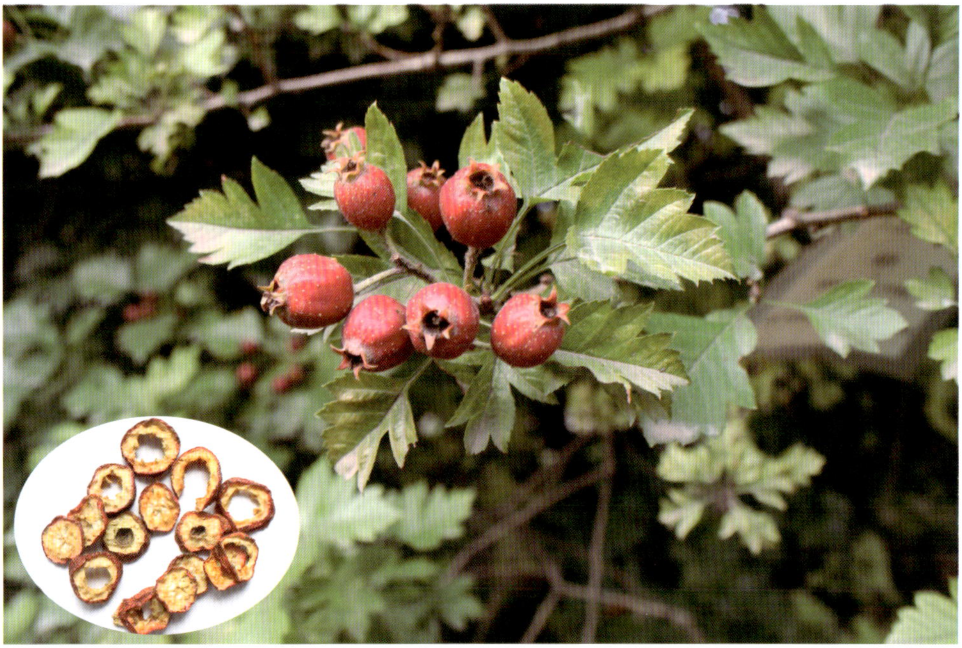

山楂

山楂炖兔肉

原料 净兔肉500克、山楂50克，精盐、料酒、味精、糖、姜片、葱段适量。

制法 兔肉洗净，切成块；山楂洗净。砂锅置火上，放入清水，投入兔块、山楂煮烂，再加入盐、料酒、葱、姜、味精、糖，继续用中火烧煮，煮至汁浓时，即可食用。

功效 补中益气，止渴健脾，凉血解毒，消食化积，活血化瘀。

适用 便血等。

甘蓝兔肉粥

原料 甘蓝120克，兔肉60克，大米100克，腐乳2块。

制法 甘蓝切成碎末；兔肉焯水，切成细丝。大米下锅煮粥，待粥将熟时加进甘蓝、兔肉稍煮片刻即可。食用时佐以腐乳块。

用法 每日早晚温热食用，以10～15天为一疗程。

功效 利五脏，调六腑，填脑髓。

适用 高血压，冠心病，糖尿病。

兔肉炖豆腐

原料 豆腐500克，兔肉300克，食盐5克，姜5克，葱5克。

制法 将兔肉洗净切块，豆腐切块，一同入锅中，加水及黄酒煎煮。煮沸后撇去浮沫、加入姜、葱，改为文火焖炖至肉烂熟，加食盐调味即成。分次服用，常服可获良好效果。

功效 益气和胃，生津润燥。

适用 糖尿病属脾胃气虚、津液不足的患者，及消渴引饮、多尿等。

兔肝粳米粥

原料 兔肝2具，粳米100克，生姜末、精盐适量。

制法 将兔肝洗净，切成碎末。将粳米淘洗干净，放入砂锅，加水适量，先用旺火烧开，后用小火熬煮成粥。将兔肝末、生姜末放入粥中，再煮沸数次，而后加入精盐调味，即可食用。

功效 滋补肝肾，明目养血。

百合炖兔肉

原料 兔肉250克，百合10克，三七10克，盐3克，酱油20毫升，料酒20毫升，生姜10克，葱10克，味精2克。

制法 兔肉、百合、三七洗净切片；生姜切丝；葱切段。将兔肉、百合、三七、生姜丝、葱段、料酒、酱油同放锅内，用文火炖熟烂，加入味精拌匀即可。

功效 清心安神，消肿定痛。

适用 冠心病辅助治疗。

鼠

《别录·下品》

释名｜老鼠（《纲目》），首鼠（《史记》），家鹿。

牡鼠

｜气味｜甘，微温，无毒。

｜主治｜疗踒折，续筋骨，生捣敷之，三日一易。（《别录》）猪脂煎膏，治打扑折伤、冻疮、汤火伤。诜曰：腊月以油煎枯，去滓熬膏收用。颂曰：油煎入蜡，敷汤火伤、灭瘢痕极良。治小儿惊痫。（《日华》）五月五日同石灰捣收，敷金疮神效。（时珍）

｜附方｜

鼠瘘溃烂◆鼠一枚，乱发一鸡子大，以三岁腊月猪脂煎，令消尽，以半涂之，以半酒服。（葛氏）

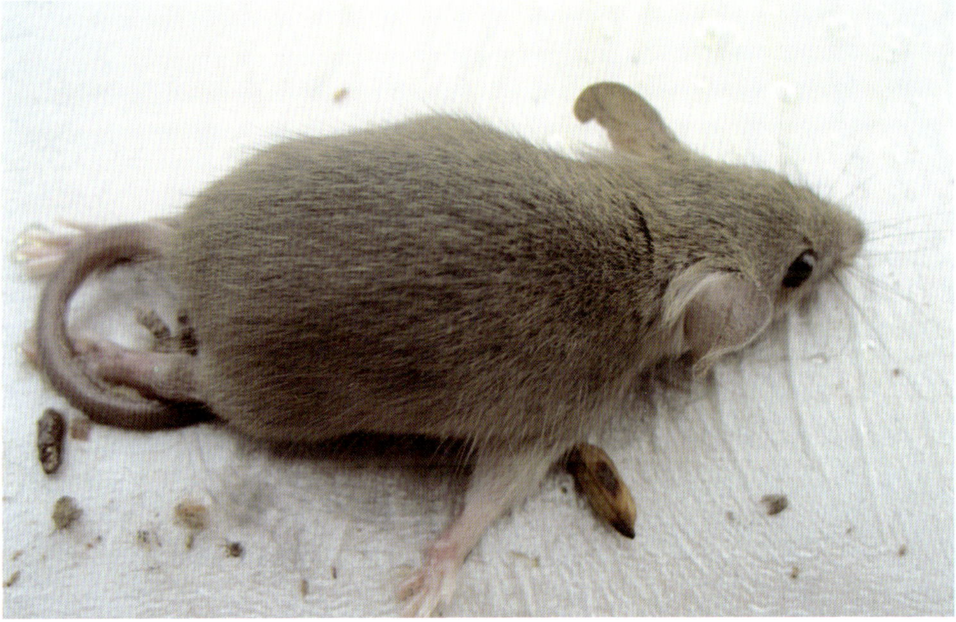

鼠

灭诸瘢痕◆大鼠一枚，以腊猪脂四两，煎至销尽，滤净，日涂三五次。先以布拭赤，避风。（《普济方》）

疮肿热痛◆用大雄鼠一枚，清油一斤煎焦，滴水不散，滤再煎，下黄丹（炒紫）五两，柳枝不住搅匀，滴水成珠，下黄蜡一两，熬带黑色成膏，瓷瓶收之，出火毒。每用摊贴，去痛而凉。（《经验方》）

溃痈不合◆老鼠一枚，烧末敷之。（《千金方》）

蛇骨刺人（痛甚）◆用死鼠烧敷。（《肘后》）

破伤风病（角弓反张，牙噤肢强）◆用鼠一头和尾烧灰，以腊猪脂和敷之。（《梅师》）

项强身急◆取活鼠去五脏，乘热贴之，即瘥也。（《肘后》）

令子易产◆取鼠烧末，井华水服方寸匕，日三。（《子母秘录》）

乳汁清少◆死鼠一头烧末，酒服方寸匕。勿令妇知。（《子母秘录》）

杖疮肿痛◆未毛鼠同桑椹子入麻油中浸酿。临时取涂，甚效。（《西湖志》）

汤火伤疮◆小老鼠泥包烧研，菜油调涂之。（《谈野翁方》）

小儿伤乳（腹胀烦闷欲睡）◆烧鼠二枚为末，日服二钱，汤下。（《保幼大全》）

鼠肉

|气味| 甘，热，无毒。

|主治| 小儿哺露大腹，炙食之。（《别录》）小儿疳疾。腹大贪食者，黄泥裹，烧熟去骨，取肉和五味豉汁作羹食之。勿食骨，甚瘦人。（孟诜）炙食，治小儿寒热诸疳。（时珍）

|附方|

水鼓石水（腹胀身肿者）◆以肥鼠一枚，取肉煮粥。空心食之，两三顿即愈。（《心镜》）

小儿癥瘕◆老鼠肉煮汁作粥食之。（《姚和众方》）

乳汁不通◆鼠肉作羹食，勿令知之。（《产书》）

箭镞入肉◆大雄鼠一枚取肉，薄批焙研。每服二钱，热酒下，疮痒，则出矣。（《集要》）

肝

| 主治 | 箭镞不出，捣涂之，聤耳出汁，每用枣核大，乘热塞之，能引虫也。（时珍）

胆

| 主治 | 目暗。（弘景）点目，治青盲雀目不见物。滴耳，治聋。（时珍）

| 附方 |

耳卒聋闭 ◆以鼠胆（二枚）汁滴之，如雷鸣时即通。（《本事方》）

多年老聋（治久聋） ◆《圣惠》用腊月鼠胆二枚，熊胆一分，水和，旋取绿豆大，滴耳中，日二次。《卫生家宝方》用活鼠一枚系定，热汤浸死，破喉取胆，真红色者是也。用川乌头（炮去皮）一个、华阴细辛二钱，胆矾半钱，为末，以胆和匀，再焙干研细，入麝香半字。用鹅翎管吹入耳中，口含茶水，日二次。十日见效，永除根本。

青盲不见 ◆雄鼠胆、鲤鱼胆各二枚，和匀滴之，立效。（《圣惠方》）

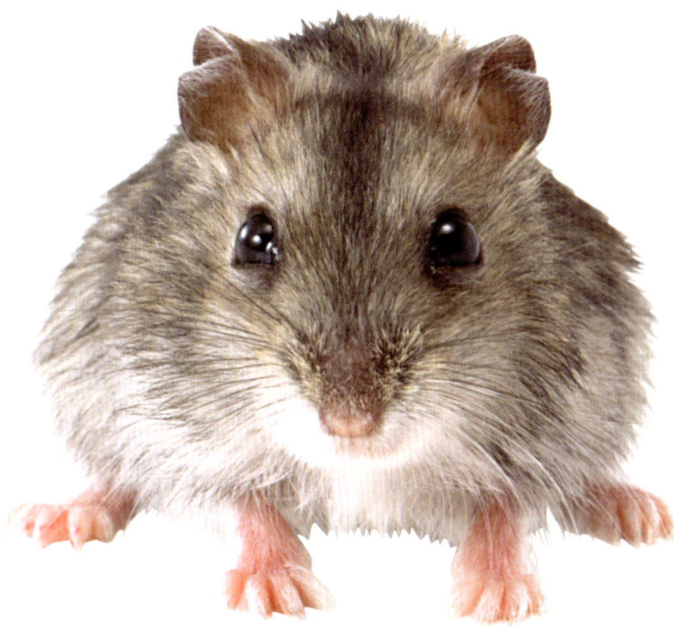

鼠

脂

|主治| 煎之，也疗诸疮。（弘景）汤火伤。（苏颂）耳聋。（时珍）

|附方|

久聋◆ 鼠脂半合，青盐一钱，蚯蚓一条，同和化，以绵蘸捻滴耳中，塞之。（《圣惠方》）

脑

|主治| 针棘竹木诸刺，在肉中不出，捣烂厚涂之即出。箭镝针刃在咽喉胸膈诸隐处者，同肝捣涂之。又涂小儿解颅。以绵裹塞耳，治聋。（时珍出《肘后》《总录》）

头

|主治| 瘘疮鼻齆，汤火伤疮。（时珍）

|附方|

鼻齆脓血◆正月取鼠头烧灰，以腊月猪脂调敷之。（《外台》）

汤火伤灼◆死鼠头，以腊月猪脂煎令消尽，敷之则不作瘢，神效。（《千金方》）

断酒不饮◆腊鼠头烧灰、柳花末等分，每睡时酒服一杯。（《千金》）

目

|主治| 明目，能夜读书，术家用之。（陶弘景）

|附方|

目涩好眠◆取一目烧研，和鱼膏点入目眦。兼以绛囊盛两枚佩之。（《肘后》）

涎

|气味| 有毒。坠落食中，食之令人生鼠瘘，或发黄如金。

脊骨

| 主治 | 齿折多年不生者，研末，日日揩之，甚效。（藏器）

| 附方 |

牙齿疼痛 ◆ 老鼠一个去皮，以硇砂擦上，三日肉烂化尽，取骨瓦焙为末，入蟾酥二分，樟脑一钱。每用少许，点牙根上立止。（孙氏《集效方》）

四足及尾

| 主治 | 妇人堕胎易出。（《别录》）烧服，催生。（《日华》）

皮

| 主治 | 烧灰，封痈疽口冷不合者。生剥，贴附骨疽疮，即追脓出。（时珍）

粪

| 气味 | 甘，微寒，无毒。

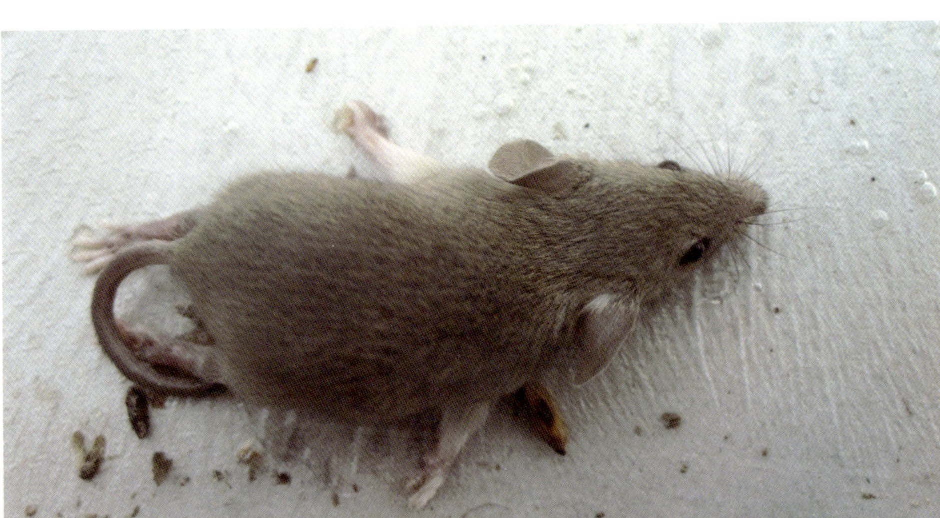

鼠

主治 小儿癎疾大腹。葱、豉同煎服，治时行劳复。（《别录》）颂曰：张仲景及古今名方多用之。治痫疾，明目。（《日华》）煮服，治伤寒劳复发热，男子阴易腹痛，通女子月经，下死胎。研末服，治吹奶乳痈，解马肝毒，涂鼠瘘疮。烧存性，敷折伤、疔肿诸疮、猫犬伤。（时珍）

附方

伤寒劳复（治劳复发热）◆《活人书》用雄鼠屎二七枚，栀子十四枚，枳壳三枚，为粗末。水一盏半，葱白二寸，豉三十粒，煎一盏，分三服。《外台》用雄鼠屎二十枚，豉五合，水二升，煮一升，顿服。

男子阴易及劳复◆豭鼠屎汤，用鼠屎（两头尖者）十四枚，韭根一大把，水二盏，煎一盏，温服，得粘汗为效。未汗再服。（《南阳活人方》）

大小便秘◆雄鼠屎末，敷脐中，立效。（《普济》）

室女经闭◆牡鼠屎一两炒研，空心温酒服二钱。（《千金方》）

子死腹中◆雄鼠屎二七枚，水三升，煮一升，取汁作粥食。胎即下。

产后阴脱◆以温水洗软，用雄鼠屎烧烟熏之即入。（熊氏）

妇人吹奶◆鼠屎七粒，红枣七枚去核包屎，烧存性，入麝香少许，温酒调服。（《集要方》）

乳痈初起◆鼠屎七枚研末，温酒服，取汗即散。（《寿域方》）

乳痈已成◆用新湿鼠屎、黄连、大黄各等分为末，以黍米粥清和，涂四边，即散。（《姚僧坦方》）

鼠瘘溃坏◆新鼠屎一百粒，收密器中五六十日，杵碎，即敷之，效。（《千金方》）

疔疮恶肿◆鼠屎、乱发等分烧灰，针疮头纳入，大良。（《普济方》）

鬼击吐血（胸腹刺痛）◆鼠屎烧末，水服方寸匕。不省者，灌之。（《肘后方》）

折伤瘀血，伤损筋骨疼痛◆鼠屎烧末，猪脂和敷，急裹，不过半日痛止。（《梅师方》）

中马肝毒◆雄鼠屎三七枚，和水研，饮之。（《梅师》）

马咬踏疮（肿痛作热）◆鼠屎二七枚，故马鞘五寸，和烧研末，猪脂调敷之。（《梅师》）

狂犬咬伤◆鼠屎二升，烧末敷之。（《梅师方》）

儿齿不生◆雄鼠屎（两头圆者）三七枚，一日一枚拭其齿。勿食咸酸。或入麝香少

许尤妙。（《小品》）

小儿白秃◆鼠屎瓦煅存性，同轻粉、麻油涂之。（《百一方》）

小儿盐齁◆鼠屎烧研，水酒空心服之。一岁一钱。

小儿燕窝（生疮）◆ 鼠屎研末，香油调搽。

毒蛇伤螫◆野鼠屎，水调涂之。（《邵真人经验方》）

|别名| 无。

|来源| 无。

|形态特征| 无。

|性味归经| 热，无毒。归脾、胃经。

|功效主治| 补虚消疳，解毒疗疮。主虚劳羸瘦，小儿疳积，烧烫伤，外伤出血，冻疮，跌打损伤。

|用法用量| 内服：煮食或炙食，1~2只；或入散剂。外用：1只，熬膏涂；或烧存性研末敷。

|实用药膳|

乌豆焖老鼠干

原料 老鼠干（田鼠或家鼠去毛、肠脏、头爪后风干而成）1只，乌豆30~60克，陈皮3克。

制法 将材料加水适量焖熟，调味即可。

功效 滋阴养血，除虚热。

适用 小儿疳积，小儿病后身体虚弱、体力恢复缓慢，小儿低热长期不退等疾患。

牡鼠粪酒

原料 牡鼠粪（鼠屎）30克，白酒适量。

制法 将牡鼠粪烧灰，研为末。

用法 每服取药末1.5克放入茶盅，取白酒50~100克煎沸，冲入茶盅内，调匀，温服。

功效 清热通瘀。

适用 室女月水不通等。

牡鼠粪散

原料 牡鼠粪一两。

制法 将上药烧灰，研。

用法 空心温酒服下半钱。

功效 清热通瘀。

适用 室女月水不通。

鼠肾擂酒

原料 鼠肾（雄鼠睾丸）1对，白酒适量。

制法 将上味烘干，擂（磨）酒服。

功效 祛风，清热。

适用 狐疝症。

鼷鼠

《别录·下品》

释名 | 田鼠（《礼记》），鼢鼠，隐鼠。

肉

气味 | 咸，寒，无毒。

主治 | 燔之，疗痈疽、诸瘘，蚀恶疮、阴䘌烂疮。（《别录》）久食去风，主疮疥痔瘘。（藏器）治风热久积，血脉不行，结成痈疽，可消。又小儿食之，杀蛔虫。（苏颂）

膏

主治 | 摩诸疮。（藏器）

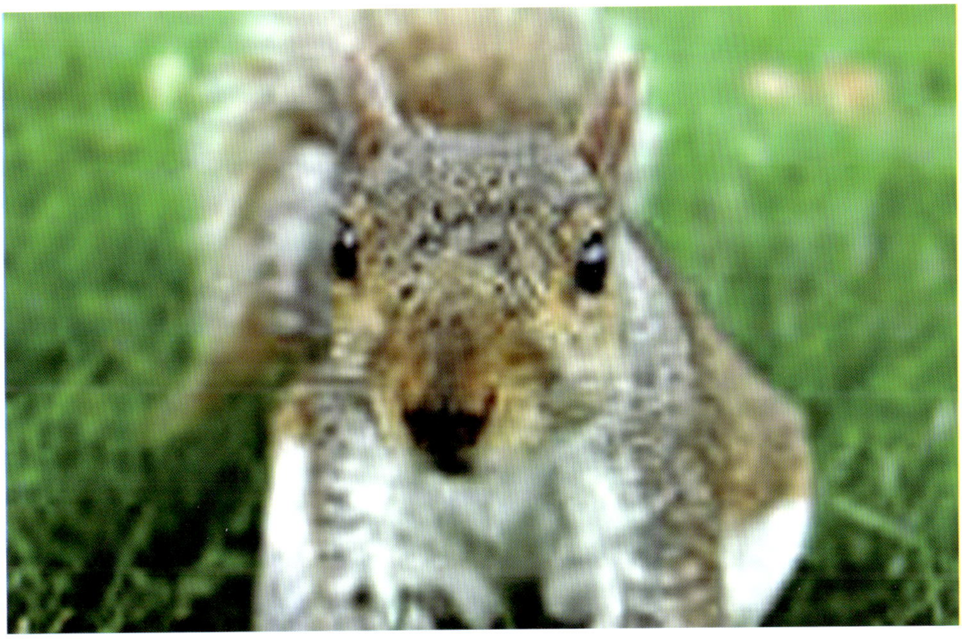

鼷鼠

粪

| 主治 | 蛇虺螫伤肿痛，研末，猪脂调，涂。（时珍）

| 别名 | 无。

| 来源 | 无。

| 形态特征 | 无。

| 性味归经 | 咸，寒。归心、肺经。

| 功效主治 | 解毒，杀虫。主痈疽疔毒，痔瘘，淋病，蛔虫病。

| 用法用量 | 内服：烧存性，研末，2～4克；或煮食。外用：适量，烧存性，研末，调涂。

| 实用药膳 |

田鼠黄精汤

原料 田鼠肉、猪瘦肉、黄精适量。

制法 肉切片，与黄精共煮汤，加盐调味服食。

功效 补虚扶正，益气养血。

适用 虚劳羸瘦、神疲乏力、小儿疳积、面黄肌瘦、病后体虚等。

田鼠文乌豆

原料 田鼠1只，乌豆150克，果皮1块，红枣4枚。

制法 鼠去毛，肠脏及头、脚、尾并剁成块，放碗内，淋姜汁，烧酒、酱油、热油及白糖略腌；乌豆炒过，果皮浸软，红枣去核；油盐起锅，爆田鼠至透，先行盛起；将乌豆、果皮、红枣放入瓦锅，加水约1 000毫升，文火煮2小时左右，加入田鼠，继续炖30分钟，调味服食。

功效 补虚益血。

适用 身体虚弱或病后气虚血少、面色无华、形体羸瘦、头发枯落等。

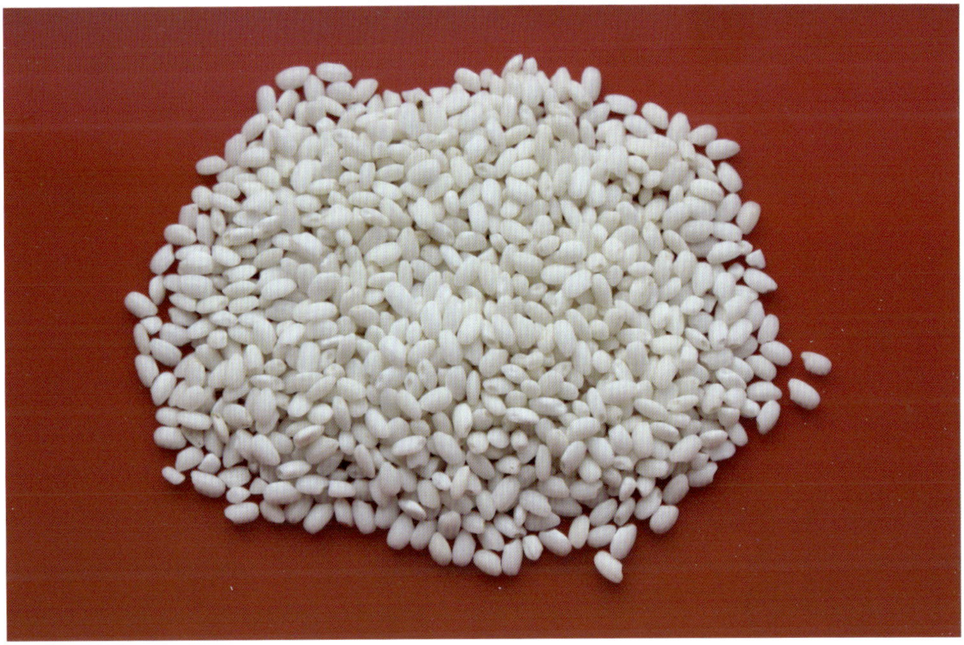

糯米

米饭田鼠干

原料　田鼠干1克，糯米250克，精盐少许。

制法　秋季捕捉田鼠后，宰杀，去皮，除内脏，洗净，晾干备用；每天取田鼠干1只，洗净；糯米洗净，淘去沙子，放入大碗，加水适量，米上放田鼠干，盖严，入锅蒸熟即可，食米饭，田鼠肉蘸精盐少许配食。

用法　可连服1～2个月。

功效　补肾益精，生发。

适用　肝肾精血不足所致的脱发症。

田鼠大枣粥

原料　田鼠肉50克，陈皮5克，大枣10～15枚，粳米100克，食盐适量。

制法　先将田鼠肉洗干净，切成细碎末备用；将陈皮煎水去渣，取药汁与粳米、田鼠肉、大枣同入砂锅，再加水适量，以文火煮粥，待粥将熟时，加入少量食盐，搅匀稍煮片刻即可。

用法　每日早晚温热服食。

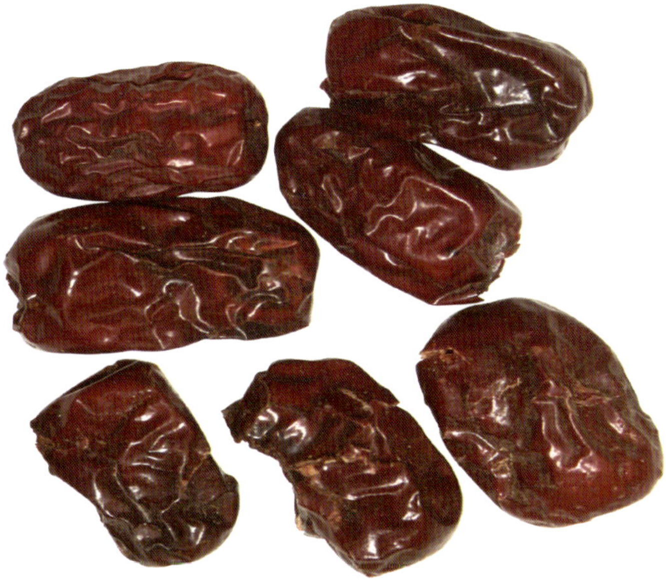

大枣

功效 益气血，补肝脾，理气化湿。

适用 脾胃气虚所致的食欲不振、脘腹饱胀、便溏腹泻、消化不良，以及营养不良性水肿、小儿腑积等而属脾胃气虚者。肝之阴血亏虚所致的形体消瘦、骨蒸痰热、乳汁稀少及脱发等。

田鼠粥

原料 田鼠1只，粳米50克，精盐适量。

制法 将田鼠剥去皮，除去内脏，洗干净切细块，与粳米同入砂锅煮粥，待肉熟粥烂时，加入少量精盐调味即成。

用法 每日早、晚当餐温热服食。

功效 益气健脾消疳除积。

适用 脾胃气虚、消化不良所致的小儿腑积、厌食腹胀、面黄肌瘦等。